新増補版

心の傷を癒すということ

大災害と心のケア

安克昌

作品社

新増補版

心の傷を癒すということ

大災害と心のケア

目次

第Ⅱ部

震災が残した心の傷跡……1995年4月〜96年1月

増補第Ⅰ部　被災地の復興と災害精神医学

災害精神医学と心的外傷

増補第Ⅱ部　安克昌と本書に寄せて

新増補

神戸・淡路大震災から二十五年を経て

初版への序文

中井久夫

安克昌はナイスな青年であり、センスのある精神科医であり、それ以上の何かである。私などの世代が分裂病臨床を開拓しようとした後を承けて、それに取り組みながら、すでに心的外傷の理論と臨床とにいちはやく着手して、この分野に先鞭をつけていた。

このひそかな準備性は阪神・淡路大震災によって明らかにされた。地震がやってきた時、新しい何が待っているか、それに対して何をなすべきかをもっともよくわきまえていたのは彼であった。

それでも、新しい事態は常に予想外を伴ってくる。彼は、戸惑い、ぶつかり、出口を模索しながら、こころのケアのネットワークの立ち上がりの一翼を担った。それが、少数の不屈の人間たちによって、みるみるうちに形づくられてゆくのを、彼は、自身も現場に参加しながら、冷静に観察していた。そうして、来援者のコーディネーション・システムの神戸側に加わった。この、コーディネーション・システムの早期における自発的形成ということが、今回の震災の精神医学キャンペーンにおける大きな特徴である。

個人的アプローチとしては、避難所訪問は、彼のモデルによって初めて軌道に乗ったということができる。彼は、その創始者であり、これによって全国から来援する精神科医たちが、その働く場を見つけることができた。そうして初めて、数日交替でくる、地域に不案内な来援者たちが有効な何ごとかをなしえたのである。それは希有な一次的予防精神医学の実践であった。

他方で、彼は神戸大学病院の常勤医師として、入院および外来の患者を診つづけた。さらに、「官房長官」に当たる「医局長」として人事を切り回さなければならなかった。それは平時の人事ではなかった。行方不明者がいないかどうかを探し、全員の安否を確認することから始まって、来援者を迎え、接遇し、配備し、他方で傷ついた精神科医を休ませ、再起の方法を考えた。そのうちにも、通常の人事の季節はやってきた。医局にいると、彼を求める電話がいつもかかりにかかっていた。

この震災の中で彼は多くのものをみた。にもかかわらず、彼の筆致は淡々として、やわらかであり、まろやかでさえある。その中に、彼の悼みと願い、怒りと希望とを読み取ることは読者が協同して行う仕事となるだろう。

私は一足先に報告書を書き、また一年間の報告書を書いて、この本と前後して出版する。しかし、私は立場と年齢とによって、ほとんどすべて通信機能を備えた場所にいて、多くの情報は間接的なものであって、現場の瓦礫を足の裏に感じながら書かれたこの本に一目を置くものである。

若さと果断沈着さとに敬意と一抹の羨望とを感じつつ、記して序とする次第である。

一九九六年二月二六日

＊本書の初版（一九九六年四月刊）に、安克昌の師であり、当時・神戸大学医学部教授であった中井久夫先生によって寄せられた序文。「私は一足先に報告書を書き、また一年間の報告書を書いて、この本と前後して出版する」とあるのは、前著は『１９９５年1月・神戸――「阪神大震災」下の精神科医たち』（一九九五年三月刊、みすず書房）、後著は『昨日のごとく――災厄の年の記録』（一九九六年四月刊、みすず書房）のこと。なお、中井先生の安克昌への追悼の辞を、増補第Ⅱ部、三九九頁に収録した。

本書は、安克昌著『心の傷を癒すということ――神戸…365日』（1996年4月10日、作品社刊、サントリー学芸賞受賞）に、著者が生前に書き残した改訂を加え、そして刊行後に執筆した阪神淡路大震災および災害精神医学に関する文章を増補し、さらに関係の深かった方々のご文章を収録したものです。執筆者の皆様、転載させていただいた版元の皆様に、心よりの御礼を申し上げます。（編集担当・内田眞人）

第Ⅰ部 震災直後の心のケア活動

1995年1月17日〜3月

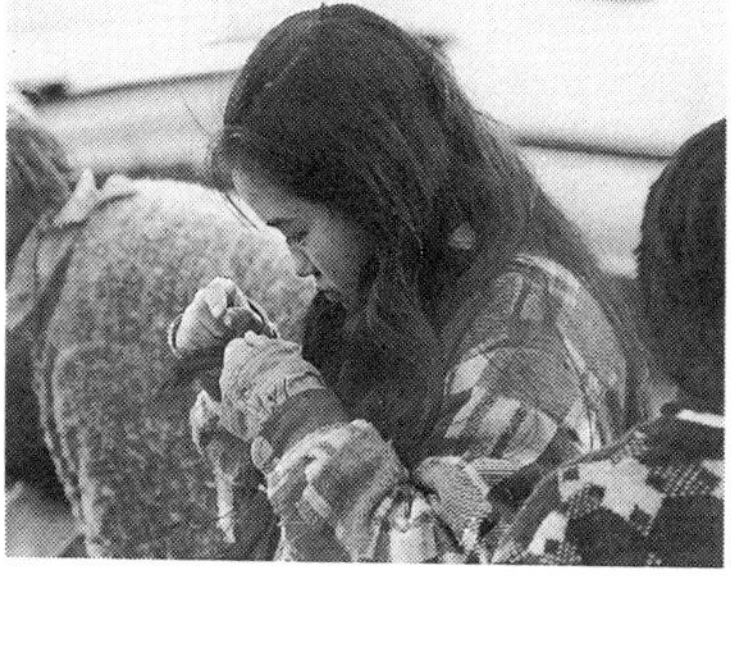

扉写真撮影＝金井 勝

写真は被災地で撮影したものです。
本書に登場する人たちとは
一切関係ありません。

一、私の被災体験

1……「一月十七日」――〝野戦病院〟と化した大学病院

一九九五年一月十七日未明、どーんと部屋が揺さぶられる衝撃に、私は目を覚ました。ぱしんと激しい音がして、常夜灯が消えた。二歳になる娘が「ママ！　ママ！」と叫び声をあげた。妻は「きょうこちゃん、だいじょうぶよ」と言って娘を抱き寄せる。その後、地鳴りとともに身体が床の上を踊った。いろいろなものが倒れ壊れる音が、めちゃくちゃな勢いで耳に飛び込んできた。

ずいぶん長く揺れが続いたように感じた。そしてふたたび静寂に戻った。外はなにごともなかったかのようだったが、揺れがおさまってからもしばらくは動けなかった。まだ夜明け前で部屋の中は暗かった。なんとか探し出した懐中電灯で部屋の中を照らして唖然とした。

隣の部屋は本棚が倒れ、タンスの引き出しが全部出ていた。台所は食器棚が倒れて粉々になった食器類が床に散乱していた。

電話も不通になっていた。ただならぬ大きさの地震だと思い、すぐにラジオを付けたが、ラジオの情報も断片的で被害の全貌はわからなかった。揺れの最中に、「鉄筋の建物はだいじょうぶだ。あとで倒れたものを片づければいい」と私は思っていたが、同じ時刻に多くの鉄筋建造物が一瞬のうちに倒壊し、大勢の人が下敷きになったことなど、知るよしもなかった。

電車は不通であると報じられていたので、今日は同僚の医師は出勤できないな、という程度のことしか頭に浮かばなかった。家屋の倒壊や火災のニュースも聞いたが、まさかこれほど大規模なものとは思わなかった。

夜が明けてから外に出た。地面がひび割れ、自動販売機が倒れ、古いビルの壁が落ちていた。公衆電話も通じなかった。

とりあえず部屋の中を片づけようとしたが、どこから手をつけたらよいのか途方に暮れた。一人ではとうてい持ち上げられないような重い家具が、部屋の中を跳びはねたらしかった。食器はほとんど割れた。停電のため掃除機は使えなかった。

私の、阪神大震災の体験はこうしてはじまった。

その後、私は職場である大学病院まで歩いた。私の住居は神戸市中央区にあり、大学病院は歩いて二十分ほどの距離だった。妻と子どもを残して出勤するのは心配だった。停電中で明かりもなく、暖房もまったくきかない状態だったからである（その夜、二人はふとんをかぶったまま、ローソクの明かりで一晩中部屋でじっとしていた、と後で聞いた）。

出勤する途中、私の家の被害など序の口であることがはっきりとわかった。見慣れたビルが倒れて道路をふさいでいた。路地では木造住宅が倒壊していた。倒れた建物の土ぼこりと漏れたガスの臭いが町中に漂っている。救急車や消防車が道路を駆け抜けていく。空は火災による煙で薄暗かった。

私は非常な衝撃を受けた。その一方で、現実感を失っている自分に気づいた。この光景はほんものという感じがしなかった。悪夢のようだった。

同じように〝信じられない〟といった顔つきの人たちが、路上を行き交っていた。ふだんは歩行者の少ない道で、こんなに多くの人が歩いているのも奇妙な感じだった。

「大変なことになりましたね」

「あれ（壊れたビル）はひどい」

横断歩道で信号を待っている私に、見知らぬ人が話しかけてくる。

大学病院の非常用電源は無事だったらしく、病棟ではテレビを見ることができた。私は、はじめてこの悲惨な大災害の規模を実感した。テレビの映像は、ラジオよりもはるかに衝撃的だった。

長田区が燃え続けていた。三宮のビルが軒並み倒れたり、歪んだりしていた。家屋の倒壊は震源地の淡路島に留まらず、神戸市、芦屋市、西宮市に広く及んでいた。東灘区で高速道路の高架が横倒しになっていた。鉄道は、JRも阪急も阪神も寸断されていた。

精神科医である私は、日頃、患者さんたちの悩みを聞くのが仕事である。これはカウンセリングや精神療法という仕事である。だが、この日、私の頭の中はさまざまな感情と情報でいっぱいになっていた。安否が気になる人も大勢いた。患者さんが地震に関係のない相談を私にもちかけてきても、私にはそれを聞く心のゆとりがなかった。

病棟の医師控え室ではラジオがつけっぱなしになっていた。皆、落ちつかない気持ちで、ちょっとした暇さえあれば、ニュースに耳を傾けていた。

報道される死者の数はどんどん増えていった。すぐに三〇〇人を超した。行方不明者や下敷きになっている人たちも大勢いた。まだまだ数字は増えそうだった。「一三〇〇人以上の死者を出した一九四六年の南海道地震以来」というフレーズを聞くたびに、私はいらいらした（最終的に死者は六〇〇〇人を超した）。

インタビューを受けた被災者の声が次々に報じられた。家族を助けられないまま家が燃えた人。目の前で親を亡くした人。倒壊した家屋の下敷きになって生死のわからない肉親を探す人。着のみ着のまま裸足で逃げ出した人——。

一方、大学病院は、救急部にすべての機能を集中し、さながら〝野戦病院〟の様相を呈していた。重症患者がぞくぞく運ばれてきた。救急車のサイレンは、ほとんど途切れる間もなかった。

ベッドが足りなくなり、ベンチに寝かせられる人も大勢いた。点滴をぶら下げるスタンドが足りず、一つのスタンドに数人分の点滴ボトルがぶら下がっていた。この日だけで三〇〇人を超える救急患者があったという。十分な検査も手術もできず、応急措置に追われていたそうである。遺体は霊安室に入りきらず、会議に使うカンファレンス室にも並べられた。

このような状況では、残念ながら精神科医はあまり出番がなかった。まず身体の救急が先決だからである。だが、救急外来の廊下でぼう然とたたずみ、あるいは悲しみをこらえきれない遺族の姿を見て、私は被災者の心の傷の深さを思った。そして、身体的な救命救急の時期が終われば、精神科の仕事はかならず忙しくなるだろうと考えた。

私が精神科の仕事に専念し続けられたのは、大学病院の特殊性によるところが大きい。大学病院では、救急部の応援のために、内科・外科などの医員や大学院生などを大量に動員できたからである。一方、地域の開業医は精神科医といえども、大量の死体検案に携わらざるをえなかった。たとえば、明石土山病院の太田正幸院長はこう書いている。

私たちは、検死官と一人一人ペアーを組み、死体検案を始めた。まず、遺体の毛布を剝がす前に、ぐるりと、警察官が5〜6人で毛布を持ち上げて取り囲み、目隠しをする。そして、写真撮影の後、検案をするのである。頭半分完全に飛ばされている遺体、顔が真っ赤に大きく膨れており、窒息死と思われるもの。そして、かなり高熱で焼かれてしまったと思われる白骨等々。わたしは、その悲惨さに動揺しながらも、慣れない業務を続けた。「この書類がないと葬式も出せない」と思うと「出来るだけ多くの遺体の検案をしなければならない」という使命感があった。

最初は教室や体育館で業務を行っていたが、夜も8時ころになると、グランドのテントに移った。明りはサーチライト、外では救急車やパトカーのサイレンの音がなりひびく、寒い冬の夜、検案中の遺体の周りですすり泣く人々、無惨な遺体。

数片のお骨を私に見せ、「これは両親のものなんです、一緒に寝てたところを壊れた家の下敷きになって、火が回って焼けてしまったんです。消火してから、掘り出したんですが、どれが父で母なのか教えて欲しい」とかたる中年の男の人。新婚ほやほやでマンションに引っ越したばかりのところで、震災と火事にあい、マンションの五階から、夫婦で飛び降り、全身打撲で死亡した二十そこそこの若い夫婦の遺体、……等々。午後11時に業務を終えた。遺体番号は530を越えていた。

その後、数週間して、私はこの時の光景を何度か夢に見、飛び起きそうになる事があった。まさしくPTSD（心的外傷後ストレス障害）になっていたのである。

（「神戸大学医学部精神神経科学教室同門会ニュース第10号」一九九五年九月九日）

かつて、ドイツの精神科医ハンス・ビュルガープリンツは、ナチスの強制収容所から解放された人たちのうつ病を「根こぎうつ病」と呼んだ。生活の基盤をすべて喪失することを「根こぎ」と表現したのである。

地震は、大地が揺らぎ、足元が崩れるような恐怖の体験であった。だが、家も、家族も喪失した人たちの地面は、その後も揺らぎ続けた。地震はまさに人々を〝根こぎ〟にしたのである。

2……被災者を救助するのも被災者

震災当日、病院に着いた私は、中岩孝子婦長さん（当時）のお母さんが倒壊した家の下敷きになったことを知った。病院からも看護スタッフが応援に行き、数時間後に救出された。だが、最寄りの救急病院は停電のため診療機能がマヒしている。

結局、婦長さんはお母さんをここの大学病院の救急外来に連れてくることができ、ようやく治療を受けることができた。私は薄暗い廊下で、疲れはてた表情の婦長さんに出会った。

「ここ（大学病院）に来て、やっとほっとしたわ」。

その後、看護スタッフの中にも大きな被害を受けた人たちがいることを知った。自分の家やマンションが全半壊した人、両親あるいは娘さんの家が全焼、全壊した人……。あとで大学病院の職員にも一〇〇人を超える被災者がいると聞いた。

震災初日に出勤できた精神科医師は、数人の研修医と大学院生のS医師、前日の当直のまま帰宅できなくなったK医師、そして私だった。数日中にほぼ全員が出勤してきたが、数日会っていないだけなのに、とても懐かしい気持ちがした。

西宮から、神戸市中央区の西の端にある大学病院まで歩いてきた数人の同僚には驚かされた。彼らは、出勤途中の西宮市、芦屋市、神戸市東灘区、灘区の被害が並々ならぬことを教えてくれた。というのも、この時期は、まだ被災地の全体像がつかめていなかった。マスコミで見聞した情報は、わかったようなわからないような実感しかもたらさず、実際に見てきた人の話を聞いてはじめて納得のいくことが多かった。

私の同僚医師たちのダメージも大きかった。家が全壊し、お兄さんを亡くされたH医師、半壊の家から家族とともに疎開したI医師、S医師。住むところは残っていても、家の中がめちゃくちゃになり、ガスも水道も止まって生活できなくなった研修医たち。私も住居は倒壊をまぬがれたが、家族を大阪に避難させて、単身赴任のような形で大学病院に通った。

鉄道が不通になって通勤ができなくなった人もいた。いつも何人かは病棟に住み込んでの雑魚寝《ざこね》が続いた。結局、職場での生活が数か月の長期にわたる者もいた。精神科病棟の一角は、一時期、職員やその家族たち、のちにはボランティア医師たちが暮らす合宿所の様相を呈するようになる。

私の同僚の看護婦、医師たちは被災の大きさにもかかわらず、意外に冷静だった。むしろ、いつも以上に仕事に打ち込んでいるようだった。嫌な考えやくじける思いをはねのけようとしていたのかもしれない。

「たいへんでしょう」と声を掛けても、「命が助かっただけよかったです」、「だいじょうぶです」、「地震なんだから仕方がないです」、と自分の被害を控えめに話すのだった。

だが、やはり表情が堅く、どこか話し方が抑揚がなく一本調子であるように私は感じた。けっして「だいじょうぶ」のはずはない。頭の中はさまざまな感情でいっぱいなのだろう。ただ、当面の生活維持のため気が張っているためと、あまりのショックで現実感を喪失しているために、うつ状態にならずにいるのだろう。仕事への没頭も、一時的に喪失体験から注意を逸らせるために必要なのだろう。


このように、被害を受けながらも仕事を続けている人が大勢いた。これは医療にたずさわる人だけではない。消防、警察、建築などの分野で働く人たちの中にも、自分も被災者なのにほかの被災者を援助しているというケースがたくさんあった。役所も病院も、みんなダメージを受けていた。とくに、避難所となった学校関係者の疲労は並々ならぬものがあっただろう。

目に見える被害はなくても、人々の生活は大きな影響を受けた。交通網の遮断やライフラインの停止は、想像以上に苦痛なものであった。そのために私のように家族を疎開させて、自分は単身赴任で働くという人も大勢いた。私の同僚の医師たちの中にも、県外から時間をかけて通勤し、職場に数日泊まって働き、その後数日休むという変則的な勤務パターンを取る人がいた。

被災地で働く人々にとっては、最初の震災の衝撃もさることながら、生活の変化がじわじわと身にこたえてくる。精神医学的に見ても、一般に、派手な一撃のストレスよりも、慢性的・持続的なストレスの方がはるかに負担となる。そして後者は見過ごされやすい。

自分が被災するまでは漠然と、救援者とは災害地域の外部の人間だと思っていた。どこからか現われた救助隊が、被災者を安全な場所に保護してくれる、というイメージがあった。だが、それは阪神大震災ではあてはまらなかった。あまりに被害が広範であったからである。安全な地域は遠く離れていた。被災者の数も通常の災害より二桁も三桁も多かった。被災地には「無傷な救援者」など存在しなかったのである。

大規模都市災害というものは、こういうものなのだ。埋もれた人を助ける人手がない。道具がない。消火活動するための水がない。負傷者を運ぶ手だてがない。病院で検査ができない。手術ができない。収容するベッドがない。そして、スタッフは全員疲労困憊している。こういう状況で、多くの人がなおかつ働き続けたのである。

それはしかし、使命感によるものだけではなかっただろうと思う。混乱した状況の被災地に住む人々は、働くという行為によりどころを求めていた。働くことで安定した〝日常生活〟を取り戻そうとしていたのである。

だが実際には、自らも被災した救助者は、いかに不眠不休で働いてもけっして充実感を得ることはない。使命を果たしたという満足感よりも、十分なことができなかったという不足感が上まわるのである。そのため使命感にかられて自らを酷使し、消耗させてしまう。こういう状態が長期化してしまったものを、私たちは「燃え尽き」症候群と呼んでいる。

一方、震災直後から大勢のボランティアが被災地に駆けつけてくれた。数日の間に、たくさんの救急車、パトカー、救援物資を運ぶ車などを町中で見かけるようになった。他府県のナンバープレートの車を見るとありがたくて涙が出た、という人も多かった。私も涙もろくなっていた。

災害救援やボランティアで来ている人たちも、人助けの善意で働いてくれていることはもちろんだが、おそらく被災地の住民とは逆に、どこか〝非日常〟を求める心境もあったのではないだろうか。

〝非日常〟の中で〝日常〟を求めて働く人と、〝日常〟を飛び出して〝非日常〟に入り込む人とが同じ職場で働いている。それは不思議な光景であった。

被災直後の人たちには、自分たちが見捨てられていないと感じる必要がある。それは〝被災した救援者〟にとっても同じことである。無傷な外部から人が来た、ということが当初は大切なのだ。そのうえで、他府県から応援に来た人たちが、被災した救援者の心を支える「救援者の救援者」になってくれれば理想的だろう。このような人的交流は、その後も、被災した救援者の心の支えになった。

二、精神科救護活動はじまる

1……保健所に設置された「精神科救護所」

震災直後に、被災地の医療機関の大半が機能停止の状態に陥った。大学病院も二週間程度は通常の外来診療ができなかった。電話がつながるようになると、通院できない患者さんから電話の問い合わせが殺到した。

一般にはあまり知られていないことだが、精神科では精神安定剤の投薬が非常に重要な治療手段である。とくに精神病（精神分裂病）の患者さんは幻覚・妄想を抑制し再発を予防するために、安定剤の服用が欠かせない。服薬を中断すると病状の悪化する人が多いのである。

そのことを体験的に理解している患者さんや家族は、薬がなくなることをとても心配した。震災後の問い合わせの電話も「病院に行けないが、どこでどうやって薬をもらったらよいのか」という相談が多かった。さいわい病院のコンピュータは機能していたので、処方内容と投薬可能な最寄りの医療機関を紹介した。

すなわち、これまでの通院患者さんたちのフォローをどうするかが、まず最優先の課題だった。できるだけ通院や服薬を中断しないようにするにはどうすればよいか。また、入院が増えることも予想されたので、空きベッドのある受け入れ可能な病院を調べる必要もあった。

しかし、紹介しようにも既存の医療機関のダメージは大きかった。多くの精神科診療所が打撃を受け、全焼・全壊した所もあった。

私の先輩である宮崎隆吉医師は、被害の大きかった長田区で精神科診療所を開業していた。彼の診療所は震災後の火災で内部が焼失した。私が安否を尋ねる電話をしたときの宮崎さんの話は印象的であった。

「焼けた診療所の前に、患者が薬をもらいに来てるんや。明石のI先生にそのこと話したら、焼け跡にテントでも張って診療したらどうやて言うんや」。

結局、宮崎さんはテントでの診療こそしなかったが、そのかわり一月二十一日（被災五日後）から長田保健所で診療をはじめたのだった。この活動がモデルとなり、それから一週間を待たずして、神戸市六区、芦屋、西宮などの保健所に「精神科救護所」が設置された。そして各自治体から派遣されてきた精神科医、精神科ソーシャルワーカー、看護婦などがそこに配置されたのである。

精神科救護所では精神科医が診療を行ない、ある程度薬も出した。家屋が倒壊した被災者は、小・中学校など公共施設に設けられた「避難所」に身を寄せていたが、そうした避難所などからの依頼があれば、往診もした。そして入院が必要な患者さんについては入院先を探し、その手助けをした。そしてこれらの現場指揮を、各保健所の精神保健福祉相談員や保健婦が行なっていた。

私が手伝ったのは兵庫保健所の精神科救護所だった。たいてい保健所というものは、区役所に併設されている。その区役所の有り様を見て、私は驚いた。いろいろな相談に訪れ、救援物資を求める大勢の人たちが、庁舎を雑踏に変えていた。睡眠不足で目が赤く、疲れた表情の職員が、忙しく動きまわっていた。少々殺気立った大声も聞かれた。こんなに騒然とした役所の有り様を、私ははじめて見た。

案の定、区役所の若い男性職員が、こっそりと救護所に相談に来た。

「こんなところにいるの見つかったら、さぼっていると怒られますわ」。

そう言って彼は腰痛と疲労感を訴えた。顔色が悪く、疲れて愛想笑いもできないようだった。聞けば、震災後ずっと役所に泊まり込んで、着の身着のままで仕事を続けているという。区役所の人も住民もいらいらしていて、少しでも休んでいると叱られる、とも言った。「疲れて当たり前ですよ」と私が言うと、そうですね、そうですよね、と安心したように彼はうなずいた。湿布を貼って、苦労をねぎらうと、しばらくしてほっとしたように帰って行った。

震災後二週目だった。区役所職員も相当のストレスにさらされていたのである。

また、全身の痛みと便秘を訴えてきたお年寄りの女性がいた。彼女は、五時間生き埋めになって救出されたと言った。高齢の夫と「避難所」で暮らしている。以前から夫は慢性病をかかえていて、彼女がずっと世話をしてきたので、避難所でも彼女は夫の面倒を見なければならなかった。

「私もあちこちが痛くて、身体がぼろぼろなんですけど、主人の世話をしてたら、まわりの人からは、私が元気やと見えるんです。それに私まで病気になったら、今の避難所を追い出されないかと心配で……」。

老女は診察の間じゅう、不安そうにうわずった声で同じ話を繰り返したあと、昔の話をはじめ、夫との結婚はつらいことばかりだったと嘆いた。とりとめのない話であったが、要するに、彼女は生活についての不安を強く感じているのだった。そして「避難所の人はいい人ばっかりで……」と言いながら、じつは避難所内の人間関係がとても気になっているようだった。

相談の後、私は考えた。神戸は、全国でも精神科診療所の多い地域である。阪神間だけで五〇軒以上あり、どこもたくさんの患者さんを診ていた。ここは、精神科にかかることを、それほどいとわない地域である。だが、あのお婆ちゃんは病院の精神科ならば来なかっただろう。精神科救護所が保健所の一角にあり、無料であったから相談に来やすかったのである。

その意味で、従来の医療機関よりも敷居の低い精神科救護所は大きな役割を果たしただろう。だが神戸市では、保健所は一つの区に一つ、芦屋市、西宮市では市の中に一つずつしかない。交通事情の悪いときには徒歩で移動しなければならなかったが、保健所まで一時間以上かかる地域もあった。

相談を受けて、避難所生活の過酷さが、あらためて私の印象として残った。この時点では、私はまだ避難所の実際の生活ぶりをよく知らなかったのである。もちろんテレビでは見ていたし、家の近くの避難所になっている中学校に水や食料の配給をもらいに行っていたのだが、避難所生活の体験はなかったからである。

これだけの物理的・心理的ダメージを受けた被災者から、新たに精神科の病気になる人が出るのではないかという危惧を私は感じた。大災害の被害者には、しばしば「災害神経症」といわれる精神変調が生じることは、精神科医のはしくれとして、私も知っていたからである。だが、それがどういうものでどういうふうに対処すればよいのか、私にはよくわからなかった。

ある先輩医師は、気丈な人であるが、「地震後、涙もろくなっていて、町を歩いていると急に泣き出しそうになるんですわ」と私に語った。

それは私も同じだった。壊れた建物や震災のニュースを見ると、突然涙が出てきてどうしようもなかった。私の場合、それは悲しいとか、つらいという感情だけではなかった。むしろ、神経がたかぶり混乱した気分だった。

このような「気分」は、被害の軽かった人たちをもすっぽりと包んでいただろう。喪失したものが大きかった人たちや、心理的ショックが大きかった人たちは、さらに大きな精神的負担があるにちがいなかった。

私は、避難所での救護活動の必要性を感じはじめていた。

2……ボランティアが来た

阪神大震災では、現地のボランティアだけでなく、全国から多数のボランティアが救援に駆けつけた。ここで区別しなければいけないのは、自治体などの諸団体が公式に災害派遣した人たちと、まったく個人の資格で活動しているボランティア（ＮＧＯ）である。

被災地で救援を受ける側にとってみれば、両者の違いはそれほど重要ではなかった。どちらも「外から」来た人たちだからである。ひるがえって見ると、救援に来た人の意識もさまざまで、いやいや派遣されて来た人もいれば、志願して救援活動に加わった人もいる。

ここでは少々乱暴であるが、ＮＧＯと断らない限り、「ボランティア」という言葉には公式派遣の人たちも含めることにする。

さて、震災当初にもっとも活躍したボランティアの一つが医療班である。とくに災害救援活動に慣れた日本赤十字は、初日から医療班を派遣してきた。その後、自治体派遣の医療班が次々と現地入りした。

一月二十日（震災四日目）に、私は大学病院のすぐ近くにある「県立精神保健福祉センター」にいた。以前から私はセンターで非常勤嘱託をしていたのである。そこで杉浦康夫所長や麻生克郎課長（医師）と会ったときに、まずなにができるか、という話になった。

多数来ていた医療班は、すべて外科的・内科的な応急処置の仕事をしていた。では、精神科はなにをすればいいのか、それははっきりと見えてこなかった。

そこに、かつて精神保健福祉センターに勤務していた春田有二医師が現われた。彼は、

ＡＭＤＡ（アジア医師連絡協議会）というＮＧＯ団体が長田区の避難所で活動しており、そこに精神科医が加わっていること、避難所には不眠症の住民が大勢いて精神科的ケアの対象になること、宮崎隆吉医師が長田保健所で精神科救護活動をはじめること、などを教えてくれた。彼は、そのために必要な薬の調達のため奔走していたのだった。

麻生さんは、すでにいくつかの自治体（京都、大阪、岡山）の精神科医から応援の申し出を受けていた。また神戸市中央保健所からは、精神科医に来てほしいという要請を受けていた。そこで彼は〝宮崎方式〟で、各保健所に精神科救護所を設置する方針を決めた。しかし、神戸市も兵庫県も、行政はてんてこまいの状況である。結局、派遣精神科医の配置をコーディネートする仕事も、彼が引き受けざるをえなくなった。

麻生さんが各自治体と連絡を取り、派遣医師と派遣先との日程調節を行なった。電話が一日中鳴り続け、彼はたえずどこかと連絡を取っていた。派遣する側は現地の事情がわかっていないので、些細なことまで尋ねてくる。さらに自治体だけでなく、ＮＧＯとして救援に来たいと思っている人たちからの電話もかかってくるようになったのである。

だが、どの地域にどれだけのマンパワーを投入したらよいのか、という適切なコーディネートを行なうためには、当時、一〇〇〇か所、三〇万人ともいわれた避難所の実態を正確に把握する必要があった。こうして精神保健福祉センターが、精神科領域では事実上の災害対策本部になっていったのである。

一方、大学病院も独自の動きをしていた。スタッフの疲労を心配した中井久夫教授が、かねてより親交のあった九州大学精神科と青木病院（東京）にボランティア派遣を要請したのである。これは名目は共同研究であったが、実質はNGOであった。

一月二十六日に九州大学から最初の二名が、そして翌日には青木病院から二名が応援に駆けつけてくれた。それはちょうど、精神科救護所の体制がやっと端緒についたころだった。ボランティアの医師たちが来たことで、病棟の「合宿所」に活気が生まれた。私は震災後はじめて酒を飲んだ。それまでは、アルコールを飲む気にもならなかったのである。

中井教授が九州大学の人たちに要請した仕事は、大学病院のナース（看護婦）を対象にカウンセリングを行なうことであった。希望者はいつでもやってきて、ボランティアの精神科医と話ができるというシステムであった。

青木病院からのボランティア医師に対して、中井教授は「しばらくはここでぶらぶらしていてください。いてくれるだけでスタッフの消耗が防げるから」と言った。

ボランティアの医師たちと話していて、私は避難所を訪問しようという気持ちになった。私一人で数ある避難所に飛び込んでいって、なにかができるとは思えなかったが、チームでやるなら、もう少し息の長い活動ができるかもしれない、と思ったのである。

阪神大震災の後、精神科医の活動がマスコミで大きく取り上げられたことは私には驚きだった。被災者の〈心のケア〉がこれほどまでにクローズアップされようとは、思いもよらなかった。

このことは私たち精神科医をある意味で鼓舞していた。なにかやらなくては、と思っている精神科医はたくさんいた。だが、治療が必要な人はあまりいないとする意見もあれば、たくさんいるのだが潜在しているという意見もあった。災害神経症やPTSD（心的外傷後ストレス障害）といわれる症状がいったいどれくらいあるのか、それに対してどういう対策を立てていけばいいのか。私は自分の目で確かめたいと思った。

3……「避難所」を訪問して

大震災による家屋の倒壊や焼失で、大勢の人が住むところを失った。その結果、三〇万人近くの人たちが、小・中学校などの公共施設に設けられた「避難所」での生活を強いられることになった。

恥ずかしいことだが、自分が震災を体験するまでは、私はこういうニュースを見ると「なぜもっと便利な土地に移らないのだろう」と思っていた。私はなにもわかっていなかった。

確かに、一時的にせよ、はやばやと移住してしまった人たちもいる。そのため避難している人たちは少しずつ減ってはいった。だが、大多数の人たちは避難所を離れることができなかった。

一月二十九日（震災十三日目）に、私はボランティアの精神科医とともに、避難所となっている湊川中学校を訪れた。

まず、その避難所に常駐していた医療班の医師と話をした。だが、その救護所は二日おきに医師が交代するシステムを取っていた。「僕に言われてもわからないよ。本部に言ってもらわないと。それに明日はもう引き上げるし」。そう言われ、まったく連携する余地がなかった。

次に、避難所のまとめ役である岸本石根校長（当時）に会った。被災者の〈心のケア〉についてなにかお役に立てることはないだろうかと私たちが申し出ると、校長先生は言った。「ちょっと来てみただけでは、なんにもできんよ。私もここにずっと泊まり込んでいるが、ここの大変さは、二十四時間ここで暮らしてみないとわからんよ」。

あまり歓迎されていないという印象であったが、とにかく私たちは毎日、この避難所を訪問することにした。

二日後に、私たちは西市民病院の看護婦さんのチームと出会うことができた。彼女らの働いていた市民病院は震災で壊れてしまったため、神戸市より派遣されて避難所の応援に来ているのだった。

看護婦さんたちに案内してもらって、私たちは避難所の各部屋を訪問した。当時、避難所は一〇〇〇か所以上あった。人数も、数十人のところから三〇〇〇人のところまであった。建物もきれいで暖かいところもあれば、古くて寒いところもあった。老人の多いところと、子どもの多いところがあった。また、裕福な地域と貧しい地域があった。

私は自分の訪れた避難所を、他所と比較してどうなのか判断できない。まず部屋はとても寒かった。毛布は十分にあるようだったが、みんな寒い寒いと言っていた。体育館や講堂では、あまりの人の多さに戸惑った。

診察室でも病棟でもないところで、突然、人々に話しかけるのはとても勇気がいることだった。カウンセリングの〝訪問販売〟を、私ははじめて経験した。いきなり「悩みはありませんか」などと聞いても、だれも答えてくれないだろう。私たちは健康状態から話をはじめた。

「眠れてますか？　食欲はありますか？」

と問いかけ、話してくれそうな人としばらく会話をした。不眠やイライラで困っている人には、精神安定剤を処方した。

風邪をひいて寝込んでいる老人がたくさんいた。

「風邪の薬、もらっているからいいんですよ」

と言う人が多かったが、いくら薬をのんでも、この季節にこんな寒い部屋にいたらよくならないだろう。

また慢性病をもっていて不安を感じている人もいた。ある中年女性は、「心臓が悪うて、すぐ血圧が変動するんです。ここで病気が悪うなったらと心配ですわ」と言いながら、何種類もの薬を見せてくれた。

この地域はガスも水道も止まっていて、二週間以上風呂に入っていない人が大勢いた。他人とは段ボールや椅子などで仕切りを作ってあるが、まる見えである。どうやって着替えをするのだろう。私は聞けなかった。

そんな中で、なるべく他人を侵害せずに、みんな必死で我慢して暮らしているようだった。

話を聞かせてもらっていると、

「もう、なくなったもんはしょうがない」

「先のことはわからへん。先のこと考えたら落ち込むから、考えないようにしてる」

「はやく仮設住宅に入れてもらって、それからのことはそれから考えるわ」

そんなことばが何回となく聞かれた。みな憔悴《しょうすい》した表情だった。とりあえず今の生活が終わることだけを望んで、一日、一日を我慢しているというふうだった。

たいていの人は被災の状況について、自分からくわしく語ってくれた。

だが、ある年老いた女性は、私が精神科の医者であるとわかると「いらいらするけど、医者にかかるほどではないんですわ」と言った。表情は相当にこわばっていた。

ある女性は、目を泣き腫らしながら雑誌を見ていた。彼女は私の名札に書かれた「神経科」という文字を横目で見ていたが、最後まで一言も発しなかった。精神科という名称に抵抗を感じる人が多いだろうと、あえて「神経科」の呼称を用いたのであるが、敷居の高さに変わりはなかった。

カウンセリングなどを受けるには、まだ気持ちの整理がついていない人が多いようだった。安易に〝押し売り〟しても、被災者の救護にはならないと私は思った。

しかし、ちょうど私たちが精神科ボランティアをはじめた翌日に、東京都から数名の保健婦さんが派遣されてきた。彼女らは数日間かかって、避難所の人たちにできるだけ多く接触した。その情報を看護婦さんたちがうまくまとめてくれた。

避難所内のこのような体制は、一週間足らずでできあがった。おかげで私たちは、被災者の診療を継続して行なえるようになった。

〈心のケア〉を行なうためには、避難所という混沌とした状況の中に、なんらかのシステムをつくり上げていくことが必要だった。この段階でできたことは、避難所の中に看護婦・保健婦と精神科医が連携する体制をつくることであった。

私が訪れたのは昼間だったが、夜間は人が増える。避難所から勤めに行っていたり、崩れかかった家の荷物を取りに行っていた人たちが帰ってくるからである。人が多くなると部屋が狭くなり、そのうえに飲酒する人があるので、いざこざは防ぎようがない、と聞いた。

避難所になった学校は、どこも校長先生が全体の責任者の役割を担わされていた。校長先生のストレスも並大抵ではない。もともと、他人同士が何百人、何千人と集まって、なんのトラブルもないはずがない。

だが人々は、それなりに秩序をもって、不自由な生活を続けていた。当初の三〇万人という数字は、都市がまるまる一個、避難したのに等しい規模である。これは未曾有《みぞう》の事態なのである。

人々は避難所から容易に離れることはできない。もちろん避難所のドアは開いていて、出ていこうと思えば出ていける。しかし、この「先が見えない」状況ではどこにも行きようがない。避難所は、まさに〝難民キャンプ〟を彷彿とさせる苛酷な空間であった。ビルや高速道路の倒壊のすさまじさはテレビで見ることができる。だが、避難所生活の辛さは、けっしてテレビでは見ることができない。

4……ボランティア・ブームとトラブル

震災後一週間ぐらいは、真の意味で自発的なボランティアが多数被災地を訪れ大活躍した。行政も、今回ばかりは非公式な援助の重要性を認めざるをえなかった。

だがこのことが報じられると、一種の〝ボランティア・ブーム〟のような現象が起きたと思う。われもわれもと援助を志願する人たちが現われた。

私の見聞きした分野は精神保健・精神科医療の一部にすぎないが、援助ブームは非公式のボランティアばかりではなかった。自治体や各種の団体が災害派遣を申し出た。現地では、これを「乗り遅れてはいけない症候群」と呼ぶこともあった。あの人が行くなら私も、あの県が行くならウチの県も。

震災当初の混乱が落ち着いてくると、医療はボランティアから自治体の医療団派遣に移行していった。自治体派遣で、気乗りがしないままやって来た医師の中には、不用意な言動で被災地の住民を怒らせる人もいた。

私は、援助の否定的な側面をあげつらうつもりはない。たくさんの援助があることは、はじめのころ私たちの胸を熱い思いでいっぱいにした。被災地の人たちの多くは、心強く感じたことだろう。

実際、災害の規模が大きいほど、たくさんの援助が必要である。阪神大震災での援助が十分すぎたとは、私は思わない。

だが大規模な援助には、むずかしい問題がいろいろある。支援活動が、また新たな混乱を生み出す。

このむずかしさについて、誤解を恐れずに述べてみたい。

まず、どのようなかたちで、どこを窓口にして援助を引き受けるのか、という問題が当初からあった。神戸市に、兵庫県に、区役所に、保健所に、病院に、さまざまな人たちから問い合わせや援助の申し出があった。

結局、精神保健に関しては、「県立精神保健福祉センター」が窓口業務を一括することになった。その日からセンターの電話は鳴りっぱなしだった。これは比喩ではなく、文字通りそうだった。

私の勤める病院にも、そのような申し出はいくつもあった。

たとえば個人的なボランティアの申し出の場合、「なにかお手伝いできることはありませんか。三日間だけなら行けるのですが」と言う。

多くの人が、二〜三日でなにかできることを、と考えるのだが、残念ながら精神保健や精神科医療の現場では、そんな短い期間でできることはほとんどない。

私たちは、その申し出をありがたく感じる。だから、たとえその申し出をお断りする場合でも、その善意を傷つけたくない。それで理由をながながと説明することになる。もし手伝っていただくことになっても、やはり地元の状況を一から説明しなくてはならない。

だが、控えめな申し出ばかりではない。被災地の状況をよく知らないままに、なんでもいいから聞いてみようと電話してくる人たちも多い。

ある役所の医師は、げんなりしたようすで私に教えてくれた。

「なに考えてるんやろ。〝どうやってそちらに行くんですか〟〝地図がほしい〟、ひどいのになると〝迎えに来てほしい〟〝宿泊所を世話してほしい〟という問い合わせがあるんや」。

住むところがなくて大勢の人が避難所にいるのに、どうやって宿泊所を用意しろというのだろう！

地元のスタッフは、このような質問にひとつひとつ対処しなくてはならない。聞くほうは一回でも、答えるほうは同じ説明を何回もすることになる。

このように、大規模な災害援助の場合、どこかが志願者をまとめなくてはならない。必要な場所に、必要なだけの人材を配分する必要があるからである。

だが、それよりも面倒なのは、救援者と、被災者や地元スタッフとのトラブルである。そのようなトラブルを、私はそこここで耳にした。

無理もないことである。今回の震災では、避難所にボランティアや自治体派遣の援助者があふれていた。いろんな地方からいろんな人が来て、めまぐるしく交代した。昨日見た医師が今日はいなくなっていた。だが、地元の人間はずっとここにいる。

九州の医師と愛知のケースワーカーが、ある避難所に患者さんを往診した。そして今は、二人とも神戸にはいない。こういうことが、ここではごくあたりまえだった。

本来、緊急時の災害援助とは、そういうかたちのものでしかありえないのかもしれない。だが、災害援助やボランティア活動を一時のブームに終わらせないためにも、いったい援助とはなんなのか、どうすればいいのか、もう一度考えてみる必要があると私は思う。

5……「医療」と違う〈心のケア〉――いたわりと思いやり

兵庫県は二月九日に、ある避難所で「被災者のこころのケア」と題する講演会を開いた。

講師は防災心理学者の林春男助教授だった。この種の講演会としては、もっとも早期に開かれたものだろう。

避難所となっていた学校の校長先生が、自ら校内放送で避難者たちに呼びかけられた。けっして強制ではなく、関心のある方はお集まりください、という控えめな呼びかけだった。夕暮れの校舎の一室に、その避難所に住む人たちがぽつりぽつりと集まってきた。全部で二〇人ほどだった。私もその中にいた。

そのとき、私は「避難所の人たちを集めて話をするだけで、それがなんになるのだろう」といささか懐疑的な気分でいた。そう思わざるをえないほど、避難所は苛酷な現実をむき出しにしていた。

だが、林さんは抑制した語り口で、被災体験について話された。なにかの知識を披露するのではなく、被災者をいたわることに徹しておられた。

聴衆は戸惑いと疲労で複雑な表情をしながらも、よく耳を傾けているようだった。

「これだけの大きな災害を体験されたのです。皆さんは今後の人生を、この体験を抜きにして生きていくことはできないでしょう。しかし、この苦しい体験からもまた、人はなにか貴重なものを得ることができるのだと思います」。

林さんは講演をこのようなことばで結んだ（と私は記憶する）。そのことばは、私の中で余韻を残した。

そこから、私はいくつかのことを考えた。

第一に、精神科医として「医療」の視点で〈心のケア〉を考えすぎていたという反省である。「医療」の目から見ると、緊急度の高い人、重症度の高い人が真っ先に治療の対象になる。極端な例が救急医療である。精神科救護活動はまさにこの救急医療であった。だが一般の被災者は、狭い意味での「患者」ではない。マスコミで報道され、世間の注目を集めていたのも、被災者一般に対する心のケアである。「医療」とは違う方向から、「精神保健（メンタルヘルス）」を考えなくてはならないと思った。しかし、日ごろ、病院で診療に従事している医者にとっては、この視点の転換が思いのほか難しいことだった。

また、震災後の精神的ケアの活動は、精神科医だけが行なっていたわけではなく、臨床心理士やカウンセラーの人たちも精力的に活動していた。被災者一般に対してのケアという点では、精神科医よりも多角的な取り組みをされていただろう。私はその活動をなんとなく知っていたのだが、具体的な接点をもてなかった。これは今後反省すべき点だと思った。

第二に、では被災者に対して、どういったケアが可能だろうかという問いである。この問いは、後に専門機関として設立される「こころのケアセンター」の活動にも引き継がれていく。だが、この講演会の時点で、私には具体的な方法はなにも考えられなかった。とにかく避難所に行こう、という気分だけで私は行動していたのである。

いや、むしろ、なにかの試みが話題になるたびに、それを否定する気持ちの方が強かった。話をさせてなんになるのか、絵を描かせてなんになるのか、慰問をしてなんになるのか。林さんの講演についても、住民にそんなことを聞かせるだけで役に立つのだろうかと、当初私は懐疑的だった。

だが、後で述べるように、それは私の「否認」の姿勢だったのだろう（八八頁参照）。林さんの講演を聞いた後で、私はよかったと思った。こういう講演が、心のケアになりうるのだということがわかった。つまり、災害直後の状況では、踏み込んだケアを行なうことよりも、むしろ被災者を思いやることばをかけることが大切なのだとわかった。話をすることも絵を描くことも、また芸能人の慰問も、その意味ではすべて貴重な支援になりえた。

この後、兵庫県は何か所かで被災者に対する講演会を開いた。

三、直後に発症した精神障害

1……「災害マニー（躁病）」

意外に思われるかもしれないが、震災後すぐは「躁病」が多かった。これは私だけの印象ではなかった。震災から二週間ぐらいたって会った光風病院の山口直彦院長も、同じ感想をもらしていた。私たちはそれを仮に「災害マニー」（マニーとはドイツ語で躁病の意）と呼んだ。

一般に、躁病はうつ病の反対だから、気分がほがらかで楽しくなる病気である、と考える人が多いだろう。だが、「災害マニー」はちっとも楽しくない躁病である。

中年女性のAさんは躁うつ病であるが、この数年間安定した生活を送っていた。震災によって彼女の家は全壊し、また勤めていた喫茶店も全壊した。彼女は妹をたよって、年老いた母とともに大阪に疎開した。

震災後二週間くらいたって、母親から私に電話があった。

「地震の後は、しっかりしててよかったんですけどね。だんだん〝水がない、食べ物がない〟と言って興奮して、落ち着かなくなって……」。

私は、彼女と電話を替わってもらった。いきなり、ろれつの回らない大声が受話器から飛び出してきた。

「あ、せんせい、私んとこの家の倒れた土地のね、そこにお母さんの電話線が新神戸駅で、ここの妹の家のだんなさんが昨日ごはんのときに……」。

支離滅裂だった。ものすごい早口で、一つのセンテンスが終わらないうちに次のセンテンスに話題が移っていく。私には内容がほとんどわからなかったが、よく聞くと、家や仕事に関係することを彼女は話しているようだった。将来への不安が見え隠れしていた。彼女はその後まもなく、大阪の病院に入院した。

別の「災害マニー」の例を挙げよう。初老の男性Bさんも数年前に躁うつ病になり、躁とうつの両方を経験した後、一年前やっとうつ状態から抜け出して、職場に復帰したところだった。彼の家も勤め先の会社も、震災で焼けてしまった。

Ｂさんは奥さんとともに、息子さんの家に身を寄せた。だが、震災後何日かして店が少しずつ開くようになると、買い物をするために町中を駆けまわった。ほとんどが当座に必要のないものばかりだった。

制止した息子さんに、彼は喰ってかかった。

「大きな余震が来たら、どないするんや！」。

彼は不安の中で自分を高揚させ、身も心もフル回転して動きまわっていたのだった。さささいなことでくってかかるＢさんの対応に家族は疲れはて、結局、Ｂさんは入院となった。しかし、入院後急速に病状は安定し、二週間ほどで退院になった。これは通常の躁病の経過としては、ひじょうに早い回復であった。

また別の中年男性Ｃさんは、地震直後、家の近くで大火事があった。家のすぐ近くまで火が迫ってきたので、たくさんの人とともに逃げまどった。結局、家は類焼を免れた。数日して徐々に彼は躁状態に陥っていった。夜も寝ずに電話を掛けまくり、株を買い、家族を怒鳴りつけた。

とうとう家族に連れられてきたＣさんは、病院の待ち合い室でも口から泡を飛ばしてしゃべりまくっていた。政治のこと、震災が日本経済に与える影響のことなど、話はかなり大風呂敷になっていった。

だが彼の次のようなことばに、私ははっとした。

「家をなくした人がぎょうさんおるのに、ウチは無事やった。よかったけど、もうしわけない」。

〝よかったけど、もうしわけない〟——これは私自身の実感でもあった。家が倒壊をまぬがれて、ほっとした思いとともに、後ろめたさがあった。彼の家は、周囲一帯を焼け野原にした火事の中で、かろうじて焼け残ったのである。彼は、私以上に強烈に、「家が焼け残ったことや生き残ったことへの後ろめたさ」に気分をあおられたのだろう。

彼はさんざん政治や行政にたいする批判をぶちまけた後、うつむいて首を振った。

「一人にさせて。ゆっくりさせて。なにも見たくないねん。静かにしたいねん」。

これらのケースに共通することは二つある。第一に、強い不安が気分を高揚させていること、第二に、危機的な状況で一種の「火事場の馬鹿力」的なエネルギーが放出されていること、である。

だから、躁病とはいっても気分は明るいわけではない。「なんとかしなければ」という強い焦燥感が、ハイな状態をつくっている。

だが将来の不安も、火事場の馬鹿力も、生き残りの後ろめたさも、被災地では珍しくなかった。私たちはこの空気の中で生活したのである。かなりの人たちが最初の一、二週間は躁的だった。けっして一部の患者さんだけのことではなかった。

非常事態をのりきるためには、〝お祭り〟のような高揚感が必要なのだ。その高揚感の中で、日ごろ声を掛けられない隣人に話しかけ、たまたま通りがかった人を助け、復旧のための作業にいそしむのである。これは一種の生存本能といってもよい。災害心理学者のビヴァリー・ラファエルはこれを「災害がもたらす覚醒と興奮」とよび、それが警戒反応の一種で、「自分自身と自分にとって大切な他者を守るための適切な行動を促してくれる反応」だと述べている。

躁うつ病の患者さんの場合には、その覚醒と興奮が普通以上に激しく現われたのだろう。それとは逆に、長年のうつ病や強迫神経症に悩む患者さんたちが、地震直後には元気に活動でき、病気が治ったようだった、というエピソードも多くあった。

たとえば、五十代女性のDさんはうつ病が慢性化し、この数年家の中に閉じこもりがちだった。ところが、震災後、家族とともに水汲みや買い出しに出かけるようになり、家事の手伝いもするようになった。娘さんは、Dさんに久しぶりに笑顔が戻ったことをよろこんだ。

ところが二か月が過ぎ、ライフラインが復旧し、以前の生活が戻ってくると、Dさんはふたたびもとのうつ状態に落ち込んでいった。

三十代女性のEさんは、この五年前に強迫神経症になった。彼女はおもに確認強迫という症状に悩んでいた。外出のときには戸締まりや服装が気になって、何度も確認する。順序や形式についてのこだわりが極端で、モノの整理をはじめるといつまでも終わらない。きれい好きで、なんでもきっちり清潔でないと気がすまない。気になることを次々にメモするが、メモが膨大になってパニックになる。

Eさんの家は震災で半壊状態になった。水がなくて風呂に入れず、家の中は乱雑になった。ところが、Eさんの強迫症状は一時的に軽くなった。彼女もまた生活のため、水汲みや買い出しに精を出した。症状が軽くなったのは一か月程度の期間だけであった。後になって、彼女はそのころのことを思い出してこう言った。

「あのころは町中が乱雑でしたから、きっちりしなくてもよかったんです。みんな震災ルック（運動靴にリュックサック）だったから、おしゃれもしなくてよかったし」。

AさんやBさんの躁うつ病を悪化させたような「覚醒と興奮」が、DさんやEさんの場合は症状を軽くする方向に働いたのだった。

そして、この高揚感は震災直後の一時期、個人を超えて被災地全体に広がっていた。それは「復興」という名の〝祭り〟だった。マスコミは小さな出来事を「復興」の芽生えであるともてはやし、連日のように被災地を励まし続けた。交通網、ライフライン、建物の修復。全国からの応援。徹夜の作業……。がんばれ、がんばれ。

震災一か月目を迎えるころから、私は自分の中でこの高揚感が急速に薄れてくるのを感じた。「復興」という名の祭りもありがたかったが、その半面、疲れを感じはじめた。復興の祭りが早く終わってほしいという気持ちと、終わったらどうなるのかという恐れが、複雑にぶつかりあっていた。高揚感が醒めてほしくないという気持ちもまた、私の中にあった。

2……精神障害の再発と悪化

精神障害者の人たちにとって、震災は大きなストレスとなった。私の担当患者さんの何人かは、比較的経過が安定していたにもかかわらず、被災後、急激に症状が悪化した。どの精神科の病院も、入院患者がどっと増えた。

ある中年の女性分裂病患者Fさんは、母親と二人暮らしであった。彼女は十年以上ほとんど目立った症状はなく、安定した経過だった。ただ意欲に乏しく、母親の家事の手伝いに満足するという生活を送っていた。どこかとぼけた風情のある静かな人だった。

ところが、地震によって家は全壊し、近くの小学校での避難生活がはじまった。避難所は比較的高齢者が多く、四十歳そこそこの彼女は若い方だった。そのため、彼女には水汲みや救援物資の運搬などの力仕事がまわってくることが多かった。精神障害の症状として、地震前から機敏な方ではなかったFさんにとって、避難所の役割分担は重荷だった。口の悪い他の避難者は、Fさんを手際が悪いといってなじった。罵倒されたFさんはどうしたらよいかわからず、すっかり立ち往生してしまった。

病院に連れてこられたFさんは、ぼう然とした表情で黙りこんでいた。私が「どうしたんですか」と問いかけても、答えはことばにならなかった。彼女はうるんだ目で私を見つめるだけだった。

これは精神医学的には「困惑」という症状で、周囲の状況に反応できなくなった状態である。十年以上安定した経過だったのに、病状が再燃したのである。

横から年老いた母親が、目を真っ赤にして訴えた。

「この子は病気だから仕事ができないのに、他の人たちにはわかってもらえないんですよ。怠けていると思われて、ずいぶん悪口を言われました。私たちが女だから馬鹿にしてなめられるんです。それが悔しくて……」。

私は入院するか、避難所を出てどこかに身を寄せるように勧めた。結局、母親はFさんを連れて、交通の不自由な中をなんとか県外に逃れた。

その後、半年以上たって、Fさんはまた神戸に戻ってきた。親戚の家から最寄りの病院に通院し、数週間で落ち着いたという。「親戚がいてよかったです」。そう言って微笑むFさんの表情は、すっかり以前のとぼけた面もちにもどっていた。

また、七十歳を過ぎる老年痴呆患者のGさんは、町で古くからお店を開いていた。痴呆の程度はかなり進んでいたが、日々の生活は家族に支えられてなんとか送っていた。毎日、店の掃除をしたり、散歩をしたり、時折知り合いと雑談したりしていた。

ところが、地震で、自宅も店もすっかり壊れてしまった。周辺の建物の被害も激しく、周囲の状況は一変した。

Gさんは、二駅ほど離れたところにある息子さんの家に避難した。彼は息子さんの家になじまず、よく戸外を徘徊しては迷子になった。壊れた家のあった場所の近くで交番に保護されたこともあった。また、以前にもましてとんちんかんなことを言うようになった、と息子さんは語った。

診察室でのGさんは目を見開いて、険しい顔をしていた。だがどこか生気に乏しく、口元がこきざみに震えていた。私は「今はいつですか？　ここはどこですか？」と尋ねた。これは「見当識」といい、現在の自分の時間的・空間的な位置を、ちゃんと把握しているかどうかの質問である。Gさんは、今は「昭和六十年」であるといい、ここがどこであるかも答えられなかった。

他にもいろいろな検査をしてみたところ、以前よりも痴呆症状は進行していた。この状態は震災のショックによる一時的なことかもしれなかったし、このまま進行していくかもしれなかった。ただ家族にGさんを介護する余力は残されていなかった。Gさんの徘徊を防ぐことはむずかしかった。結局、事故を予防するために、老人病院に入院することになった。

痴呆老人は知的機能は衰えていても、古くからの環境の中ではそれなりに安定して暮らせることが多い。認知機能は衰えているものの、なじみの風景や物をたよりにして、以前のGさんは習慣的に生活することができたのである。だが、地震は周囲のありさまをすっかり変えてしまった。Gさんの世界を構成していた物はほとんど壊れてしまった。その結果、手がかりをなくしたGさんは、自分のいる場所や時代が把握できなくなったのである。

このように震災後比較的早期に精神科に来た人たちは、以前に治療を受けたことのある人が多かった。なかには症状もおさまり、安定した生活を送っていた人も少なくなかった。震災の精神的ダメージや被災生活のストレスが、落ちついていた症状を悪化させたのである。

老年痴呆は脳に原因がある病気であり、精神分裂病も脳内の神経伝達物質の異常が要因と考えられている病気である。だが、脳に基盤があるとはいえ、症状は環境の影響を大きく受けるのである。いや逆に、脳がある種の可塑性（柔軟性）を失っているからこそ、環境の変化に適応することが難しくなるのであろう。

災害に遭うことは極端な例かもしれない。しかしそこから、病者をとりまく環境の重要性を反省することも大切だろう。震災によって精神疾患であれ身体疾患であれ、多くの病者の環境が激変した。住み慣れた家、行き慣れた病院、かかりつけの医者、手助けしてくれる近所の人などを失った人たちが、新たに病いとともに生きていく環境をとりもどすのには、まだまだ時間がかかるだろう。

その後の調査で、震災後二週間以内に被災地から兵庫県下の精神科医療施設に入院になった人は五五〇名におよび、他府県に入院した人を加えると、平時の三倍を大きく超えていることがわかった。そしてその多くが「未治療・治療中断者の急性再燃」であった（岩尾俊一郎「震災時の精神科救急」、「こころの科学　65号」一九九六年一月、日本評論社）。

今なお入院中の人たちも多い。被災地の復旧が十分でない状況下で、彼らの社会復帰を進めていくためには多くの援助が必要である。

3……救急患者たち

震災後一か月以内という早い時期に精神科を受診した人たちは、これまでの治療歴がある人の再発だけではなく、震災をきっかけに、はじめて精神科にかかった人たちもいた。

中年男性のHさんは自殺未遂で救急部に運び込まれてきた。持病である心臓病の薬を大量に飲んだのである。だが、命に別状がないということで、精神科にまわされてきたのだった。

一見したところ、自殺を企てた人とは見えなかった。彼はいらいらして少々投げやりな感じはあったが、自分の状況を私に説明してくれた。彼の話は、次のようなことであった。

Hさんは以前より持病の心臓病のため仕事が続かず、そのために気分がいらいらして妻に当たることが多く、妻とはうまくいっていなかった。震災で部屋の中はめちゃくちゃになった。建物は倒れなかったが、エレベーターは動かなかったし、水も電気もなかったので、とても生活できる環境ではなかった。しかたなく、妻の実家に避難したが、以前からHさんは妻の母と折り合いが悪かった。彼は義母と言い争って家を飛び出し、自暴自棄になって服薬自殺をはかったのだった。

「私のきょうだいは七人いますけど、近くにいる者はみんな家がつぶれてしまいました。しかし、あの家（妻の実家）にはもう行きません。どこか避難所にでも行きますわ」。

念のため一晩でも入院してようすを見ませんか、と私は勧めたが、彼はそれを振り切って席を立とうとした。帰ると言いはるHさんを何度か押しとどめるというやりとりがあって、結局、彼は暗い中を病院から去っていった。

Hさんは震災前に精神科は受診していない。今回の自殺未遂は衝動的な行為であるが、その背景にはこの数年間の精神衛生のひじょうに悪い生活状況があったのである。心臓病や家族との不和などのストレスを抱えて、Hさんは神経症的になっていたのだろう。震災は、彼の対人関係と生活のバランスを崩してしまったのである。

もう一つ印象的な事例があった。親子三人が集団で自殺をはかり病院に運ばれてきた。この家族は自宅が全壊し、近くの学校に避難した。だが、三十歳になる娘さんが、「同じ避難所にいる他の人たちに、嫌われているのではないか」「悪口を言われているのではないか」

という不安にかられはじめた。家から持ち出した毛布が他の人より多いのを妬まれているのではないか、という心配ももったらしかった。

一家は避難所を離れ、数日間、公園などで野宿をし、別の避難所を転々とした。不安は娘さんから両親に伝染した。追いつめられた娘さんが自殺をはかり、両親もそれに加わったのだった。

三人は大学病院の救急部に運ばれて処置を受けたが、さいわい全員軽傷であった。娘さんの表情は硬く、ことば少なであり、両親は茫然自失のありさまだった。そして一家全員が入院になった。

これは感応性精神病、あるいは集団ヒステリーと呼ばれる状態である。発端者である娘さんの被害妄想が、次第に両親に広がったのである。

実際には平常時でも、隣人に悪口を言われていないか、嫌がらせをされているのではないか、と感じる人が大勢精神科を訪れる。人間はそういうことが気になりやすい生き物である。

震災以前に娘さんは精神科にかかったことはないが、仕事も長続きせず、人を避けて家に閉居しがちの生活であった。人一倍、他人の目が気になる人であったのだろう。彼女はそういう状態で、なんとか日常生活を維持していたのである。そこに震災が起こり、彼女は家から投げ出されたのである。

避難所にはプライバシーがなかった。たくさんの家族がまる見えの状態で暮らしていた。つねに他者に取り囲まれた生活であるため、自分がどう思われているかは彼女にとっては死活問題だったのである。

そして両親は、緊急事態のなかでいつもの対処能力を失っていたのだろうか。震災直後、地域では近隣に声を掛け合い、助け合う姿がよく見られた。震災のショックをやわらげるため、人は群れることを求めたのである。しかし、この一家は避難所に落ちつくこともできず、被災地を漂流した。社会から孤立した集団の中で、両親は娘さんと不安を共有せざるをえなかったのだろう。

この二つの事例は、震災後一週間以内に救急患者として現われた人たちである。いずれも精神科の治療歴はなかったが、震災前からひじょうに精神衛生の悪い状態で生活を維持していた点は共通している。震災の衝撃によって、この微妙な生活のバランスが崩れ、それまで潜在していた問題があらわになったのだ。

もう一つ大切な共通点がある。震災直後の恐怖や不安が高まっている時期に、彼らはそれを分かち合うべき隣人と断絶していた。彼らは落ちつく先を求めて、漂流せざるをえなかったのである。

4……精神医学に事例のない〈心的外傷〉

阪神大震災は、耐えきれないような精神的ダメージを人々に与え、心に深い傷を残した。被災者は、さまざまな症状を体験した。ほとんどの人が眠れなくなり、物音や地面の揺れに敏感になった。気持ちは落ち込んでいるはずなのに、なぜか浮わついたように神経が高ぶった。震災後一週間ぐらいは、こういう症状が私の周囲でよく話題になった。

このような心の反応は、その人の精神力が弱いからではなく、人間としてごくあたりまえのことである。それは「異常な状況に対する正常な反応」である。

だが、苦痛な体験であればあるほど、反応も激しい。

たとえば、家屋が倒壊した私の知人は、壊れる前の自分の家をよく夢に見てうなされると言った。また、なにかに追いかけられているような怖い夢をよく見るという人もいた。災害の光景が頭にちらつく人もいた。友人の医師の勤める病院には、激しい反応を起こし錯乱状態になって入院した人もあったそうである。

このように、大震災のような破局的体験は、さまざまな反応を引き起こす。この症候群は、「心的外傷後ストレス障害（ＰＴＳＤ）」と呼ばれている。

諸外国での災害精神医学研究は、ほとんどＰＴＳＤを中心に研究されている。たいていの人は数週間から二～三か月で症状がおさまるが、なかには長引く人もある。最近は一か月以内に症状がなくなるものを、とくに「急性ストレス障害（ＡＳＤ）」と呼んでＰＴＳＤと区別するが、心的外傷に対する反応という点では両者は同じものである。

ＰＴＳＤが長期化するとアルコール依存症になったり、抑うつ症状が続いたりする。できるだけ早期に、適切な介入をすることが必要である。

阪神大震災が起こった後、マスコミはいちはやく被災者の心理的ケアの重要性を報じた。ＰＴＳＤという専門用語もすぐに紹介された。どちらかといえば、日ごろは日の当たらない場所で地道な仕事をしている精神科医や臨床心理の専門家は、マスコミの扱われ方に少々面喰らった。

マスコミの反応が早かったのはなぜだろうか。それは端的に、人々の感じたショックがあまりに大きかったせいであると私は思う。死者の数の多さだけではない。瓦礫となった倒壊家屋や、焼け野原の映像が、人々にショックを与えたのだろう。

たとえば、一月三十日から、ＪＲ東海道線の神戸駅以西が復旧した。列車から焼け野原となった長田区が見渡せる。乗客はその光景の悲惨さにことばを失い、満員電車は粛然とした空気に包まれる。被害の少ない姫路市から大学病院に診察を受けに来た女性は、私にその話をしながら涙をぽろぽろと流した。

テレビを見た人たちも、彼女と同じように衝撃を受け、心が揺さぶられたのだろう。

「被災した人のショックは、もっと大きかったにちがいない」。

そういう思いが、被災者の心のケアを押しすすめるべきだとする世論を形づくっていったのではないだろうか。

精神科医たちもそれに応えようとしていた。ボランティアの精神科医たち、臨床心理士たちが神戸に集まった。だが、実際のところ、なにをどうしたらいいのか、いったいなにができるのかを明確に示し、実行できる人は誰もいないのだった。皆、未経験のことに手探りで進まざるをえなかった。

被災者の多くが精神的ダメージを受けていることは疑いようがなかったけれども、そういう人たちがぞくぞくと病院の精神科を訪れてくれるわけではなかったのである。

病院で待っていてはだめだ。きっと避難所にＰＴＳＤの人がたくさんいるはずだ、と私は思った。そうして既に述べたように、ボランティアの精神科医とともに、大学病院から近い大規模な避難所であった湊川中学校を訪ねたのだった。

避難所の人たちと話していると、不眠や緊張感などの症状を語る人は大勢いた。それは大きな精神的ストレスを体験した人に共通の反応であった。そういう意味では被災者全員が、部分的にはＰＴＳＤの症状を示していたと言えるだろう。しかし、その中で厳密にＰＴＳＤという精神医学的な診断名をつけることのできる人がどれだけいたのだろうか。私には判断がつかなかった。もちろん避難所で立ち話をした内容だけで診断してはいけないのだが、それだけでなく、かつて私が診たことのあるＰＴＳＤの患者さんたちとは、どこか違っているようにも思ったのである。

私がかつて診たＰＴＳＤの人たちは、交通事故の被害に遭ったり、家族の事故死を目撃したことがきっかけになっていた。それは単一の精神的打撃に対する反応であった。また、心の傷になる体験を分かち合う人がいないことへの孤独感が強かった。

だが、この大震災は単純ではない。精神的ダメージは単一の地震の衝撃だけではなかった。火災や家屋の倒壊や災害死の目撃など、さまざまな衝撃が複合されていた。また、地震後も安全な場所でくつろぐことは許されず、プライバシーのない避難所生活が長期間続いていた。在宅の人も崩れかけた家でこわごわ暮らし、交通が寸断されて移動もままならず、水道やガスが止まって不自由な生活を強いられていた。

だが、被災者の数は桁外れだった。「自分一人がこうなったわけではない」という意味でなら、浅い次元かもしれないが、外傷体験が共有されていたといえるだろう。

いずれにせよ、死者、被災者の人数といい、被害を受けた地域の広さといい、こんな大規模な都市災害は、これまでの災害精神医学の事例にはなかった。ＰＴＳＤであっても、原因は単純ではない。私たちの体験しているのは、大規模な都市機能の崩壊に巻き込まれた〈心の傷つき〉なのである。

その意味で〈心のケア〉の問題は、たんに精神医療や精神保健の専門機関にのみ任された役割ではない。症状の重くなった人は病院を訪れるけれども、その背景には、病院にこそ来ないが、災害のストレスが心の傷になった人たちが何十万人もいる。心のケアは被災者全体に必要なのであり、そのためには被災者と接する業務を行なっているあらゆる機関が、心のケアについて自覚的であるべきだろう。

大げさだが、心のケアを最大限に拡張すれば、それは住民が尊重される社会を作ることになるのではないか。それは社会の「品格」にかかわる問題だと私は思った。復興の中では補償や財産やローンなど、難しい問題が続出するだろう。ただでさえ、もめやすい事柄である。そこに必ず不公平感が発生してくるだろう。納得のいかない結果に終わった人たちは、自分たちが尊重されていないと感じるにちがいない。

〈心のケア〉がたんなるかけ声で終わらないために、具体的な方法論が今後ますます必要とされるのである。

5……「PTSD」──Jさんの場合

被災者のほとんどが精神的ダメージを受け、PTSDの症状を部分的にも示していたと述べた。それでは、はっきりとPTSDという診断のつく人たちはどうだっただろうか。

一月末から、中井久夫教授の要請で、大学病院にボランティア精神科医が来てくれるようになった。三〜五日単位で交代しながら、その後もいつも誰かが継続して来てくれていた。私は彼らと避難所の訪問をはじめたが、当初の湊川中学校だけでなく、神戸市の兵庫区と中央区の一部にあるいくつかの避難所を巡回するようになった。

そのうちのある避難所にJさんはいた。Jさんは、一日中不安と緊張の状態が続いていた。少しでも余震があると地震の恐怖がよみがえった。食事はのどを通らず、人と話をする気にもなれず、夜は眠られなかった。相談を受けたボランティアの医師が、大学病院の私の外来にJさんを連れてきてくれたのである。

はじめて診察室に来たJさんは無表情で顔色が悪く、ふるえる小さな声でようやく質問に返事ができるような状態だった。抗不安薬、抗うつ薬、睡眠導入薬などを処方した。その後の診察で、少しずつJさんは「外傷体験」について語るようになった。

Jさんの住む地域は大規模な火災で焼け野原になった。そのようすはテレビなどでもさいさん報道された。火は彼女のマンションのすぐ近くまで迫ってきた。地震の衝撃でドアがなかなか開かず、脱出に苦労した。だが、外はもっと「地獄」だった。彼女は夫とともに、迫る火の中を逃げまどった。通り抜けようとした路地が倒壊した民家で塞がれていて、何度も引き返さなくてはならなかった。

路上には「助けて！　誰か助けて！」と叫ぶ人たちがいた。おそらくその人の家族が建物の下敷きになっていた――。

彼女は、そのときの光景を思い出して苦しんでいた。

「しかたなかったんです。私も逃げるのが精一杯だったんです。助けてあげられなかった。……それで自分を責めてしまうんです。今も耳元で〝助けて、助けて〟という声がするんです。……私も死んでしまえばよかった」。

「でも、誰にもこんな話はできないんです。あれはあの場にいた人にしかわかりません。ほんとに地獄でした。あれを知らない人には、話してもわかってもらえないと思うんです」。

そう言う彼女の頬を涙がつたった。

それからしばらくしてJさんは、二月十七日に神戸市が主催した慰霊祭に出席した。ところが、耳元で「助けて、助けて」という声が響いてしかたがなかった、という。「いつか、この〝声〟から解放されるんでしょうか。一生、こんな気持ちのままなんでしょうか」。

そんな状態なのに、慰霊祭の準備をしていた役所の人が談笑しているのを見ると、無性に腹が立った。不謹慎に思えて仕方がなかった。彼女はその最中もずっと「助けて」という声の記憶に悩まされ続けていたのである。

「こんなたいへんなことが起こったのに、あんなふうに気楽にしていていいのか。自分はもう気楽になることはできない」。

そういう思いでいっぱいだった。

Jさんは、避難所のボランティア学生にも、やりきれない思いを感じた。避難所には学生のボランティアが何人も来ていたが、彼らは期間が過ぎると交代して去っていった。最終日に彼らは、避難所の中で「打ち上げ」をするのだった。眠れない夜を過ごしているときに、若いボランティアの騒ぐ声が夜中まで聞こえてきた。彼女は意を決して抗議に行った。リーダー格の学生は謝ってくれたが、なにか抗議した自分の方が白い目で見られているように思い、悔しくて仕方がなかった。

避難所の用事の手伝いをしているときや夫と話しているときは気が紛れるが、一人になると「助けて」という声が耳について苦しくなった。夜が眠りにくく、うとうとすると恐怖の光景がよみがえって、声を上げて目を覚ます、ということが毎晩のようにくりかえされた。彼女はその都度、余震の心配をして夫を起こした。夫は優しい人であるが、「ぼくも同じ体験をしているのに、なぜおまえだけいつまでもそんなこと言うてるんや」と怒ってしまうこともあった。

私がJさんに処方した精神安定剤はたしかに彼女の睡眠をいくぶん改善し、気持ちを少しは落ちつかせた。だが、それでは十分ではなかった。

それでは、Jさんに対していったいどういう専門的援助ができるだろうか。彼女に有益なアドバイスがあるだろうか。

この場合、私はただ傾聴するほかはない、と思う。しっかりしろ、気にするな、気持ちを明るくもて、運動はどうだ、などのアドバイスは彼女には届かないだろう。私は、ひたすら彼女の話の邪魔をせずに、批判や注釈を加えずに聞いた。

もっともJさんは、初診のときからすらすらと自分の気持ちを語ったわけではなかった。自分の苦しみの輪郭を語ることができたのは、やっと何度目かの診察のときであった。

一般に、心の傷になることはすぐには語らない。誰しも自分の心の傷を、無神経な人にいじくられたくはない。心の傷にまつわる話題は、安全な環境で安全な相手にだけ、少しずつ語られるのである。

被災者の心のケアを行なうさいには、この「安全な環境」「安全な相手」「時間をかけること」がとても大切だ。たとえば、隣の話し声が聞こえたりせずリラックスして話せる部屋を用意すること、家族水入らずの機会を設けること、また、継続して同じ人が相談を受ける体制を作ることなどの準備が必要だろう。だが、それは避難所においてはなかなか困難なことであった。

「同じ体験をした人でないとわからない」という彼女の気持ちは、まさにその通りである。同じ被災地にいても私は同じ体験をしていない。わかりますよ、と言ったとたんに、私の姿勢そのものが嘘になってしまう。

だが、彼女は助けを拒絶しているわけではなかった。誰にも理解できるはずがないと思いながら、それにもかかわらず理解してほしいとも思っていた。「わかりっこないけど、わかってほしい」のであった。

この相反する気持ちの葛藤を、彼女はどのようにして受容していったのだろうか。Ｊさんの回復については、後でもう一度触れることにしよう。

四、精神科ボランティアの活動

1……ボランティア医師たち

神戸大学病院精神科には、最終的には、のべにすると八〇名を超すボランティア医師が来てくれた。全員ＮＧＯであった。精神科病棟「清明寮」は九四年に改築したばかりで、一階は患者さんの居住空間で、二階にカンファレンス室、作業療法室、面接室などが配置されていた。この二階が簡易の宿泊所になった。被災した職員、研修医、ボランティアの医師は、そこここに毛布を敷いたり、寝袋を使ったりして夜を過ごした。宿泊者の数は、もっとも多いときで二〇名を超えていたのではないだろうか。

二月半ばころまで、外食できるところは極端に少なかったので、病棟の二階でご飯を炊き、料理を作った。ボランティアの中には料理の腕が玄人はだしの人もいた。とくに九州からのボランティアが多かったので、もつ鍋や辛子明太子がよく食卓に上った。料理をつつきながら、ボランティアの医師たちとよもやま話をした。それはとても楽しかったのだが、また同時にイライラと足踏みをするような思いを私は抱いた。それはボランティアの医師たちと談笑する自分と、被災地の現状との落差があまりに大きかったからだと、今は思う。

ボランティア医師たちの調整役はなりゆきで私がすることになったのだが、一か月もたたぬうちにへとへとになってきた。食あたりならぬ〃人あたり〃をしはじめたのだった。だんだんと顔も名前もわからなくなり、業務の説明が苦痛になってきた。

ある時、私の不手際で、ボランティア医師の数が多すぎて収拾がつかなくなるという事態が起きた。ボランティア同士のコミュニケーションが悪くなり、狭い避難所の控え室（保健室を使わせていただいていた）はボランティアであふれかえった。私はさまざまな大学病院精神科からの申し出を断って、最終的には、九州大学、久留米大学、長崎大学の三大学に限らせていただくことにした。九州大学の松尾正さん、久留米大学の白尾一正さん、長崎大学の宮原明夫さんは緻密なスケジュールをたてて、ボランティア派遣をしてくださった。

ボランティアの医師たちが行なった活動は二つである。それは避難所での精神科的ケアと病院での被災したナースとの面接であった。その活動について述べたいと思う。

2……「避難所」での精神的ケア

私たちは、避難所となっていた湊川中学校を毎日訪問して、精神科救護活動を行なった。当初は青木病院（東京）の星野弘医師、墨東病院の加藤寛医師、長崎大学精神科の宮原明夫医師、名古屋大学精神科の藤城聡医師によってはじまった。最終的には、久留米大学精神科と長崎大学精神科が、のべにするとほとんどの医師を派遣してくれた。もともと両大学は交流があるらしく、連携はひじょうによかった。

前にも述べたように、ここには神戸市西市民病院から派遣されてきた看護婦さんたちがいた。西市民病院は全壊したために、職場を失った看護婦さんたちが、神戸市内の各避難所に配属されたのである。湊川中学校に来ていた看護婦さんたちは大半が家をなくしていた。まさに被災者が被災者を看ていたのである。

ボランティア医師たちは数日単位で交代したが、彼女らは一貫して救護活動を支えてくれた。彼女たちがいなかったら、救護活動は避難所の人たちに受け入れられることはなかっただろう。

この避難所では、相談に来た人や一度診察を受けた人のケースカードが、看護婦さんたちによってきちんと作られていた。医師たちはそれを見ながら、まるで避難所が一個の病院であるかのように回診できるシステムができていた。保健室はあたかもナースステーションであった。二月中旬のころで、湊川中学校でフォローアップしている人は三〇件あった。

そのうちに湊川中学校を中心にして、周辺の避難所を巡回し、精神科的な相談を受けるようになった。鵯越《ひよどりごえ》小学校、東山小学校、兵庫中学校、大開小学校、会下山《えげやま》小学校、平野小学校、荒田小学校、水木小学校などである。その結果を、一日の終わりに兵庫保健所の精神保健福祉相談員に報告した。また保健所に往診依頼があれば、湊川中学校に待機する医師が行くこともあった。

一方、九州大学精神科からのボランティアも、二月はじめごろから中央区の西端にある楠中学校、湊川多聞小学校、摩耶高校、神戸市立盲学校、湊小学校を巡回しはじめた。いずれも一〇〇～二〇〇人規模の避難所であった。ボランティアチームが継続してフォローしたのは、二〇ケースほどだった。

ボランティア医師たちの残した日誌から少し引用してみよう。精神科救護活動の内容がわかっていただけることと思う。

［久留米大学・長崎大学のチームの日誌より］

○○氏（男性）　朝から飲酒。酩酊状態。夕より嘔吐が続く。急性アルコール中毒。連続飲酒発作。とりあえず内科的な問題も出現する可能性があるため、三日前まで脳梗塞で入院していたY病院へ入院としました。二週間後に自宅のマンションに帰れる予定。

○○さん（女性）　入所時より奇行が目立っている人。分裂病の疑い。隣のお婆ちゃんが咳をしたら叩いたりする。寝前だけでも向精神薬を飲ませる方針で。夫は帰ってきていない。

○○氏（男性、七十歳）　一人暮らし。うつ状態。やや改善しているが時にカーッと来る。

○○さん（女性、四十歳くらい）　躁状態。配給のパンを「持っていっていいんでしょ」と言い、大量に持っていったり、タンバリンを持ってゴーグルをつけ、公園でパフォーマンスする等、多動、多弁。夫に連絡を取り精神科受診を勧めるように助言。

［九州大学のチームの日誌より］

○○さん（女性）　地震後四～五日して現在の避難所へ来た。そのころより立ちくらみ、浮動感、夜間不眠（中途覚醒）が見られるようになった。本人によれば、最初の避難所はとても狭くスペースは今の四分の一ほどで、そこで息子のうち一人が高熱を出し、一人が喘息で入院するなど、精神的に疲れが出ていたとのこと。一～二週前より睡眠薬を服用している。

○○さん（女性、二十四歳）　生気なく表情乏しく、抑うつ的。思考抑制も軽くありそう。一応会社に出勤しているもののエネルギーの低さが印象的。一人暮らししていたがアパートが潰れる。実家は四国。一度帰った方がベターか。服薬を勧めてみるがやんわりと拒否される。

○○さん（女性、六十歳）　ときどき廊下で寝て、失禁したりする。凍死しては困ると教頭先生より診察依頼があった。「焼酎を五合くらい飲み続けていた。アルコール依存症で入院したこともある。三年前にやめて今は飲んでいない」と語る。飲酒については否定する。

○○さん（女性、四十七歳）　周囲から見られているなどの被害念慮。不眠。話をしていると次第にまとまりがなくなり、えんえんと話し続ける。表情は仮面様。睡眠薬が処方されているが、病的な印象が強く、心配。精神科受診の意思を確認し、連絡してもらうことにした。

このように、避難所内での相談や問題はずいぶん多彩であった。ボランティア医師は数日で交代するため、応急の対処を行なったが、継続的な診療を必要とする人たちを、できるかぎり地元の医療機関につないでくれた。なかには大学病院の私の外来に紹介されてきた人もあるし、私自身がボランティア医師と一緒に避難所に往診したケースもあった。

避難所内でまず問題になったのは、朝から飲酒して生活のリズムを崩している人たちだった。治療を受けていないアルコール症者が多いようだったが、なかには数年間断酒していたにもかかわらず、震災後のストレスによって再飲酒しはじめた人もいた。

また、印象的であったのは、地域にひっそりと住む精神病の患者さんたちが結構いたことである。それは避難所で奇妙な言動によって注目される人たちだった。会って話をしてみると、その人たちは明らかに震災以前から精神の病にかかっていたようだった。

その中には、今まで治療を受けたことのない人たちもいた。彼らは行動に奇妙さを残しながらも、家族のサポートによって地域社会の中では生きていくことができたのだった。こういう人たちの存在は、私を敬虔な気持ちにする。精神病を「医学」によって治療しつくそうという考えは、つくづく傲慢であると感じるのである。

そういう「世に棲む患者」（中井久夫）が地域社会から投げ出され、避難所で適応できずにいる姿を見るのは痛ましかった。地震さえなければ、彼らは自分の世界を持ちながら、社会と折り合いをつけて暮らし続けることができたのに……。

ある初老の女性は、独特の生活パターンを貫いて同室者とトラブルを起こしていた。彼女も避難所に適応できずに苦労していたのである。だが、夏ごろになって繁華街で、私はふと彼女を見かけた。彼女は少々風変わりな服装であったが、年老いた夫と手をつないでにこにこしながら歩いていた。私はその笑顔がとても嬉しかった。

3……〝災害対策本部〟となった「精神保健福祉センター」

私たちの活動はすべて手探りであった。なにかをモデルにしたわけではなく、その時その場で考えたことを、できる範囲で実践したにすぎなかった。地震後、被災地では〝ヨコの情報〟が伝わりにくく、他の地区の状況がどうなのか、精神科ボランティアチームがどのような活動をしていたのか、よくわからなかった。だが、後から知った限りでは、避難所での精神科救護活動は、どこもだいたい似たようなものだった。

一般には各保健所が拠点となって、自治体から派遣された精神科医を各避難所に振り分けていた。定期的に巡回して、希望があれば診察するという形が多かったが、大規模な避難所に常駐する医療班に精神科医が加わったケースもあった。各保健所の中にも「精神科救護所」が置かれ、相談者の診療を行なった。

私たちのボランティアチームは情報を求めて、しばしば「県立精神保健福祉センター」を訪れた。センターには、前年まで神戸で勤務していた小川恵医師（東京・青木病院）が麻生克郎医師をＮＧＯとしてサポートしていた。二人は被災地全体の情報を集め、一月三十日から「兵庫県精神保健福祉センターニュース」を発行し続けた。ニュースは、はじめファックスで関連機関に送付され、後にはニフティサーブ、ＰＣｖａｎなどの商用パソコンネットにもアップロードされた（このニュースは、日本精神神経学会「阪神・淡路大震災における支援活動資料集—こころのケアをめざして」、「精神神経学雑誌」第97巻号外に採録されている）。

センターには、私たちと同様、被災地内外の多くの人が訪れた。その中から自然発生的に、地元の精神科医療関係者の集まる会が開かれるようになった。兵庫県、神戸市の行政職の人たち、保健所の精神科ソーシャルワーカー、兵庫県精神病院協会の病院長たち、その他精神科勤務医など、キャリアや職種を越えた実務レベルの会合だった。会では、患者さんの担送や入院受け入れ病院のシステムなどが決められていった。平時ではありえない集まりだった。

その会で、被災地での精神科救急対応のシステムが問題となった。避難所での救護活動は積極的に問題を掘り起こすのではなく、生じた問題にその都度対処していくという方針であり、おおむね淡々としたものであったが、時には緊迫した状況もあったのである。

九州大学の佐伯祐一医師は、そういう緊急の状況をこう記している。

避難所にかけつけると、中年男性が避難所の診察室で大声を出して息巻いていました。明らかに躁状態にあったので、説得してなんとか救急車に乗せることには成功しました。すると、「それではお願いします」という避難所の医師からのひと言で、その後のことを全部こちらに任されてしまいました。それまでの経緯や地元の地理、そして医療機関にも詳しい人が誰か同伴してくれるだろう、と私は当然のように考えていたのですが、その避難所の医師もボランティアで来た東京の人で、また避難所には人数的にも同伴させる余裕など到底なかったのです。私たちとは事情の違う最前線の避難所ではこうなんだ、と痛感させられました。（ちなみに、救急車の運転手は、渋滞する道路をサイレンを勇ましく鳴らしながら、車と車の間を紙一重のタイミングですり抜けていくので、相当腕のあるベテランなのだなぁと思っていたら、後で聞いてみると救急車を運転したのは今日が生まれて初めてだ、とのことでした。）

（佐伯祐一「阪神大震災に関わって」、「福岡行動医学雑誌」第三巻第二号、一九九五）

このような状況に対応するため、二月十二日より夜間対応のシステムがはじまった。避難所の管理者や医療チームが精神科の夜間診療を必要とした場合、まず精神保健福祉センターに連絡する。センターにはボランティアでソーシャルワーカーが待機しており、緊急性を判断する。緊急の場合は、ボランティアの精神科医と看護婦のチームが往診に行く。

このようなシステムは世界でも前代未聞の試みであった。県外からの多くの支援医師たちの助けがなかったら、とうてい実現は不可能であったろう。このシステムは四月三十日まで続けられた。合計七九件の依頼があり、夜間往診は二六件行なわれた。

そして精神保健福祉センターの震災救護活動における役割は、救急システムの終了とともにうすれていったのである。

このように精神保健福祉センターは精神科災害医療の中枢であったのだが、それはひとえに麻生克郎医師が、日ごろから地域の保健所の精神科ソーシャルワーカーと良好な交流をもっていたからである。見知らぬ人たちであるボランティアが多数行き交う被災地では、地元のスタッフ間の信頼関係がとりわけ重要であることを、私は痛切に感じた。そういう意味では、新たな緊急体制に見えても、内実は旧知の草の根ネットワークが機能していたのである。

4……被災したナースへの〈心のケア〉

中井教授が真っ先にボランティア医師に依頼した仕事は、大学病院のナース（看護婦）たちのケアだった。大学病院にいる四六五名の看護婦のうち、全壊・全焼が三〇名、半壊・半焼が四三名という大変な被害にあっていた。彼女ら被災ナースに対して、九州大学の精神科医がカウンセリングをはじめた。これは新道幸恵看護部長（当時）の要請でもあった。

震災後、心身の不調に関してどんなことでもボランティアの精神科医が相談にのります、プライバシーは厳重に保護します、と各病棟に広報した。いつでも相談を受けられるように、病棟には九州大学の医師が交代で二十四時間常駐した。

プライバシーを守るため、私は面接にあたったボランティア医師と事例の話はしなかった。大学病院の精神科スタッフは、被災ナースたちと同じ病院に勤める同僚である。病院内のスタッフが話を聞くと、後から病院内で顔を合わせて気まずい思いをされるかもしれない。九州大学のボランティア医師に面接をお願いしたのは、被災ナースが気がねなく相談できるようにという配慮もあった。だから、私は相談の内容については聞いていないのである。しかし、その雰囲気を横尾博志医師は次のように伝えている。

なぜかみな、被災当時、勤務中の人ばかりであった。訪室して来ると「地震とは関係ないと思うんですけど」と切り出し、原因のよく判らない体調の悪さや不眠から、職場での対人関係の悩みまで相談された。すでに勤務も平常に戻り、明るく健康的で元気なのであるが、かえってそれが少しそぐわない気もした。（……）地震の話に触れていくと、はっと気がついたように表情を変えて「恐かったですよ！」と言われる。（……）そんな中にも痛手の大きな人が訪れてくる。つらそうなのだが、話は淡々として、手ごたえや、とっかかりというものが感じられない。地震の話題になっても全くひとごとのようになってしまう。眠れない、地震の夢、物音が気になるという典型的なＰＴＳＤなのだが、話を続けても私にはどうすることもできなかった。

（横尾博志「清明寮で」、「福岡行動医学雑誌」第三巻第二号、一九九五）

一月二十七日から三月末まで窓口は開かれていたが、件数は一五件と少なかった。だが、カウンセリングを必要とする人が少なかったわけではない。かなり動揺し気持ちの落ち込んでいる人がいることは、それとなく私の耳にも入っていた。

件数が少ない一番の理由は、傷ついたこと、つらいこと、苦しいことを、「解離」「否認」しようとする心の働きによるものであろう。横尾医師が感じた「手ごたえのなさ」「ひとごとのような話しぶり」は、私も避難所で話した人たちに感じていた。

衝撃的な体験をこうむった人は、しばしばその体験の実感を失ってしまうものである。ひどい場合には記憶を失うことすらある。これは、衝撃から自分を守ろうとする無意識の心の働きである。精神医学では、この反応を「解離」と呼ぶ。一方、「否認」という防衛機制もある。これは、「解離」と違ってその人が自分の体験を認めたくないことを、ある程度意識している。衝撃的な体験を思い出したくないあまり、「あれは自分にとって、大したことではなかったのだ」と自分に言い聞かせるのである。また「否認」は他からの援助を拒むというかたちで表現されることもある。「自分の問題ですからほっといてください」という気持ちである。避難所で私たちに声をかけられるのを嫌う人たちがいたが、それも「否認」によるものであろう。

だが、救援活動をする人たちにも「否認」は強かった。被災ナースたちは、病院での看護という被災者援助の最前線にいた。彼女らは強い責任感のあまり、自分の傷つきを感じるゆとりがなかっただろう。簡単に言えば、気が張っている状態だったのである。これは災害救援にあたった消防・自衛隊など、他職種の人たちも同様だっただろう。

被災者にとっては、「解離」も「否認」も、異常な事態に対する正常な反応である。その防衛機制が緩んで、自らの傷つきに直面したときにはじめて、自発的に専門家の援助を求める人も出てくるだろう。その意味で、被災ナース面接の試みは、いささか時期尚早だったのかもしれない。だが、早い時期に震災のストレスに注意を促し、援助の体制を準備することの予防的効果はあったのではないかと思う。

5……巡回レクチャーでの出来事

三月にはいると、被災ナースたちの相談がほとんどない状態となり、面接にあたる医師たちは手持ちぶさたな状況になった。そこで私と同僚の精神科医および九州大学の医師は分担して、大学病院に一八あるナース・ステーションにおもむき、ナースたちに巡回レクチャーをはじめた。これは「被災ナース面接相談」のＰＲも兼ねていた。

私たちが話したのは、震災や避難・疎開生活のストレスによる心身の変化についてである。夜眠れなくなる、地震の揺れを錯覚する、気持ちが落ち込んで人とうまく応対できない、などの変化について説明し、それがごく一般的な正常の反応であることを強調した。

各病棟の小さなカンファレンス室に一五、六人のナースが集まった。その詰所によって雰囲気はずいぶん違った。なごやかで冗談が飛び出すときもあったが、はじめから張り詰めた空気の感じられるときもあった。

私は淡々と、しかし言葉を選んで、被災という外傷体験によって心と身体にどういう変化がおきるか、喪失体験はうつ状態を経過しながらどのように受容されていくのか、被災体験で傷ついている人にどういうことをしてはいけないのか、話していった。

ＰＴＳＤの症状を説明している途中で、数人がすすり泣きはじめた。おそらく被災の激しかったナースであろう。どの部分が彼女らの涙を誘発したのか、私にははっきりとはわからない。診療室で患者さんが泣き出すことはよくあるが、それは一対一である。数人の人がすすり泣く場面に遭遇したのははじめてだった。私ははっと息をのんで話を続けた。

とつぜん、私のすぐ右側に座っていた若い看護婦さんが立ち上がり、うつむいたまま席を立って出ていってしまった。

私は話を中断する。私もいたたまれない気持ちになった。

私の左側にいる、おそらくは副婦長さんが目をうるませて私に問う。

「家が全壊した同僚に、どう話しかけたらいいのかわからないんです」。

彼女は比較的被害が少なかった。もうしわけなくて、被災した同僚にうまく声がかけられないという。言いながら彼女は泣きだしてしまう。答える私の声も上ずっている。

また別のナースが問う。

「被災した患者さんを慰めようとして、〝あなたになにがわかるの〟と言われました……」。

私には「こうしなさい」「こうすべきです」ということは言えない。ただそういう感情が自然なものであり、それに罪悪感を感じる必要はないこと、押さえつけてばかりではなく、機会があれば感情を表現した方がよいことを、たどたどしく伝えるばかりである。

三十分ほどの話を終えた後、私は自問した。

「私は、いたずらに心の傷を刺激しただけなのだろうか……」。

いや、そうではないだろう。あの涙は、おそらく職場でお互いがはじめて見せ合った涙である。誰もがそこにあることがわかっていながら、誰も触れることのできなかった心の傷である。レクチャーがきっかけとなって感情を表現し、それを共有することができたのだと思う。ただ、一回きりのレクチャーでは、その共有体験を深めていくことまではできなかったのであるが。

米国の災害救援活動の専門家は、このようなグループ療法（「デブリーフィング」という）をよく行なっていると聞いたのは、それからずいぶん後のことであった。

6……精神科救護活動の終わり

三月が近づくにつれて、避難所の精神科救護活動も、次第に落ち着きを見せはじめた。緊急のケースも少なくなっていた。私は、ボランティアによって行なってきた活動を、三月末ですべて終了することにした。九州大学も久留米大学も「もういいんですか？　まだ少しなら来れる人もいますよ」と言ってくれたのだが。

もっとも、避難所の人たちに精神的なケアの必要性がなくなったわけではなかった。二月二十四日の時点で、避難所の住民はまだ一七万人以上いた。

ただ住民は、診療業務を再開し機能が復旧してきた地元の病院や開業医などを訪れるようになってきていた。救援活動、救護活動はやはり緊急対応のものでしかなく、複雑で継続的な問題には対処することができなかった。身体疾患においても事情は同じであり、救援のため派遣された医療班は次々に撤収しはじめていた。救護活動はその役割を終えつつあったのだ。

ただ、ボランティア医師たちは、本来の目的である救援活動以外にも、私たちを支えてくれていた。料理を作り、話し相手になってくれ、そこにいることで私たちを安心させてくれた。だが、いつまでも甘えているわけにもいかなかった。

三月以降は規模を縮小し、九州大学から一名、久留米大学から一名の医師を交代で派遣してもらうことになった。一時は合宿所のようだった病棟の二階も、ひっそりと静まりかえっていた。鉄道の復旧につれて、神戸大学病院の精神科医師たちも普通に通勤ができるようになり、当直でもないのに泊まる人はほとんどいなくなっていた。

徐々に病院での日常業務が忙しさを増してきたため、私も避難所を訪問する時間がとれなくなってきていた。湊川中学校に派遣されていた西市民病院の看護婦さんたちも、三月末で避難所勤務が終わり、それぞれ別の市民病院に配属されることが決まっていた。家と職場を失った彼女らは、将来への不安を隠さなかった。

三月三十一日が、避難所救護活動の最終日になった。最終日を記念して病棟の二階で鍋を囲んだ。避難所の看護婦さんが四人、久留米大学の岡幸一郎さん、九州大学の横田謙治郎さん、そして神戸大学の精神科スタッフ数名がそこにいた。病棟で鍋をするのは久しぶりだった。鍋は横田さんが作ってくださった。

とくに最終日らしい話題が出たわけではなく、また明日も避難所で会うかのようだった。避難所での仕事は終わっても、被災地の現状はまだまだ復旧にほど遠いことを、そこにいた全員がよく知っていた。湊川中学校にも、お年寄りを中心としてまだ三〇〇人の人が避難していた。

看護婦さんたちは、他の避難所と比べて湊川中学校はとても忙しかった、と言った。他の避難所で働く同僚に、「なんでそんなに忙しいの」と聞かれたそうだ。

理由の一つは、私たちの精神科救護活動をずいぶんと手伝っていただいた、いやむしろ、彼女らを救護活動の主役にしてしまったことだった。彼女たちがいなかったら、数日で交代する精神科医たちはなにもできなかっただろう。右も左もわからず空回りしたことだろう。

「忙しくさせて、すいませんでしたね」、私は言った。

「でも、せんせいらがいてくれてよかった。ずいぶん気が紛れたし、安心していろいろできたと思う。ありがとう」、ナースのNさんはそう答えてくれた。

私はそれを聞いて、はじめて報われた気がした。自分のしたことが邪魔にはならなかったことに、ほっとした。避難所での活動に、じつを言うと、私はぜんぜん達成感をもつことができなかった。救援にかけつけて来てくださったボランティア医師たちには申し訳ないのだが、「これが何かの役に立っているのだろうか」という気持ちをずっとぬぐえなかった。最後の日になって、Nさんのことばを聞いてはじめて安心し、自分がひどい無力感にとらわれ続けていたことに気がついたのである。

夜が更けて、岡さんも横田さんも九州へ帰って行った。看護婦さんたちもそれぞれ帰って行った。「また機会があったらお会いしましょう」、互いにそう言ったが、もう会う機会はないかもしれない、とも思った。

みんなが帰った後、しばらく私は放心していた。やっと一つ終わった、だが、明日からはもう誰も来ないのだ、私は自分に言い聞かせた。

翌日、誰もいなくなった部屋はとても広く感じられた。〝祭りの後〟のようにしらじらとして、気が抜けた感じがした。取り残されたような気分もあった。

神戸大学病院精神科の、そして私の救護活動はこうして終わった。

第Ⅱ部 震災が残した心の傷跡

1995年4月～96年1月

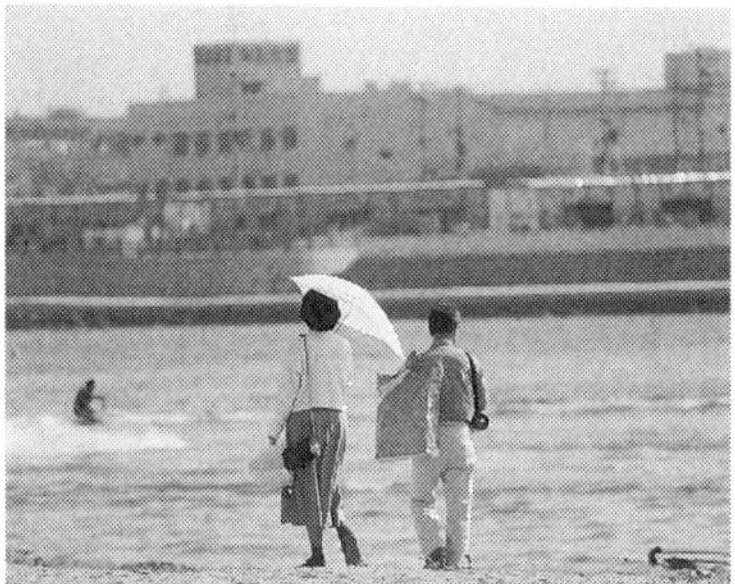

一、ＰＴＳＤからの回復

1……その後のＪさん

震災のショックで不安と緊張が高まり、口もきけなくなったＰＴＳＤ（心的外傷後ストレス障害）の、前述のＪさんは、その後も避難所から病院に通院してきていた。食欲もなく、冷たいお握りを見ただけで身震いした。ボランティアや他の被災者の笑い声を聞くと、不謹慎な気がして、無性に腹が立った。夜になると、とくにいろいろな光景が頭に浮かび、ほとんど熟睡できなかった。毎晩のように悪夢を見て、夜中に大声で叫んだ。状態はあまり改善せず、つのる不安と緊張を精神安定剤でやっと抑えていた。診察室で会うＪさんは、涙ぐみながらも必死で微笑もうとしているようだった。

私の勧めもあって、Ｊさんは、被災地から少し離れた娘さん夫婦の家で、何日か寝泊まりした。娘さんの家では割合によく眠れ、少しくつろぐこともできた。だが、そこでずっと世話になることもできず、避難所に帰ると元のような緊張状態に戻ってしまった。

そのうちにJさんのマンションのガスや電気が復旧し、少しずつ住民が帰ってくるようになった。だが、彼女は怖くて戻ることができなかった。何回か見に行ったが、余震でもないのに建物が揺れているような気がした。脱出に苦労した七階に住むのも怖かった。

「同じ体験をしているのに、主人はなんで怖くないんでしょう」。

そう言ってJさんは不思議がった。

ところが四月になったある日、診察室に現われたJさんを見て、私は「あれっ」と思った。彼女は少しおしゃれをしていた。それまではジャージに運動靴、それにリュックサックといった、いわゆる〝被災地ルック〟だったのである。

「避難所から、家に帰ったんです」。

どうしても半壊のマンションに帰りたくないというJさんのために、夫は家探しをはじめた。二人は運よく、気に入ったマンションを隣市に見つけることができた。入居できるのはまだ二か月も先のことであったが、このことをきっかけに彼女は、引っ越しまでは元のマンションで我慢しようという気持ちになった。夫婦は三か月近くを過ごした避難所を後にした。

おしゃれをしたJさんを見て、家に帰って落ち着いたのかな、と最初に私は思った。だが、あいかわらず表情は暗く、声も沈んでいた。

「やっぱり家が怖いんです。壁が崩れているし、壊れたドアがガタガタいうし。なにか物音がするとビクッとします。どの部屋の電気も一晩中付けっぱなしです。いつでも出られるように服のまま寝ています。部屋を閉めきるのが怖いので、おふろやトイレのドアもちゃんと閉めないんです。一人でいるのが怖いから、昼間は外に出るようにしていますけど、お店もなくなってしまって行くところがないでしょ。それにあちこちが焼け跡や瓦礫ばかりで気分が晴れないんです。どこにも居場所がなくて、あっちこっちうろうろしていると悲しくなって……」。

涙ながらに話すJさんのようすを見て、やはり本格的に転居するまでは苦痛が続くのだろうかと私は思った。

だが、その後少しずつJさんは笑顔を取り戻していったのである。きっかけは小さなことだった。あるとき、Jさんは夫とともに家からかなり離れた海岸に行ってみた。大海原と浜風と波の音。人は少なく、空は広かった。

「砂浜にいると安心できるんです。ここで地震にあっても、倒れてくるものはなんにもないでしょう」。Jさんはそう言った。そして久しぶりにすがすがしい気分を味わった。

それからJさんは、しょっちゅう夫婦で海岸を散歩するようになった。まだ一人でそこに行くことはできなかったのである。夫もこの散歩を楽しみにしていたようだった。きっとJさんからは平気に見えた夫も、かなり疲れていたのだろう。

また、ときどきもといた避難所を訪れ、そこで親しくなった人と外に昼食を食べに行ったりすることも楽しみの一つになった。「一緒に暮らしたから、身内みたいな気がするんです」とJさんは言った。避難所にはお弁当が配給されていたが、冷たいものばかりだった。ときどきのボランティアの温かい炊き出しを、避難所の人たちは本当に楽しみにしていたのである。

こうして、Jさんは、その心の傷を乗り越えようとしながら、何週間も先の引っ越しをひたすら心待ちにしていた。

Jさんの声は明るくなってきていた。だが、彼女はけっしてつらい被災体験を忘れてはいなかった。それはまだすぐ手の届くところにあった。半壊のマンションに戻れば、やはり敏感になって眠れなかった。

その後、予定通りJさんは無事に転居し、私の外来にも来なくなった。彼女のＰＴＳＤは癒されたのだった。

Jさんを癒したものはなんだろうか。Jさんは家族にいたわられ、避難所の人たちと苦楽を分かち合い、新しい家を見つけ、やすらぎを与えてくれる自然と出会った。このようなことのひとつひとつが、Jさんを回復させていったのだろう。

それぞれはほんの小さなことである。「治療」や「ケア」ということばでは語れないものである。だが、このような小さな契機こそが回復には大切なのである。

2……無力感に苛まれる消防隊員

阪神大震災の後、さまざまな手記が公刊された。そのどれもが壮絶な体験を記録している。なかでも、神戸市消防局の広報誌に特集された消防士さんの手記は衝撃的であった。今でも私は、読むたびに胸のつまる思いがする（「特集・平成7年1月17日午前5時46分――その時、消防職員の胸に去来したものは」、「雪」三月号、神戸市防災安全公社発行。後に『阪神大震災　消防隊員死闘の記』労働旬報社として単行本化された）。

この赤裸々な記録は、災害による心的外傷がいかなるものかを、端的に教えてくれる貴重な資料でもある。

一般に、死を目撃することはひじょうに衝撃的な体験である。とくに子どもの死を目撃することは耐えがたいことである。これは救助にあたった隊員たちにとっても例外ではない。死の目撃という体験の重みが、この手記には数多く描かれている。

三歳くらいの女の子を救急車で病院に運んだものの結局助からなかった、という現場に立ち会った救急隊員は、こう記している。

「私が殺した」

と、母親が号泣。

「くそー、くそー」

と、父親が叫ぶ。私にも子どもがいる。どうしてもだぶらせて考えてしまう。目頭が熱くなる。このような悲しい場面の連続で、「夢ではないか、夢であってほしい」と願う。

時間がたつにつれ死者が増える。二時間もすると病院のフロアは足の踏み場もないくらい、けが人で埋め尽くされている。人々の目は怯えている。（……）この約三時間、あまりにも多くの死、別れ、悲しみ、涙、後悔、絶望、そしてあてはまる所のない怒りを目のあたりにした。この現実離れした事実を受け入れるにはあまりにも短い時間だった。私の中には長くつらい時間が残るだろう。

帰署途中、少し放心状態でつけたラジオの放送は、現実から大きく離れており、一層気分が滅入った。「神戸の方面で大きな地震があり、死者百人程度出ている模様」という。

「何いってんねん。もうその半分は見てきたわ」

と、心の中で叫んだ。

また、生き埋めの救出に行った際に、知り合いの死に直面した人もいる。

Fさん（知人）が出されるまでは短い時間ではあったが、私にはとてつもなく長い時間に感じられ、その〝姿〟が現れた時には、失望のあまり涙どころか声すらも出なかった。（……）やっとの思いで自分を取り戻し、つぎの現場へと向かった。それから（……）六〇歳くらいの男女二名、同じく六〇歳くらいの男性一名を救出したが、いずれも死亡していた。（……）署に帰った時には、身も心も疲れ果て、一月一七日、その長い一日はすでに終わっていた。

地震当日でなくとも、その衝撃は少しも減じることはない。一月二十一日に生き埋めの救出に向かった隊員は次のように述べている。

そのとき、我々が見たものは、冷たく変わり果てた大人と子どもの遺体だった。二人は見るからに重そうな鉄骨の下で、大きな体が小さな体を庇うように横たわっていた。なんとも酷い最期に、各隊員は交わす言葉もなく、瓦礫の撤去作業を進めた。重苦しい空気のなかで作業はつづいた。

さらに二人の方も遺体で発見された。一緒に眠っていたのか、同じ布団のなかで母親が子どもを庇うようにして亡くなっていた。

指令を受けたときから予想できたこととはいえ、実際に現場に立ち会ったときの気持ちは言い表すことができない。瓦礫を取り除くためのエンジンカッターや重機の爆音が無情に響いた。

一人また一人と、収容された遺体が家族に引き渡され、最期の一人となった八歳の子どもが収容されたとき、祖父らしい男性の目から堪えていた涙が一気にあふれ出ていた。

（……）救出時間八時間。辛い一日だった。

救援者である彼らは、残された家族に強く感情移入し、自分たちもその悲しみや怒りを感じとり傷つくのである。災害精神医学者のラファエルによれば、このような「接死体験」は「ストレス反応の発生に大きく関与し、悪夢、不安感、睡眠障害、そして若干の抑鬱的傾向」をもたらすという。つまり、ＰＴＳＤの発症が心配されるくらい大きなストレスなのである。

印象的なのは、隊員の多くが、災害救援についてひどい〝無力感〟を味わったことである。

今まで、どのような災害に出会っても、仲間とともに救出、救助、消火活動をし、この仕事に誇りを持っていた。が、今回は違った。助けを求めてきている人々に応えることのできない自分の力のなさを嘆き、自然の恐ろしさに驚異を感じた。

「ほんまに消えるんやろか……」あまりにも消防が無力に思えた。

病院収容後、人命を救助したという充実感はまったくなく、すでに失われたであろう尊い命の数や救助を待ち焦がれている大勢の人びとのことを思うと、自分の無力さを思い知らされるとともに、今までの大規模災害にたいする認識の甘さを痛感した。

ラファエルはさらに、救援者の役割上のストレスとしていくつかの要因を列挙している——自分が適切な措置がとれないこと、通信連絡の支障、資材や器具の不備、目的地へ到達できないこと、人手不足、官僚主義からくる諸問題。これらのすべてが消防隊員の手記にも記されている。

そして今回、懸命に消火・救出活動にたずさわる消防隊員に、被災者のなかから「消防はなにやってるんや」と罵声があびせられたそうである。手記を見ると、隊員たちがその罵声にとても傷ついていることがよくわかる。

本来、住民から感謝されるはずの救助者が罵声を受けた。それは隊員たちのせいではなく、ひとえに災害の規模が大きすぎたせいである。だが、初動の時点において、隊員も住民もそのような事情を知るよしもなかった。隊員たちは、被災者の気持ちが理解できるだけに、無力感を抱かずにはいられなかったのだろう。

その後、多くの隊員の方たちがどういうふうに気持ちを立て直していったのかは、この手記からはうかがい知ることはできない。

泣き言を言わず苦しみに耐えることを「美風」とする価値観は、今も日本に健在である。しかし〈心のケア〉の見地からは、自分の体験を整理し、感情を表現することが気持ちの立て直しにはとても重要である。手記を書くことも有効な手段の一つである。手記の中で自分の体験と感情を表現できた人にとっては、書くことが癒しにつながっただろう。だが、手記を書けなかった人たち、感情を表現せず淡々とした報告文の文体で書いている人たちの中には、さらに深く心が傷ついている人がいるかもしれない。その人たちはどのように心を立て直しているのだろうか……。

救援者のストレスという点では、ことは消防隊員に限らない。阪神・淡路大震災で活動したさまざまな職種の救援者が、大きなストレスを受けた。それは、被災地外部からの救援者にもある程度は共通することだろう。

ラファエルは、救援者の対処方法として、支援的人間関係の活用が重要であると述べている。それは家族、友人、仲間との間で、自分の感情、恐怖、フラストレーション、そして手柄話までをことばにする（「トーキング・スルー」という）ことである。被災者だけではなく、救援者の心の傷つきも重大なものであり、そのケアはこれからの災害対策の大きな課題であろう。

二、死別体験と家族

1……子どもを喪った親たち

阪神大震災によって、家族、とくに子どもと死別した人はどのように暮らしているのだろうか。それは震災直後から気にかかっていたことだった。

テレビニュースで見た映像が忘れられない。ある父親が、子どもとともに瓦礫の下から救出されていた。父親は救助者に「子どもを頼む」としきりに訴えていたが、すでにその子は息をひきとっていた。私も二歳の娘をもつ親として、父親の悲嘆は察して余りあるものがあった。

この問題を考える糸口を私に教えてくれたのは、受け持ちの女性患者Mさんだった。

Mさんはすでに二年前、娘さんをある事故で亡くされていた。Mさんはその後、何回か自殺未遂をし、大量に飲酒するようになった。私が受け持ったときのMさんは顔色も悪く、痩せて元気がなかった。娘の死の原因は自分にあるのではないか、自分が気がついていたら死なずにすんだのではないか、と考えて、Mさんは自分を責めていた。

「別に生きていてもしようがないんです。娘の思い出にひたって生きていたいんです。娘のことを忘れたくないんです。お酒を飲むと、娘がいたときの記憶にもっとひたれるようになるんです」。

「こうやって落ち込んでいる方が、娘がそばにいる気がする。私が元気になったら娘が遠ざかってしまう」。

Mさんはこう語った。彼女にとっては憂うつなのが当たり前で、それが「病気」だとは思えなかったのである。

Mさんの例をきっかけに私の担当する患者さんたちを見直してみると、あきらかに子どもとの死別がきっかけになって、神経症やうつ病やアルコール症になっている人たちが何人もいた。死別後十数年以上も経過していた人が多く、Mさんのように生々しい感情を語ってくれた人はいなかったが、彼らはみな依然として悲嘆の中に暮らしているようだった。

死別の体験は大きなトラウマ（心的外傷）である。それはさまざまな問題を引き起こす。将来のことが考えられなくなる、アルコール摂取が増える、夫婦のコミュニケーションが悪くなる、などである。

このような心の傷を前にすると、人は安易な慰めを口にすることができなくなる。Mさんをどうやって励ましたらいいのか、私にはことばが見つからなかった。私はMさんの話を聞きながら、彼女がこの重荷をおろせるところはどこなのだろうかと考えた。

まず問題になるのはMさんの飲酒だった。

「お酒を飲む苦しみは、お酒で苦しんだ人にしかわからないでしょう」。

そう言って私は、Mさんを「AA（アルコホリクス・アノニマス）」というアルコール症者の集まりに紹介した。

AAは、専門家が治療を行なう場所ではない。あくまで当事者であるアルコール症者どうしが飲酒にまつわる体験を語り、感情を分かち合う「自助グループ」である。

MさんはAAに通うようになったが、飲酒はやまなかった。彼女はAAで、ある種の居心地のよさを感じたものの、娘との死別体験は癒されなかった。

そして震災が起きた。

Mさんはあるとき、新聞で、ある集会の記事を見つけた。それは「兵庫・生と死を考える会」が主催する、震災で子どもを亡くした親たちの集まりだった。「私の場合は震災で亡くしたんじゃないけど、行ってみます」とMさんは言った。

Mさんはその後、診察に来たときに私にその会の話をしてくれた。この会は数年前、息子さんを亡くした女性Sさんによってはじめられたということだった。数人の参加者によって月に一回、定期的にミーティングが開かれていた。そして、今回の震災を機に広く呼びかけて参加者を募ったということだった。

当事者によってはじめられたという点で、この会もAAと同様、「自助グループ」であった。

私はこの会のことが知りたくなり、その世話役の女性Sさんに連絡を取った。

「ここは思いっきり泣ける場なんです。悲嘆を分かち合えるのは、私たちが同じ体験をしているからです」。

Sさんはそう語った。震災後、参加者は二、三〇人にまで増えたという。会ではまだ死別の体験の生々しい人たちが、もとからの会員たちの話に熱心に聞き入っているという。

Mさんは「次は行くかどうかわかりませんよ」と言いながら、会に参加し続けていた。会の中で友人もできた。そしてあれだけやめられなかったお酒を、最近やめつつあるのだ。

心の傷となる体験は、同じ苦しみや悲しみの感情をもつ者同士によってはじめて共有される。たとえ専門家であっても容易に近づくことはできない。会長の高木慶子さんは著書『大震災――生かされたいのち』(春秋社)で、こう書いている。「私にはその方々の悲嘆が分かることも、ましてやお慰めすることはできません。その場にともにいて、お話を伺うだけが精一杯なのです」。それだけに当事者による自助グループは貴重な場なのである。

もちろん周囲の人も同情や慰めの言葉をかけることだろう。だが、それと同時に遺族は「けなげに対応することを期待され」「他の被災者たちの喪失とその大小を比較検討される」(ラファエル)のである。マスコミも型どおりの悲嘆の映像を報道しようとするし、周囲は励ますつもりで「まだあなたはましなほうだ」という言葉を彼らに投げかけ、さらに彼らを傷つけてしまうのである。

それに対して遺族のほうは、自分を襲った理不尽な運命や周囲の人々と自分との落差にいらだち、強い怒りを感じるようである。「わかってもらえない」という気持ちが周囲の人へ攻撃的にぶつけられることもある。

ある女性は当事者の集まりに参加したときのことを、「兵庫・生と死を考える会」の会報(五号)に、亡くなった娘さんへの手紙という形でこう書いている。

この会で母さんは、同じ震災で子供を亡くしてしまったお母さん達のいろいろなお話を聞く事ができました。事情や状況が違っても、突然子供を亡くした同じ立場で、言葉では尽くせない悲しみを分かち合いました。又、子供を亡くされて何年か経った方々にもお目にかかり、お話を伺う事もできました。確かに重いテーマだけれど、どんなに理解や励ましを寄せてくれても子供を亡くした事の無い人達にはわかってもらえない苦しみを、一筋の涙で理解し合えるその事は、母さんにとって本当に大きな支えとなりました。

私は精神科医として、当事者の集まりがもつ心の癒しの働きが、どういうものであるか知りたかった。今後、そういう人の相談を受けたときに役立てることができるだろうと思ったである。

十月のある日、私は当事者でないが会の皆さんの許しを得て、この「死別体験の分かち合いの会」に出席させていただいた。私は強く心を動かされた。同時に死別というできごとについて、今まで自分の理解が浅薄であったことに恥ずかしい思いをした。会の印象を中心に、もう少しくわしく述べさせていただきたいと思う。

その日の参加者は一一人で、そこに数名のスタッフが加わった。そのうち震災で子どもと死別された方は三人だった。

まず自己紹介ではじまったが、その短い挨拶の途中でもおしよせる感情に絶句してしまう人がいた。亡くした子どものことに少しでも触れると、感情が堰を切ってあふれるようだった。それから参加者はフリートークのかたちで自分の体験と感情を語っていき、またたく間に二時間以上が過ぎた。

「体験していない人には言ってもわからない。はたからは元気になったと思われてるでしょうけど、一時《いっとき》も忘れたことはありません」。

ある人がそう述べ、みんなが頷いていた。死別体験直後の強い感情の嵐は何年たってもおさまることなく、内部で吹き荒れているのである。そしてその感情は、周囲に対して何年も隠されている。

ラファエルは「遺族たちは『もう当然立ち直っているころだ』という期待を、あからさまに見せつけられることが多い」と述べている。悲嘆の感情にひたることが周囲から許されなくなってくるのである。会では語り手にも聞き手にも涙する人は少なくなかったが、それはここが当事者同士の場であるからだった。

感情は他人に対してだけではなく、配偶者に対しても隠されることがある。つまり亡くした子どもについて、夫婦は正面きって話し合わないことが多い。お互いに話題を避けようとするのである。そのことが夫婦の不和を生むことすらある。

感情の混乱の中で、さまざまな想念が頭に浮かぶ。なかには家族に対して口にできないような内容のものもあるのだという。たとえば、家族の誰かを責める気持ち、亡くなった子どもを誰かと比較してしまう気持ち、などである。ある女性は「何人子どもがいても、一人を喪ったら、残りの自分の人生は余生だと思った」と語った。

こうして死別体験は周囲との間に溝を作ってしまい、苦しんでいる当事者の孤立を招いてしまうのである。

亡くなった人は二度と帰ってこない。これは厳粛な事実である。だから、死別体験者の苦しみとは、この動かしようのない事実をいかにして受け入れるかという葛藤であろう。だが死別という事実は、時間さえたてば受け入れられるというようなものではない。死別を十分に悲しむという作業（「グリーフワーク」と言う）がまず必要である。そして葛藤の中で考え、感じ、話すことによって、喪失は受容されていくもののようである。

では、受容の過程で親たちはなにを思うのだろうか。ある若いお母さんは、次のような体験を会報（五号）に載せている。彼女は震災で赤ちゃんもろとも倒壊した家の下敷きになった。赤ちゃんはその場で亡くなったが、病院に運ばれた彼女自身も生死をさまよう状態に陥った。彼女はそのとき、いわゆる「臨死体験」をしたのである。

まばゆく真っ白い光の雲の中をふわふわと実体のない私が上昇していきます。私の横にずいぶん上のほうを行っていたひとつの魂がすっと寄り添いました。私は驚きもせずそれが大志君（わが子）だと理解しました。

この体験を彼女はとても大切にしていた。なぜなら、この体験は、彼女の喪われた子どもが「死後の生」を生きているということの証明だからである。そして、亡き子がすばらしい世界に生きていると信じることが、彼女の現在の生を支えている。

近年、「臨死体験」についての関心が高まっており、多くの事例が公刊されている。だが、そういう知的興味とは違った切実な関心がここにはある。

神秘的な体験は臨死体験だけではない。会の出席者たちは小さな神秘体験をいくつも語っていた。あたかも死が生前から準備されていたかのように思われること、時に亡き子が自分のすぐそばにいて自分を包んでくれているように感じること、などである。それは短い生涯を送った子どもについて、記憶の細部を余すことなく意識化し感じることであると私は思った。

柳田邦男氏の著書『犠牲《サクリファイス》』は、自ら死を選んでしまった息子さんへの追悼記である。

そこで柳田氏は「人生と生活を分かち合った肉親（あるいは恋人）の死」を「二人称の死」と呼んでいる。それはたんなる生物学的な死や見知らぬ他者の死とは違い、家族にとって「辛くきびしい試練」である。そして家族が「二人称の死」を受け入れていくためにグリーフワークは非常に重要であると、強調している。

では、いかにして喪の作業を進めるのか、悲しみから抜け出せるのか。しかし、それは難しい問題である。アール・A・グロルマンは「どうしたら悲しみが早く消えるか、その一般的な方法をお教えすることはできない」としながらも、「死別の悲しみを癒すための10の指針」（『愛する人を亡くした時』春秋社）として、次のような項目を挙げている。

一、どのような感情もすべて受け入れよう。
二、感情を外に表そう。
三、悲しみが一夜にして癒えるなどとは思わないように。
四、わが子とともに悲しみを癒やそう。
五、孤独の世界へ逃げ込むのは、悲しみを癒す間違った方法。
六、友人は大切な存在。
七、自助グループの力を借りて、自分や他の人を助けよう。

八、カウンセリングを受けることも悲しみを癒やすのに役に立つ。
九、自分を大切に。
十、愛する人との死別という苦しい体験を意味ある体験に変えるよう努力しよう。

死別の悲しみを乗り越えることは、ひじょうにつらく大変なことである。その中で懸命に生きる努力をする会の人たちに私は敬意を感じた。じっと静かに堪えるのが日本の文化だという意見もあるが、それは嘘だと私は思った。文化は静かに堪えることを遺族に強いているかもしれない。しかし遺族は、ほんとうは十分に悲しみを表現したいのだ。そしてそれによってはじめて、悲しみは乗り越えてゆけるもののようである。

震災による死者は六〇〇〇人を超えた。「二人称の死」を体験した多くの人々が、十分なグリーフワークの機会に恵まれるよう祈らずにはいられない。

2……親を喪った子どもたち

阪神大震災では、親を亡くしたいわゆる震災遺児は五六九人にものぼった。「あしなが育英会」は震災遺児の戸別訪問調査を行なった。あしなが育英会は交通遺児や病気遺児に奨学金制度を設けている団体として有名である。八〇〇人を超えるボランティアが、二〇四世帯にわたる災害遺児家庭を戸別訪問し、聞き取り調査を行なった。聞き取りは一時間以上、長いときは数時間に及んだという。

その記録は『黒い虹――阪神大震災遺児の一年』(廣済堂出版)としてまとめられた。ここには痛々しい子どもたちの気持ちが表現されている。

その記録を読むと、子どもたちが両親を喪ったことへの深い悲しみと同時に、自分が生き残ったことについての罪悪感、自責感を抱いていることに強い印象を受ける。その中の「阪神大震災遺児家庭の実態」(副田義也)によると「今回の阪神・淡路大震災では、親が子をかばって、あるいはかばおうとして、また子を案じつつ死亡したケースが多かった」という。そのことも子どもたちの罪悪感、自責感、後悔を強めている。

もし、死んでもべつにくいはないから、
しにたかったたな。
そうしたら、そのかわりにお父さんもお母さんも助かったかもしれないのに……。
ごめんなさい。
(中学一年、T・Mさん)

家はあっという間に炎に包まれました。家族の声は聞こえていたのに、火の勢いがすごすぎて、どうすることもできませんでした。
ずっと私一人が助かったことを後悔しました。

（短大一年、U・Iさん）

このような罪悪感は、低年齢では空想的な思考に結びつくこともある。死別という受け入れられないショックを和らげるために、空想の力を借りるのである。たとえば「ゲームソフト買いすぎたから罰が当たったんかな」といった解釈がそうである。
そして、心の傷はさまざまなかたちで身体症状として現われた。アトピー性皮膚炎や喘息が悪化する、あるいは自律神経症状などである。
また、生々しい悪夢に悩まされるケースもあった。

私はお父さんの夢、こわい夢を見ましたよ。お父さんが家にいて、なんかマネキン人形がいて、それが動いて私を襲ってくる夢でした。

（中学三年、窄潤子さん）

地震のあとで見たゆめは、こわいゆめでした。
ぼくが、へんな、わからないところに立ってて周りを見たら、ガイコツばかりで、だれかがちかづいてくる音がしました。それもガイコツでした。ガイコツが口からへんなこうせんをだしました。

（小学三年、窄弘行くん）

行動面では、生き残った親に甘えて幼児返り（退行）する、生活習慣が乱れてわがままになる、無気力になる、登校拒否する、などの変化が子どもたちに認められた。

そのような遺児たちにとって、もっとも大切なのは、震災後生き残った家族同士の関係であろう。しかし、あしなが育英会の調査では、震災遺児の家庭では家族間のコミュニケーションが影響を受けていると述べられている。肉親の喪失は、家族の間ですら話題にしにくいことなのである。とくにもともと交流の乏しかった親子が生き残った場合、震災後、急にコミュニケーションがよくなるわけではない。死別のストレスのうえに、生き残った家族同士が関係をよくしていかなくてはならないという負担に直面することになる。

また、一見うまくいっている家庭、子どもがしっかりして家族に頼らないようにしている場合でも、子どもがストレスを受けていないわけではない。子どもは途方に暮れた親を心配させまいと、明るく振る舞っているかもしれない。

残された家族どうしですら、このようにコミュニケーションがうまくいかなくなることがある。ましてや他人との間に溝を感じやすいのは当然であろう。それをほぐすのは、精神保健の専門家だとて容易ではない。当事者が気持ちを分かち合うためには、当事者どうし、あるいはかつて同種の体験をした先輩との出会いがとても貴重なのである。

このあしなが育英会のボランティアは、交通遺児や病気遺児の人たちである。この調査が他の追随を許さないものであるのは、同じ遺児の「先輩」として彼らが親身に話を聞く姿勢を持っていたからであろう。そしてたんに調査で終わることなく、遺児との交流が続けられているからだろう。

だが、彼らも簡単に震災遺児たちの家庭に入っていけたわけではない。死別の苦しみや怒りから援助を拒絶する人たちに対して、ボランティアたちはゆっくりと根気よく接していった。

ボランティアの宮崎信一さんはこう書いている。

訪ねたはなから、結構です、ほっといてください、と断られることもたびたび。ここで負けたらあかん。連絡をとらんとこの人たちを置き去りにしてしまうと、自分を奮い立たせるも、ともかくつらかった。

そして、ボランティアをするうちに、いつしかかつての自分の心の傷を思い出す。駿地真由美さんはこう言う。

小学生の私が食事の準備もした。死んでしまうのではないかと、何度も寝ている母の息を確かめた。

勉強もした。いつもどこでも明るい子でいた。高校時代は平々凡々と暮らしている人と思われていたし、思われるようにしていた。

震災が起こってから、母のことが気がかりになった。私にも心の傷が残っている。

相手の心的外傷を気遣いつつ、自分の心的外傷を見つめ直さざるをえない。そのような往復運動のなかで遺児ボランティアは、震災遺児家庭を癒していったのである。

ラファエルは言う。「子供は起こった出来事を、自分が愛されていないことや攻撃的なことの結果として、あるいは自分が拒絶されていることの表れとして受け取る危険がある。だから持続的な愛情と配慮で、子供を安心させて元気づけてやることが肝要なのである」。あしなが育英会の戸別訪問は、このひじょうに困難な被災遺児のケアを見事に実践したと言える。

もちろん、これだけで遺児たちの心がすっかり癒えるわけではない。先輩遺児であるボランティアたちですら、今もって自分の心の傷の痛みを感じているのである。だが、災害直後にこれだけの活動をなしとげたことに、私は改めて驚きと賞賛を感じる。

平常時であれ災害時であれ、子どもは自分の力で生活を切り開くことはできない。子どもの生活と運命は親に大きく依存しているのである。親が被災で傷ついているとき、どんなに明るくふるまっていても子どもは傷ついている。そのことに気づき、親の役割をサポートし、家族を社会的孤立から救うことが、なによりも必要なことなのである。

妻と娘を亡くし、男の子の赤ん坊と生き残ったある男性はこう述べている。

今回の震災で「復興」という言葉が使われていますが、その言葉は嫌いです。私たちみたいな者にとっては、壊れたものは壊れたものとしてそのまま残るんです。心の傷は残ったままなんです。壊れたものや亡くした人を蘇らせることなんてできない。やり直すのではなく、また新しいものを作っていこうとしなければいけないんだと思います。

（前掲『黒い虹』）

このことばを厳粛に受けとめたい。

3……家族関係の亀裂

震災が家族に与えたもっとも深刻なダメージは死別である。前の二節で子どもを喪った親と親を喪った子どもに分けて述べたが、実際には両方とも亡くし、その中で生き残ったという例も少なくない。

死別をはじめ、震災は家族関係にさまざまな影響を与えた。家族のひとりひとりの傷つきが互いに影響しあい、新たに別の問題が発生することもある。ここでは〝家族の傷つき〟という視点から家族関係の変化についてみてみたい。

震災によって、家族の絆が強まったという美談が、新聞紙面を飾った。たしかに危機に際して団結した家庭もあった。私の同僚のあるナースも家が全壊し、数名の家族が狭い仮住まいを強いられたが、「家族が前より親しくなった。遅くまでいろいろおしゃべりして、なにか楽しいと思うときもある」と話していた。

だが、震災をきっかけに、夫婦間に亀裂を生じた家庭も少なくなかった。たとえば「県立女性センター」の電話相談には、夫婦関係に関するさまざまな悩みがよせられた。一九九五年七月末までで家族などの人間関係に関するものが六二二件を数え、生活相談の中では大きな比率を占めている。

たとえば次のようなものである。

地震直後に生じた配偶者への不信感が、生活が落ちついてからも強いわだかまりとなって残ったもの――

「夫が地震の時、声をかけてくれなかった」

「夫は大阪に行ったきりで仕事ばかり、心が通じ合わない」

「家族を見捨てて自分だけ逃げた」

「夫が子どもの名前を思い出せなかった」

「食料を夫だけが食べた」

「夫の酒量が増え、暴力的になった」など。

生活不安が夫婦のいざこざに発展したもの――

「地震で仕事をなくし、いまも将来への希望が持てないため夫婦で口論が絶えない」

「年金暮らしで家の修理費が払えない」

「仕事が見つからない」など。

そして、もっとも一般的であるテーマは「震災同居」の問題だろう。七月末の時点で、県立女性センターにもち込まれた相談のうち、人間関係に関するものの四割程度が、震災同居にからむ問題であった。

たとえば――

「長男である夫が相談もなく、自分の両親を引き取った。流産してしまったのに嫁の役割を責められてばかり」

「両親を引き取ったら、夫が文句」

「避難先の夫の実家での気疲れ」

「義母を看ないのなら出ていけと言う夫」

「家が全壊。退院してくる義母を一週間頼もうとしたら、母をたらいまわしにするなと言われた。夫は無関心」など。

その中で特徴的なのは、年老いた親を引き取るケースである。お年寄りは老朽化した家に住んでいたために家を失った人が多かった。彼らは子どもたちに引き取られ、いわゆる「震災同居」がはじまった。いずれも住居や心に十分な準備をする暇もなく、同居がはじまる。これは、お年寄りにとっても子ども世代にとってもストレスであった。

老人は失ったものがあまりに多い。引き取ってもらったからといって嬉しくはない。「引き取ってもらう」という表現自体がお年寄りには屈辱的である。自分の住み慣れたところから離れたために勝手がわからず、若い世代に依存しなくてはならないことは悔しいことなのである。

子どもたちのほうも、被災してすっかり余力をなくしている場合もある。なのに「親を引き取って面倒をみなければならない」という責任感で、頭がいっぱいになっている。女性センター所長の清原桂子さんによれば、「震災という危機の中で伝統的な長男や嫁の役割意識が強まった」のだろう。

無理な同居を続けるうちにさまざまな問題が発生してくる。我慢を重ねたお嫁さんが心身の不調をきたす。あるいは夫婦の意見の食い違いがお互いの不信感をつのらせる。ただ、それは震災で新たに生じた問題というよりも、今まで潜在していた問題が明らかになったというべきであろう。震災後、夫婦の亀裂が深まって離婚問題に発展したケースもあった。

だが、私は病院での診療の中では、あまりこういう相談を受けなかった。悩みではあるが、治療が必要な問題ではないからである。そのため、震災同居の悩みについては、〝精神〟といった文字を表に出していない「女性センター」の方へ相談がいったようだ。

私が病院で診た震災同居の事例は、女性センターのものとは少しようすが違う。それは震災前からの患者さんが、家族関係の変化で症状を悪化させる、というものだった。

ある分裂病の中年女性は、母親と二人暮らしだった。しかし、震災後、被災した親戚がどっと彼女の家に押し寄せ、一時は十数人が寝泊まりしていたという。彼女はじっと息をひそめて静かに暮らしていたが、だんだんと同居人が減るにつれて独り言が多くなり落ちつかなくなった。その後急速に病状は悪化した。

精神科の病気にせよ、身体の病気にせよ、ハンディキャップをもつ人たちを直接に支えているのは同居する家族である。彼らにとって家族の変化はひじょうに〝こたえる〟できごとだった。親や親戚の同居を引き受けることで、家族は障害をもつ人を支えきれなくなったのだった。

夫婦関係の傷つきは、他の家族のメンバーにも大きな影響を与える。とくに子どもは両親の不仲には敏感である。狭い仮設住宅のなかで争う両親のもとで、少年がじっと朝まで無言で卓袱台《ちゃぶ》にうつぶせているという話を私は聞いた。イライラする親が子どもを叱りつけ、暴力におよぶ場合もある。

震災後、民間で「女性のこころと体の無料電話相談」を開いた東山千絵さんのもとには、「児童虐待」に関するさまざまな相談があった。東山さんはこういう事例を紹介している。

ある母親からの相談である（東山千絵「幼児虐待の続発と対処——電話相談報告」、岡堂哲雄編集

『現代のエスプリ別冊　被災者の心のケア』至文堂)。

二歳前の男の子がいる。震災でベビーシッターがいなくなった。仕事は大好きだし責任もあるのでやめるつもりはない。震災後は仕事も忙しくストレスは多い。自分の子は、うるさく、汚なく、おかしいと思う。姑も夫も同意見で、どうすればいいのか判断に困る。イライラして気がつくと子どもの髪の毛をぬいてしまっている。

子どもは親に依存して生きているため、ストレスから逃れることができない。親のストレスはそのまま子どもに引き継がれがちである。

兵庫県臨床心理士会が開いた電話相談「心のホットライン」にも、子どもに関するさまざまな訴えが寄せられている。上位は次のとおり。

一、学校へ行きたがらない（24％）
二、夜驚・夜泣き（16％）
三、母子分離不安（赤ちゃん返り）（12％）
四、恐がる（8％）

また母子衛生研究会が、九六年五月から八月にかけて、神戸、西宮、尼崎、伊丹、芦屋、宝塚で一〇〇〇人以上を対象に行なった調査によると、一歳六か月児健康診断（八〇%が震災時一歳零か月から一歳二か月）には、次のような影響が見られた（「朝日新聞」九六年一月九日付）。

一、夜泣きがひどくなった（約40%）
二、神経質になった（約32%）
三、寝付きが悪くなった（約27%）
四、すぐ泣く（約22%）

いずれも震災後に現われた、乳幼児を含めた子どもの変化である。これは、震災そのものの衝撃だけではなく、震災後の生活の乱れ、および、親のストレスが子どもに影響した結果生じたものだろう。いずれにせよ、子どもの変化に出会ったら、家庭全体の傷つきの反映ではないかということを、まず考えてみる必要がある。

こういった家族の問題は、時間とともに深刻化することもある。もちろんダメージを受けても克服していく家族が多いが、長引けばさまざまな「症状」を家族の誰かに引き起こす可能性がある。家族の受けたストレスはもっとも弱い個人――多くは子どもに「病気」というかたちで現われるのである。この種の慢性的なストレスは影響がすぐには現われないだけに、見過ごされやすい。

そうなる前に、家族に対するケアがぜひとも必要ではないだろうか。つまり、患者になる前に、悩み相談の段階でストレスを減らすような援助をするのである。

まず、第一に電話相談が大切である。電話はもっとも気軽な相談手段である。その人の対処能力を生かすような形で助言ができればよい結果を生むだろう。

第二に「精神科」を前面に出さないような相談窓口を充実させるべきである。一般的な健康、生活、就職、法律などの相談に家族の問題は必ず絡んでいる。そこに精神・心理の専門家が加わり連携できればよいと思う。現実的な解決策を考えていきながら、心理的な面に働きかけることが効果的であろう。

家族の立ち直りは、感情、経済、住居、生活の質、の四つの面から見ることができるだろう（R・C・ボリンによる）。震災でのそれぞれの代表的なものは、死別、失業、仮設住宅、貧困、などである。こういうストレスにさらされている家族の立ち直りには、まだ多くの援助が必要だろう。そして、そのような家族がまだ何万戸もあるのが、被災地の現状である。

三、その後の心のケア活動

1……心の電話相談

一般に精神保健サービスのひとつとして、電話による〝心の相談〟がある。全国には、いろいろな形態の心の電話相談窓口が開設されている。ボランティア組織「いのちの電話」が有名である。

震災の後、被災者に対する〈心のケア〉の一環として、電話相談がひじょうに活躍した。六月二十七日付、産経新聞「支援ひろば」には、七か所の電話相談が紹介されている。三月がもっとも多かったと思われるが、ピーク時には八〇か所を超える数の相談窓口があった。

震災をきっかけに、精神保健関係の学会、病院・診療所、精神科医・臨床心理士・小児科医などのボランティア・グループ、市民グループなど、さまざまな団体が電話相談をはじめた。

四月上旬に、神戸市内で開業する精神科医の小林和さんの呼びかけで、電話相談に携わる人たちの連絡会が開かれた。一〇〇名以上の人たちが集まっていて、私もその会に出席していた。小林さんは自分の診療所の一角を提供し、震災後いちはやく二十四時間の電話相談をはじめた人である(「震災後の心のストレス相談センター」、現在は「震災ストレスほっとライン24時間」)。

この連絡会の参加者は、各自の電話相談活動について報告した。ひとくちに電話相談といっても、それぞれに特徴があった。

まず第一に、避難所訪問などの他のケア活動の一部として電話相談をするところと、独立して電話相談のみを行なうところがあった。

第二に、フリーダイヤルを利用した無料の電話相談が何か所か現われたが、これは新しい試みである。それによって電話相談のオフィスを被災地の外(今回ならたとえば大阪、東京)に置くことができるようになった。この場合、スポンサーが付いていることも多いようだった。

第三に、どういう対象の相談を引き受けるかである。広く「心の相談」を掲げているところもあれば、対象を「子ども」「親」「女性」などに限っているところもあった。電話をかける側に立ってみれば、対象が限定されているほうが相談の動機が触発されやすいだろう。

第四に、精神科医、小児科医、臨床心理士、産業カウンセラーなど、相談者としていろいろな職種とキャリアの人たちが携わっていた。かなりのベテランから、あまり経験のない人までいた。

第五に、利用者は避難所にいる人より、在宅の人が多く、とくに家庭の主婦が多いというのが全体の印象だった。

このような電話相談窓口の多様性は、被災者の〈心のケア〉には有用だったと思われる。利用者である被災者も多様であったからである。

また、被災直後はいろいろな情報が雑多にあふれていたにもかかわらず、必要な情報が入ってこないという状況が続いていた。私は被災地に住んでいて、最高で八〇か所を超えたはずの電話相談窓口のごく一部しか目にしていない。情報の混乱期には、相談窓口も多種多様でなくては、被災者の目に届かないだろう。

さて、一般には電話相談は、気軽に利用しやすい、顔が見えないので話しやすいという利点がある。そのため、電話をかけてくる人たちは、直接病院に治療を求めてくる人たちよりも比較的症状の軽い人たちが多い。

阪神大震災では住民全体がとつぜんに精神的ダメージを受けた。その中にはケアの必要な人たちが何万、いや、何十万人もいただろう。そういう人たちが気軽に相談できる手段として、電話相談は有効だった。

とくに交通網が分断された地域では、専門機関に行きたくても行けない人もいた。そういう人たちにとって電話はひじょうに貴重だった。

ただ、避難所の中ではじっくり電話で話をするようなプライバシーは確保しにくかった。そのためか電話相談の利用者は、在宅の人が多かったようである。

社会の目は避難所に集まりがちだったが、損壊した家屋に住み続ける人たちのストレスも並ではなかった。多くは家庭の主婦である。夫は職場で仕事をしたり、同僚と雑談したりして、災害のことを忘れられる機会も多い。しかし、主婦はじっと家にいて壊れた建物から離れられないことがある。震災後早期には損壊家屋からの盗難が多く、家を守るために家にい続けた人もいた。そういう人たちのストレスはあまり注目されていなかったかもしれない。

小林和さんは、在宅の主婦からの電話相談として、以下のような事例を紹介している（小林和「夕暮れが怖い人々」、「文芸春秋」九六年二月号）。

近所の人が自殺したことから、「いつまでこんなことが続くのか」と悩みを話し、その後自ら死を選ぼうとした六〇代の女性がいた。

彼女は兵庫区のアパートの二階に家族と一緒に暮らしていた。地震でアパートは全壊し、自分の部屋の真下の住人は死亡してしまった。近くにアパートを借りて転居をした。ところが、十月に入って、近所の奥さんが自殺をし、日をおかずに近くの別の主婦が自殺未遂をはかったという。それで追い詰められた気持ちで電話をかけてきたのである。

「もうだめです……。生きていくのに疲れてしまって……」

電話を受けたカウンセラーは内容を聞いて、「あんまり考えこまないで」とやさしく話をつないだ。

それから十日ほどたって、その女性の家族から電話が入った。

「自殺未遂をしました。上着のポケットに電話番号を書いたメモが入っていたので、何の電話番号かと思ってかけてみました」

彼女は、「震災ストレスほっとライン二十四時間」に悩みを相談していることを身内にも話していなかった。

一本の電話が、文字通り〝命綱〟となることもある。在宅の人には、避難所にいる人たちとはまた違った過酷なストレスがあったのだ。

これは、電話という手軽なコミュニケーションの手段によってはじめて表面化したものである。だが、なかには電話のカウンセリングだけでは不十分なケースもある。そういったケースに対処するためには、電話をきっかけにして、それをさらに専門的な心のケアにつなげていくシステムが必要であろう。

2……「こころのケアセンター」の設立

阪神大震災では、ボランティアや自治体派遣の医療班により、さまざまな精神保健活動が行なわれた。だが、活発だったのは地震後二〜三か月の間である。その後はボランティアではなく、公的な機関が引き継ぐ部分は引き継いで、長期的にさまざまな取り組みをしていく必要があった。

そして震災復興事業の一つとして、五年間の限定事業であるが、「こころのケアセンター」が六月に設立された。運営主体は兵庫県精神保健協会である。一二か所に置かれた地域のセンターと、それを統括する中央のセンターからなる。

私はこのセンターの設立の経緯を比較的近くで見ていたのだが、当初はさまざまな混乱があった。今までにない試みであるうえに、十分な準備期間もなくスタートしたからである。「こころのケアセンター」とはなにか、なにをするところなのか、なにをしてはいけないのか。具体的なことは、誰にもはっきりとはわかっていなかった。少なくともセンター設立の時点で、明確なビジョンを持っていた人はいなかったのではないだろうか。

「こころのケアセンター」が未知数であったため、既存の組織との間にいろいろな摩擦が生じた。とくに地域の保健所と「こころのケアセンター」の活動には重なるところもあり、互いに連携するための苦労があるようだ。

だが、ゼロから出発した「こころのケアセンター」も少しずつ軌道に乗ってきた。「こころのケアセンター」の加藤寛医師は、心のケア活動を、次の三つに分けて説明してくれた。

第一に、個人のケアである。これには仮設住宅の戸別訪問や地域のセンターでの個人相談がある。直接その人の悩みを聞いて、解決法を考えていくのである。

電話相談も個人へのケアの一つである。もっとも気軽な窓口として電話相談はその後も必要とされていた。「こころのケアセンター」は、ボランティアの電話相談だった「震災ストレスほっとライン24時間」に資金援助を行ない、九六年三月末まで実施期間を延長した。

第二に、地域のケアである。多くの住民は選択の余地もなく、元の住居から離れたところにある仮設住宅に入居した。隣近所は知らない人ばかりである。仮説住宅群での地域社会の育成は重要な課題である。

新たに地域住民となった人どうしの交流を深めるために、夏(九五年)にはボランティアによってお祭りなどの行事が、あちこちの仮設住宅で行なわれた。「こころのケアセンター」の職員も精神保健の見地から住民たちにリラックス法の講習をしたり、震災体験を語る座談会を開いたりしている。

第三に、ケアをする人のケアである。たとえば神戸市の中心部には「地域型仮設住宅」と呼ばれるものがある。ここには心身にハンディキャップを持つ人たちが入居しており、生活支援相談員たちが入居者の介助をしている。

地域型仮設住宅の中で精神保健に関する問題が発生することがある。たとえば、規則が守れない、不審な言動があるなどのトラブルである。生活支援相談員では対処の難しいケースに対しては、「こころのケアセンター」の職員が専門的な助言を行なっている。

仮設住宅にはボランティア、保健所、「こころのケアセンター」など複数の組織がかかわっている。それぞれが協力しながら特色ある活動を行なうことが理想であろう。

ところで仮設住宅は思いのほか広い地域にまたがって作られている。加古川、姫路などの被災地から離れたところ、および県外の大阪にも仮設住宅はある。こういう周辺地域の仮設住宅のことはマスコミも見過ごしがちであった。「こころのケアセンター」ではこれらの地域への取り組みも行なっている。

以上は、おもに仮設住宅に住む人たちの心のケア活動である。だが、被災者であるが仮設住宅には入居せず、県外に転居した人たちも大勢いる。彼らも震災の衝撃を大きくこうむった人たちであるが、震災直後はあまり取り上げられることはなかった。

それは被災地での心のケア活動が忙しすぎて手が回らなかったせいであるが、同時に、転居先の住所を把握しにくかったからでもある。

「こころのケアセンター」の活動は、このようにおもに被災地とその周辺が対象なのだが、もし近い将来、他府県で大規模な災害があったときには出動が期待されるだろう。「こころのケアセンター」に期待されている事業は被災地のケアだけではない。次に災害が起きたときに、経験をどう生かすかという課題もある。

『関東大震災』の著者、吉村昭氏は、かつての震災の教訓が阪神大震災の対応策においてほとんど生かされなかったことを、ある総合誌において憤然と述べていた。衝撃的な体験も長い年月の中では風化していくのだろう。

阪神大震災の教訓を次の災害時に生かすためには、客観的なデータを残しておく必要がある。とくに震災直後の精神科救護活動のデータは貴重である。その際、兵庫県、神戸市、その他の自治体の枠を超えた被災地全域についての調査研究をすすめるべきだろう。

震災後に残された課題は多く、既存の機関だけではとうていカバーしきれない。「こころのケアセンター」の活動は大いに期待される。ただ、役所の縦割り行政の中で、「こころのケアセンター」の活動はさまざまな壁に直面しているようである。だが、それもこの震災に限ったことではないようだ。ラファエルは次のように述べている。

組織のレベルでは、平時での各組織間の関係が徐々に回復するにつれて、臨時の合成的体制による対応が収縮し、次第に平常の複数的な取り組み方に復帰していく。当該地域社会内の救援・復旧を担当するさまざまな組織が、それぞれの管轄、権限、職務などを再認識し始めるにつれて、軋轢が再現する。

「こころのケアセンター」がよりうまく機能するためには、関係諸機関の理解がぜひとも必要であろう。

3……その後のボランティアたち

十一月（九五年）になって、私は神戸市中央区にある小林和医師の診療所を訪ねた。小林さんは、私にとって医局の先輩でもある。

彼女が震災後、非常に早い時期に被災者向けの電話相談をはじめられたことは既に述べた。この電話相談は二十四時間開いているという点で画期的だった。小林さんは民間の立場にありながら、精神科医や臨床心理士のボランティアを集めて、困難な二十四時間オープンを実現したのだった。そして驚くべきことにこの電話相談は、九六年三月末まで続けられるのであった。

相談は、夕方から午後十時ごろの間に多く、一日平均七、八件はあるという。九時から五時で終わってしまいがちな公的機関では、夜間の時間帯には対応できない。

この電話相談のボランティアに対して、その後「こころのケアセンター」から資金的援助がなされてはいるものの、それは食費程度の金額である。この事業はほとんど小林さんの努力で維持されている。

というのも小林さん自身が震災で家を失い、診療所に住み込んでおられたのである。被災地には当初は大勢いたボランティアも、だんだん数が少なくなっていった。この電話相談もボランティアの補充には苦労している。ボランティアが途切れるときは、小林さんみずから電話をとって相談を受けていた。

さて、その日、私が小林さんを訪れたのは、生田健一さんという四国の精神科医に会うためだった。彼はすでに何度も、この電話相談を手伝いに神戸に来ていたのだった。生田さんのように繰り返しボランティアに来る人は「リピーター」と呼ばれている。なぜこのように何度も被災地にボランティアで来てくれるのだろうか。どういう心情で続けているのだろうか。

それに対して生田さんは、恥ずかしそうにこう語った。

「私がお世話になった人がボランティアの要請をしてきたからそれに応じただけで、自分から積極的というわけではなかったんです。だから〝動機が不純〟なんです。ボランティアでこんなことをしていますと言うと、偉そうに聞こえるでしょう。だから枯れ木も山のにぎわいと考えるようにしています。今ではボランティアに楽しみや充実感を持てているように思いますね。だから、リピーターをしているんでしょうね」。

あまりに控えめな生田さんの発言に、私は妙に納得させられた。災害直後のボランティアブームはどこか高揚した気分に彩られていたが、それとは対照的だった。生田さんにはまるで「ちょっと遊びに来ました」と言わんばかりの気楽さがあった。

その夜、小林さんと生田さんと遅くまで話がはずんだ。地震がなければ、このような組み合わせで話をすることはなかっただろう。ボランティアが引き合わせた不思議な縁である。

このようなボランティアの縁で知り合った精神科医に、関東の中谷真樹さんがいる。彼は勤務先の病院から派遣されて、神戸市内で精神科救護活動を行なった。彼は日ごろから精神障害者の社会復帰活動に尽力する臨床医である。そのために震災の後、被災地の精神障害者の援助をしたいという目的意識は明確だったという。

中谷さんはボランティア活動の中で、神戸のある作業所の人たちとすっかり親しくなった。「作業所」とは精神障害者のための一種の社会復帰施設である。施設といっても、古い民家を利用した小規模のものが多いため、震災でそのほとんどは全壊してしまった。

中谷さんは、最初のボランティアから帰った後も、遠くから作業所の再建に関心を寄せ続けた。そして、その後も神戸を何回か訪れている。

私は学会で東京に行ったさいに、中谷さんと会う機会があった。彼は震災ボランティア体験について、いろいろ私に語ってくれた。

「ボランティアで行った当初は思うように活動の成果が上がらず、不全感を持ちました。でもその後、神戸に行くたびに、市民や作業所のメンバーが災害を乗り越えようとする姿を見て、自分自身が励まされるように感じます。なにかに貢献するというより、自分のためという気持ちがしますね」。

そういって中谷さんは、地元の私が恥ずかしくなるくらい、神戸の地域医療について熱く語るのだった。

生田さんも、中谷さんも、非常に忙しい本業を抱えながら、貴重な時間をやりくりして、今も被災地にかかわっている。二人ともその行為を「自分のため」であると言い、活動の成果についてはまったく控えめなのである。

十二月になってからも中谷さんは、お餅つきのイベントのため神戸に来てくださった。彼の勤務する病院から二人の方（ソーシャルワーカーとナース）もいっしょに来てくださった。お餅つきは仮設の作業所が建っている西灘公園で行なわれた。作業所に通う患者さん（ユーザー）たち、保健所のソーシャルワーカー、その他、たくさんのボランティアの人たちが来ていた。

日曜日のお昼前、私も二歳になる娘をつれてお餅つきに少しだけ参加した。中谷さんは地元の人のように甲斐甲斐しく蒸した餅米を運んだり、餅をついたりしていた。近くの仮設住宅の人たちにもお餅はふるまわれていた。

公園の周囲にはまだ取り壊されずに建っている崩れたマンションがあり、ところどころに更地が目立ったが、その公園の一画には和やかなムードが漂っていた。私はお餅つき自体がずいぶん久しぶりだった。そして、あの騒然とした時期には、こうやって年末に餅をつくことなど想像だにできなかった。

ボランティアが華々しく活躍した時期は、今となってはなつかしい思い出である。その多くの人たちとはもう会う機会もないかもしれない。

だが、今も地道に目立たずに活動しているリピーターたちがいる。彼らの存在がどれほど貴重なものか、強調してもしすぎることはないだろう。リピーターたちは災害直後の混乱期の救援活動とは違った、きめの細かい活動をしている。

生田さん、中谷さん以外にも私は多くのすばらしい臨床医に会ったが、彼らの大半は震災ボランティアの縁がなければ知り合うことはなかっただろう。

なにもいいことのなかった大震災だが、私にとって唯一よかったことは、そういう人たちと出会えたことである。

4……学校の試練

震災直後は、多くの学校が「避難所」になった。学校は平常時とはまったく異質の空間になった。玄関には行政のお知らせ、ボランティア情報、尋ね人などいろいろなビラが貼られていた。仮設の電話機も置かれていた。

運動場には、避難者の車が列をなして駐車されていた。また物資置場、炊き出し、仮設風呂などのテントが張ってあった。

避難者はたいてい、体育館、講堂、教室に住んでいたが、廊下にまで人が溢れていたところもあった。学校なのに子どもの姿は少なく、昼間はむしろ老人が目立った。着の身着のままの人もおり、粗末な衣服やジャージ姿の人が多かった。

避難所内は学校の先生たちやボランティア、一部の住民が一生懸命清掃していたが、それでも煙草の吸いがらや空き缶が落ちていた。酒瓶やビール缶も混じっていた。避妊具が落ちていたという話も聞いた。平時ならおおっぴらに学校で見かけるはずのないものが、いくらでも目についた。すでに学校の面影はなく、以前からずっと避難所であったかのような錯覚すらおぼえた。

避難所になった学校の多くは、先生たちが管理をしていた。それはもちろん本来の学校の業務ではなく、先生たちから望んだことでもなかった。校長先生や教頭先生までもが泊まり込んでいた。大変な役割なのに、そこから降りることはできないのだった。

学校の先生たちの本音は、「一刻も早く学校を元の状態にして、本来の仕事に戻りたい」ということだったろう。だが、被災者たちの行き場ができるまで、学校から追い立てることができないこともよくわかっていた。

私たちが救護活動を行なった湊川中学校の岸本石根校長（当時）は、後にこう書いている。

私は、避難所の運営では避難されている方々との信頼関係を最も大切にしてきた。信頼関係さえしっかりしていれば、学校の事も理解してもらえると信じていた。自治組織をつくったのもその一つである。「避難者の方々には細心の気配りをして欲しい。一寸したトラブルで、今まで一生懸命やってきたことが水泡に帰する事もあります。私自身も肝に銘じています。」と先生にいってきた。

（神戸市立湊川中学校編『震災綴り　人・ふれあい・助けあい』）

先生たちは、避難所と学校の板挟みになっていたのである。当時、岸本校長先生は、疲れた笑みを浮かべて私たちにこう言った。

「ここは避難所として他の人に続けてもらって、われわれは仮設の学校にでも代わりたいですわ」。

私には返すことばがなかった。

私たちの精神科救護活動はいくつかの避難所の巡回相談も行なっていたが、その際、校長先生にひとこと挨拶に行くようにしていた。校長先生の中に疲れの目立つ人、いらいらしている人などがいることに私たちは気づいた。ちょうど精神科医としても有名な作家の加賀乙彦さんが、二月の初めごろボランティアとして神戸大学病院精神科に来てくださっていた。ベテランの加賀さんに校長先生の巡回相談をしてもらうことは、まさに願ってもないことだった。私やボランティア医師たちでは、若すぎてどうにも貫禄不足であったのだ。

加賀さんは、そのときの模様を次のように記している。

　私の訪問そのものについても拒否的な人がいた。この多忙な時に余計な話などしていられないという態度で、いかにも面倒くさげな応対であった。辛抱強く話をしているうちに打ち解けてきて、行政の一方的な押しつけやボランティアの善意ではあるが身勝手な行動やマスコミの報道姿勢への批判が飛び出してきた。

（中井久夫編『１９９５年１月・神戸』みすず書房）

このように学校の先生たちは突然に重大な役割を担わされ、ストレスでへとへとになっていたのである。

だがストレスフルなのは先生だけではなかった。子どももいろいろなストレスを被っていた。

二月になってからほとんどの学校が部分的に授業を再開した。もちろん体育館や他の教室にはまだ避難者がたくさん住んでいた。生徒たちは遊ぶところもなく、運動場に駐車した車の間を走りまわっていた。多くの子どもが授業に関心を示さず、注意力がなくなっていた。落ちつかないのは子どもたちも同じだった。

地震発生時に死に直面する、家が倒壊するなどの衝撃的な体験をした生徒がたくさんいたのである。

壁がおち、ぼろぼろになった部屋を見ていると、なんともいえない気持ちがこみ上げてくる。へいぼんで、毎日が同じようなくり返しだったあの日に戻りたい。

ボーとしていると、へいぼんだったあのころが見えてくる。何か、変わったことはないかと思っていたからこんなことがおきたんじゃないかと、すごく自分がいやになったこともある。

（二年、永谷照美さん。前掲『震災綴り　人・ふれあい・助けあい』）

生徒の心の傷つきをどう支えたらいいのか、とまどいを感じる先生もあった。

無邪気な生徒は「先生、家焼けてもうた」とあっけらかんに言う。はげましの言葉につまってしまう。「どうだった」という言葉がかけづらかった。本当であれば、震災直後にそれぞれの家庭に伺い、様子を聞き、はげますのが教師の仕事であるにもかかわらず、それができなかったのである。それが今でも心のかたすみにひっかかっている。（前掲書）

現在、避難所の多くはすでに閉鎖されて、学校は平常に戻っている。だが、傷ついた子どもたちはまだもとの気持に戻れていない。学校は子どもにとって精神的な意味での「避難所」にはなれないものだろうか。子どもの傷つきは、どこかで誰かが受けとめてやらなくてはならないのである。

まだ避難者のいる学校もあるが、多くの学校にとって避難所という試練はもう終わった。だが、傷ついた生徒たち、そして先生自身の気持ちの再建にはまだ相当の時間がかかるだろう。その意味ではまだ試練は終わってはいないのである。

5……イライラする子どもたち

十月の末ごろに、私は、神戸の湊川中学校養護教諭の青戸勝子先生に会いに行った。ご存知の方も多いだろうが、養護教諭とはいわゆる保健室の先生である。今、全国的に養護教諭は学校の中で非常に重要な役割を担っている。それは保健室が学校の中では特別の空間だからである。ここでは管理や評価や競争は影を潜め、代わりに休息がある。

学校にうまく適応できない子どもたちの中には、保健室を利用する子がたくさんいる。だから養護の先生は、一般の先生たちよりも子どもの生活をよく見ている。

私たちは避難所救護活動のさいに、保健室を詰め所として使わせていただいた。青戸先生は私たちの救護活動をいろいろな面で支えてくださった。

災害時の救護活動は、ある意味で保健室の平常の機能の延長線上にあったかもしれない。学校に保健室があってよかった、保健室のある学校が避難所になってよかった、と当時私は思ったものである。

八月に神戸市が避難所廃止を打ち出してから二か月後、湊川中学校で避難生活を続けているのは一六人だった。一方で学校はほぼもとの体制にもどっていて、授業や部活動を行なっていた。

避難者を尊重してはいても、生徒との小さなトラブルはちょくちょくあるらしい。ボールが誤って飛んできた程度のものではあるのだが……。

避難者にとって、生徒の通う学校で今なお生活を送ることは相当のストレスだろう。イライラするのも無理はない、と私は思ったが、青戸先生によると、どうやら避難者だけではなく、生徒たちの中にもイライラがくすぶっているらしかった。不登校、けんか、非行などが震災前より多くなっているということだった。先生方はその対応に追われているという。

子どもたちは先生の前では一見、あっけらかんとしていることも多い。だが、その表情のすぐ裏側にイライラした気持ちがあるのを感じる、と先生は言う。教頭の河野静二先生はこう話してくれた。

「生徒たちはどうも気持ちが荒れているようです。でもなかなか表には出さないんですね。私は震災直後に〝心のケア〟と言われてもぴんと来なかったけど、今はよくわかります。子どもたちの気持ちをどうしたらいいのかと思いますよ。〝心のケア〟というものは、これから必要なのではないですか」。

震災が子どもに与えた影響については、さまざまな機関が調査を行なっている。たとえば豊中市立教育研究所が行なっている相談では、地震の後、家に引きこもりがちになったり、眠れなくなったり、集中力が低下したりする子どもの例が目立ったと報告されている。

重要なのは、これらがけっして異質なケースではなく、大多数の子どもたちにもどこか通じているということである。先生たちの感じる「子どものイライラした雰囲気」はまさに被災地の子どもたちを包むものであった。これは数字にはなりにくいことかもしれないが、非常に大切な現場感覚であると私は思った。

その後、十二月はじめにもまた私は湊川中学校を訪問する機会があった。「学校保健研究会」に出席してほしいとのお誘いがあったのである。

当日、講堂には全校生徒が集められていた。教頭先生、青戸先生や学校医の先生とともに私は壇上にかしこまっていた。まず、青戸先生が健康診断の結果を報告された。震災の影響で、肥満、虫歯が増えていた。震災のストレスによる過食、体育の授業や部活動の休止による運動不足が肥満の原因だろう。また、虫歯は、震災による生活習慣の変化や断水による水不足で歯磨きができなかったためだろう。

その後、保健委員の生徒が、生活実態についてのアンケート調査結果を発表した。この学校では住宅が全・半壊した生徒は八割を超えるという。遠い仮設住宅あるいは仮住まいから通っているために、通学に一時間以上かかる生徒もいる。

アンケートの最後の「今、悩んでいること」という問いには、はっきりと震災による生活の変化にとまどう生徒たちの本音が現われている。「早く家が建ってほしい」「仮設に住んでいるので不便」「校区外からの通学がたいへん」「はやく家に戻りたい」などが上位にある。その後、校医さんや私に対して、生徒たちからいろいろな質問が飛んだが、とくに震災に関連する問いはなかった。生徒たちは総じて屈託がなく、雰囲気はなごやかだった。少なくとも私は、重苦しい空気は感じなかった。私がはじめて知るこの学校の一面だった。

だが、けっして生徒たちが気楽なだけでないことは先生から聞いていた。親が生活の建て直しに気を取られているため、子どもは十分にかまわれていない――そんな家がいくつもあるということだった。一般に、あっけらかんとして見える子どもが、深く傷ついた心を隠しているのは珍しいことではない。外見だけで子どもの気持ちを判断しないよう、気をつけなくてはならない。

震災の影響は、地震発生時の衝撃的体験だけではなく、家庭生活のストレスに広がっている。震災後に生活が大きく変化した家族は少なくない。なかには、生活苦、両親の不和、親のアルコール問題などに発展した家庭もある。これらが子どもの気持ちを、いっそう圧迫するのである。

そういった家庭のもつ問題は、個々の例をみれば震災以前から潜在的にあったことかもしれない。しかし、震災が直接・間接に多くの家庭を変質させてしまったことは、まぎれもない事実である。子どもたちは落ちつかない家庭の雰囲気を、そのまま学校に引きずって来ている。子どもは家庭を離れて生活することができないため、家庭内のストレスからも逃れることはできないのである。

震災から時間が経つにつれて、問題は複雑に慢性的になっていく。震災の影響なのか、そもそもの家庭が原因なのかが、だんだんと判別しがたくなってくる。今後ますますこの傾向は強まるだろう。そして震災の「影響」というものは、その他の多くのストレスの中で見えなくなっていくだろう。

子どもたちの気持ちの負担を取り除くことは、けっして容易ではない。詰まるところ子どもも個人のケアだけでなく、その子どもの家庭に介入する必要が出てくるからである。

だが、学校にいる子どもたちに、少しでも安心でき休むことのできる〝オアシス〟を提供するのは大切なことだろう。そのために、保健室および養護教諭の存在は重要である。現在、「いじめ」「自殺」などの子どもたちの心の問題が大きな注目を集めている。震災を機に学校保健ににおける〈心のケア〉の取り組みがさらに活発になってほしいと思う。

四、避難所と仮設住宅の現実

1……「自立」への壁

避難所で出会った人たちは口々に、早く仮設住宅に移りたいと言っていた。仮設住宅はつらい避難所生活から抜け出すための命綱だった。初めての仮設住宅は、二月二日に淡路島にできた四戸だった。二月七日には神戸市の第一次抽選があった。その後何回かに分けて募集があったのだが、応募者は四段階に分けられ、優先順位がつけられた。高齢者、障害者、母子家庭などが第一優先順位になった。この優先順位についても実際の運用に当たってはずいぶん不公平感があった。

私が初めて見た仮設住宅は、湊川中学校の近くの荒田公園に並んでいた。三月末には表にふとんを干してあるのを見て、すでに入居した人がいるらしいと知った。はやくも桜の木は花を開かせはじめていた。春が訪れることが不思議に感じられた。あの頃は仮設住宅が建つのを見ると、なにかほっとするような気持ちがした。だが、私が仮設住宅の実情を自分の目で確かめたのはずいぶん後のことだった。

まだまだ被災地は大変な状況であったが、四月は、ボランティアの数がめっきり減った時期であった。新学期のはじまりとともに、学生たちがどっと引き上げたのである。それとともに、被災者の、あるいは被災地の「自立」を取り上げる発言がマスコミなどで見かけられるようになった。援助することは被災者の自立を阻むのでよくないというのである。だが、「自立」を論ずるのは、ちょっとまってほしいと私は思った。

確かに、自分たちでできることを、行政やボランティアに頼ろうとする人もいるかもしれない。だが、それは一部の人たちや一時的なできごとではないだろうか。被災者は援助を受けることで「得をした」とは思っていない。むしろ、必要なものを援助してもらわなくてはならないことは「屈辱」なのである。しかも、援助に対しては感謝すべきであるという暗黙の要請があるために、この屈辱感は公には表現することはできない。

自立にはそれぞれのペースがある。はやく立ち直れる人もいるが、なかなか思うように元の生活に戻れない人もいる。それを、援助しすぎたから依存心が強くなって自立できないのだ、と決めつけてよいものだろうか。

援助の必要がなくなったわけではない。必要な援助の質が変わったのだ。人々のニーズは、復旧とともに移り変わっていった。大切なのは、刻々変化するニーズをどう捉えるかであった。多くの救援活動は避難所を対象としていた。その必要が十二分にあったわけだが、損壊した住宅に住み続けた人にも、援助を必要とする人たちはたくさんいただろう。そういう人たちはボランティアと接することも少なく、文字どおり自力で生活を維持してきたのである。

二か月近くたってやっと水道が復旧したある中年女性患者は、「もう水汲みだけは絶対いや！」と身震いしながら言った。また、半壊した家の中で損壊がましだった一部屋に何人もが同居している人もいた。みんな「避難所暮らしの人たちのことを思うと、住むところがあるからましだ」と思っていたわけだが、かといっていつまでも我慢できる生活環境ではなかった。

不思議なことに、水道、電気、ガスというライフラインの復旧にともなって、私たちの病院を訪れる人も増えた。そのほとんどが震災を契機に発症した人たちであった。

あるお婆さんは、身体の震えが止まらなくなったと訴えて、病院を訪れた。同居していた娘夫婦は自分たちも忙しく、彼女の訴えを取り合わなかった。

「ガスが来て、風呂に入れるようになってホッとしたら、身体が震えだして怖くなったんですわ」と、そのお婆さんは言った。それまでは遠くの銭湯や自衛隊の設営した仮設のお風呂に入っていたのである。「お風呂に入っているときに地震がきたら、裸で一人でどうしようもないですやろ」。

しかし、身体の震えそのものは、じつは、震災直後からずっと持続していたという。「家族の者に悪うて病院には来れんかったです。私が我慢すればいいと思って」。それまでは病院に来ないで、自力でなんとかしようとしていたらしかった。家族も「いつまでそんなことを言っているの」と言って叱咤激励していた。

家で不自由な生活を送っていた人たちの中にも、心身の不調に悩む人はたくさんいた。問題は避難所だけではなかった。震災後の初めての春は、とりあえず災害直後の混乱の「雪どけ」の時期でもあった。だが、被災地の問題はこれ以降、持続的に、個別的に、より複雑多彩になっていたのだった。そして「自立」は目標などではなく、きびしい現実の「結果」として立ちふさがる壁でもあった。

2……神戸を去る人、戻る人……

震災後、多くの人が神戸を離れた。私の近所でも、大阪や京都に引っ越して行った家族がいくつもあった。とくに就学前の子どもが町から少なくなったような気がした。私の担当患者さんの中にも、神戸を離れた人がたくさんいた。

たとえば、四十代半ばの神経症のKさんは、もともと大阪出身だった。

「いつ次の地震が来るか心配で神戸に住めない。もう二度と神戸には戻りません」。

そう言い残して、早々に大阪に転居してしまった。今もときおり手紙をいただくのだが、引っ越してから震災に関する話題はなくなった。Kさんはひどくあっさりと被災地を去って行ったのである。

それとは逆に、震災から半年以上が過ぎ、夏ごろになると、県外に疎開していた人たちがぽつぽつと神戸に戻って来るようになった。

長年、外来通院していたLさんは震災後、ふっつりと姿を現わさなくなった。私はひじょうに心配して、新聞の死亡者リストを何回も見たが、名前はなかった。

ところがある日、彼はひょっこりと診察室を訪れた。日に焼けていたが、風貌は以前と変わらなかった。五十歳を超えているのに、どことなく子どものような風貌で、ひょうひょうとした雰囲気があった。

「家は全壊でした。よく生きてたと思いますよ。両親とも無事です。今まで東京の姉のところにいました。こんど仮設住宅が当たったので戻って来たんです。場所は神戸市西区です。

不便ですけど、ぼくは田舎にも住んでみたかったから、けっこう楽しんでますよ」。

Ｌさんはそう言った。東京では、近くの神経科診療所に通院していたそうである。彼の無事を知り、彼のなつかしい語り口を聞いて、私はほっとする思いだった。

Ｌさんは慢性分裂病であり、仕事をすることができない病状なのだが、淡々と日々の生活のなかに楽しみを見出しているような人であった。年老いた両親と住みながら、かつては近くの公園を毎日、清掃したり、気が向けば絵を描いたりしていた。

冬になって、彼は外で焚き火をするようになった。そこに近くの子どもたちが集まって暖を取り、焼き芋を食べて話をする。同じく近くの仮設住宅に住む元大工さんの老人がドラム缶を利用して作った焚き火である。ちなみにこの老人は自分の技術を生かして、無報酬で、痛みやすい仮設住宅の修理をしてまわっているそうであった。

また同じく中年になる女性患者のＮさんも最近、神戸に戻って来た。彼女は震災後、きょうだいたちの家（東京、大阪、京都など）を転々と渡り歩いた。

「きょうだいが多くて、助かったわ」。

Ｎさんはそう言ってほほえんだ。極端に無口なＮさんだけに、その一言から疎開生活の苦労がしのばれた。やつれたなあ、と私は思った。

彼女の家は半壊だった。もうすぐ修理が終わって元の家に戻れるという。家の話をした後で、彼女はぽろっと漏らした。「長かったわ。やっぱり自分の家がええな」。

一方、まだなかなか神戸に帰って来られない人たちもいる。

六十歳を過ぎるOさんは腎不全のため週に三回人工透析をしていた。ところが地震直後マンションのドアが開かなくなって、数日間も閉じこめられた。レスキュー隊にようやく救出された後、すぐさま人工透析のできる病院に運ばれた。

だが、ひとところで治療を続けることはできず、その後、透析のできる病院を転々とした。彼は最終的には大阪の病院に落ちついた。

Oさんは身体の調子がよくなりはじめると、タクシーに乗って遠くからふたたび私の外来診察を受けに来た。他にも余病の多いOさんは、一度病院に来ると三つくらいの診療科をかけもち受診する。

「はやく神戸へ帰って来たい。私は神戸に生まれて、神戸で育ったんです。やっぱり神戸がよろしいわ。大阪には馴染めません」。

Oさんはそう繰り返した。

マンションは全壊で、復旧のめどもたっていないそうである。新しい住居を探しているのだが、同じ神戸でも元の住みかから離れたところには行きたくないのだと彼は言った。

「隣のマンションは立ってるのに、なんで私のとこが潰れたんですやろ。そう思うといらいらしてくるんですわ」。

Oさんは落ちつきなく、そう言った。

その後、秋ごろになって、ようやくOさんは神戸に引っ越して来ることができた。ただ、適当な部屋が見つからなくて、前の家の近くに住むことはできなかった。それでも引っ越しが決まると「やっと帰って来れます」とOさんは何度も繰り返した。

さいわい私は住居を移らずにすんだのだが、地震後、住居を転々とすることのストレスは思いのほか大きいものである。ちゃんとした住まいであっても、それは〝仮住まい〟なのである。

被災地から遠くに離れるほうがむしろ、被災地にとどまるよりもストレスを感じるとする研究もある。たとえば一九七四年オーストラリアでのサイクロン(熱帯性低気圧)災害で、「同程度の衝撃を受けた人たちのなかでのストレス作用は、残留者が最低、立ち退いたままの被災者が最高だった」(ラファエル)のである。

被災地に住む多くの人がよく話題にしたのだが、被災地を離れるとそこは「別世界」であった。私も被災後はじめて大阪に行ったときの衝撃は忘れられない。被災地ルックでくたびれた足どりの私の周囲を、さっそうと人々は通り過ぎていった。街はまったく無傷であった。

被災地から離れて暮らすことは、こうした周囲とのギャップを感じつつ生きていかなくてはならないということである。私の妻は、大阪に避難したときに子どもを公園で遊ばせていたところ、見ず知らずの人に「神戸で被災した人は罰が当たったたんですよ」と言われたそうである。また私の知人は、大阪にある職場で「いつまで甘えてるんや」と言われてひどく傷ついたと言っていた。

そして、そうやって、もといたところにやっと戻って来ても、それで終わりではない。そこにはまだ生活の再建のための長い営みが待っている。

そして、個人から地域へ目を移してみると、Lさんや元大工さんの老人のように一見社会からはみ出して生きているような人が、仮設住宅群の中で新たな地域社会の芽を育てている。それはとても興味深いことである。地域社会の復興とは、ぴかぴかの経済活動だけではないはずだ。社会的弱者といわれる人たちの日々の営みの中にこそ、貴重なものがあるように私には思えるのである。

3……避難所の閉鎖

震災からちょうど七か月後になる八月十七日に、私は避難所となっている湊川中学校を訪れた。そこはかつて、私たちが精神科救護活動を行なった場所であった。

焼けるように暑い午後だった。運動場にはテントも乗用車もなかった。あれほど校内を行き交っていたたくさんの人たちが、すっかり姿を消していた。かつて通路もないほど密集していた体育館はがらんとしていたが、それでもそこにはまだ避難生活をしている人たちがいた。

私には大勢の避難者がいたときの印象が強く、久しぶりの湊川中学校の変貌には、奇妙な違和感となつかしさを感じた。ピーク時には二〇〇〇人以上いた避難者は、そのとき七〇人になっていたのである。もちろん、この避難所だけではない。兵庫県全体では、ピーク時三四万二〇〇〇人いた避難者が、六七〇〇人足らずになっていた。だが、私の感慨とは裏腹に、残された七〇人にとってこの避難所はまだ過去のものではなく、あくまで「現在」なのだった。

この間、マスコミは減少していく避難所と避難者の数を刻々報じていた。確かに避難所と避難者が減少することは喜ばしいことである。それは社会の復旧の歩みを示しているからである。だが、今なお避難所生活をする人たちがどういう事情を抱え、どういう心情で暮らしているのかについては、十分な関心が払われてこなかったのではないか。

湊川中学校の体育館で会った人たちに、話を聞かせてもらった。

ある老人は力なくこう言った。その男性は家が全壊し、夫婦二人で避難していた。

「妻は心臓病のために病院に通っているから、できるだけ近い仮設住宅に入りたい。でも五回も申し込んだけど当たらなかった。妻はもう、限界やと思う。避難所がなくなった後、どうしたらよいのかわからん」。

老人、障害者、母子家庭などの人たちは、仮設住宅入居に際して優先されたはずである。だが、それでも抽選から「漏れて」しまったという人がいる。

一方、社会の無理解に対して怒りをあらわにする人もいた。その四十五歳の女性は避難所に残る人たちの事情をわかってほしいと訴えた。

「私らは、ただ遠くの仮設住宅が嫌で避難所にいるんやないんです。みんなそれぞれ病人がいたり、商売のことがあったりして、遠くには行けないんです。絶対にわがままやないんです」。

確かに、神戸市郊外の仮設住宅からは市内へのアクセスが悪く、交通費もひじょうに高くつく。バスの最終時間は意外に早く、遅くまで市街地で仕事をする人は家に帰れなくなってしまうのだった。

そんな中で、神戸市は「避難所を八月二十日で廃止する」と発表し、実際それに踏み切った。すなわち災害救助法の適用を打ち切り、避難所を元の施設に戻すというのであった。避難所の人々は、市が定める「待避所」に移らなければならなかった。

行政は避難所の解消については紳士的であったとはいえない。前述の女性はこう続けた。

「二十日で避難所を閉鎖すると言われても、待避所がどこなのかも市は教えてくれなかった。〝前日にならないとわからない〟という。こんなのでは次のステップを踏めるはずがない。蓄えを使いはたした人は、にっちもさっちもいかないでしょ。いきなり〝あっちへ行け〟と言われて、そう簡単に動けますか」。

ただ幸いなことにこの避難所では、学校と避難住民との間に一種の共同体感情が芽生えたようだった。もともと学校の先生は早く避難所を学校に戻して、授業を再開したかったはずである。しかし先生たちはいらだつ避難住民から怒鳴られながらも、何日も学校に泊まり込んでいろいろと問題に取り組んできた。

湊川中学校の河野静二教頭先生は、十七日にお会いしたとき、こう話していた。

「住民の皆さんに対して、今では、よく一緒にがんばってきましたね、という気持ちです。とても出て行けなんて言えない。〝いい別れをしましょう〟と皆さんにも言っています。避難所について、〝仮設住宅が空いているのに〟と他県の先生から批判されることもありますけど、わかってないなと思いますね。ここでは避難住民優先で、学校の都合を押しつけたことは一度もありません。皆さんも学校の世話になったという気持ちなんでしょう、テントの後片付けや教室の掃除など自分たちでして、ほんとうにきれいにして返してくれましたよ」。

教頭先生は、二十日を過ぎても三三人が残るだろうと教えてくれた。この三三人は、じつに二四世帯であった。行き場のない単身者や老夫婦が多かった。ラファエルは「住む家と場所への絆は強靱なものである」という。「『わが家』は安全・保護の場であり、聖域なのである」。避難所にとどまっている人たちだけが自分の住む地域にこだわっているわけでもなければ、遠い避難所に移り住んだ人がこだわりなくすんなりと古巣を離れたわけでもないのだ。避難所をなかなか離れられない人たちは、将来に不安を持ち、行政の対応に怒りを感じ、復興を急ぐ世間からの批判に傷ついていた。あせりとあきらめの中で、ただ事態が好転するのを待たざるをえないのだった。

4……喜べない仮設住宅の当選

「仮設住宅に当たったんですけど、ちっとも嬉しくないんです」。

久しぶりに診察に訪れた初老のP夫人はそう言った。彼女は数年前から不眠症で私の診察を受けていた。

Pさんの家は震災で全壊した。だが彼女はちょうど九四年暮れから内科の病気で郊外の病院に入院していたため、地震の被害を体験しなかった。

いっぽう、Pさんの息子さんは、地震の一撃で崩れた家からようやく脱出した。その後は、避難所となった近くの中学校で生活を続けた。最近、仮設住宅の抽選に運よく当選したので、息子さんは少なくなった家財道具を運び、母の退院を迎えたのだった。

息子さんは仮設住宅の当選を素直に喜んでいた。

「もう避難所生活はくたびれましたからね。仮設住宅がはやく当たってよかったです。まだ当たってない人が多いですからね。ほんとにぺらぺらの家ですけど。隣の話し声もまる聞こえです。夏は暑いでしょうね。まあ、なんにしてもほっとしました」。

だが、入院していたおかげで命拾いしたはずのPさんの表情はさえなかった。

「自分が被災したという実感がないんです。ただ家がなくなったというだけで……。入院していてよかったね、と言われるんやけど、それに仮設住宅が当たってよかったねと言われるけど、私はうれしくないんです。ここが自分の家という感じがないんですわ。もう嫌で嫌で。もう年だし、これからどうしていこうかと思うと、気持ちが暗いですわ」。

Pさんは陰気な表情でそう言った。

仮設住宅に当たったが、うれしくないという人は他にもいた。主婦のQさんは以前から不安神経症で通院していた。彼女の家も震災で全壊した。子どものないQさん夫婦は避難所でしばらくすごした後、夫の両親と暮らしはじめた。彼女は夫の両親とは折り合いが悪く、同居は彼女にとってひじょうに神経をすりへらすことだった。

Qさん夫婦は仮設住宅に申し込んだ。しかし、しばらくして彼女は浮かぬ顔で私のもとに訪れた。

「仮設住宅に当たりました。でもね、かなり遠いんですよ。主人の職場からも遠くなるし……。それに買い物に行くところがあんまりないでしょう。町まで出かけてくると交通費がすごくかかるし」。

数週間後、「引っ越したんですか」という私の問いに答えて、Qさんはこう言った。

「いちおう、荷物はかなり運んだんですけどね。引っ越すかどうか迷ってるんです。今さらあまり知らないところに行くのも気が進まないし。それに狭いし、これから暑くなるし、どうしようかなと思って……、けっきょくまだ主人の実家にいるんです」。

Qさんはため息をついた。

「しかたないって、わかってるんですけどね。でもなにかすっきりしなくって」。

Pさんも Qさんも、家が全壊するという不運に見舞われた。だが、幸運にも比較的はやく仮設住宅に当選した。仮設住宅にまだ当たっていない人たちは、彼女らを羨むかもしれない。「仮設住宅に当たった」という話を聞くと、誰でもついつい「よかったですね」と言ってしまう。彼女らも「おかげさまで」とか「ひと安心です」と答えてはいる。だが彼女らの心境は複雑であった。けっして「よかった」わけではないからである。なのに、まだ住居が決まらない人に気兼ねして、不満なことは口にできないのだった。

この時点では、私は仮設住宅を外見からしか知らなかった。私が仮設住宅の中を見せてもらったのは、ずいぶん後になってからだった。もちろん外見上も殺風景きわまりないものなのだが、住んでみればさらに住み心地の悪さが歴然とするようだった。

また、仮設住宅の大きな問題の一つは、住み慣れた地域を離れるということである。避難所にとどまっている人たちは、とりあえずの住居を得るよりも住み慣れた地域にとどまるほうを選んだのだ。だが仮設住宅には選択の余地がない。地域を離れざるをえないのである。

夏ごろに、荒田公園にある仮設住宅に住む人に話を聞かせてもらったことがあった。この仮設住宅にいる人たちは、自分の住み慣れた地域の中にとどまれた人たちであった。

洗濯物を干していた三十代半ばの女性はこう言った。一家六人は三月十日に避難先の学校から仮設住宅へ移ってきたそうだった。

「自宅（兵庫区）は全壊しました。でも、ここは昔住んでいたところに近いし、顔なじみの人もいます。子どもの校区はほんとうは変わっているんですけど、もとの学校に行かせてもらってます」。

同じ仮設住宅への入居でも、同じ地域に居続けられるケースと、そこから引き離されるケースとでは雲泥の差があるのである。だが、同一の地域にとどまれた人はまれである。大多数の人たちは、離れた場所にある仮設住宅に移って行った。

被災地以外の人たちから見れば、住み慣れた地域を離れるといってもそんなに離れてないのではないか、と思えるかもしれない。しかし、そこには被災者がもつ将来への不安が色濃く反映していることを、どうか理解していただきたいと思う。また同じ市内でも商業地と住宅地(ないし開発予定地)ではかなりの環境の差がある。同じ市内であっても同じコミュニティではないのである。このコミュニティに対する愛着については後でも触れよう。

私は仮設住宅が無用だというわけではない。やはり住宅は必要である。それを自治体が懸命に補充しようとしていることも理解できる。

だが仮設住宅に入居できたとしても被災者たちの問題は終わらない。避難所全盛期には希望の的であった仮設住宅は、いざ住みはじめると苦痛以外のなにものでもなかった。彼らは震災で家とともに「自分」にまつわる多くのものを失った。住むところができて一応の安定を得て、本格的にそうしたものの「喪失」と向き合うことになったのである。

Pさんも Qさんも、しかたのないことだと何度も自分に言い聞かせていた。でもまだ納得できないのだった。
この喪失感をどうやって癒していけばよいのだろう。行政の援助はひとまず仮設住宅に入居したところで終わりである。この後は、「自力」だけで立ち直っていかなくてはならないのだろうか……。

5……仮設住宅の現実

十一月の末に、友人の精神科医が仮設住宅に往診に行くというので同行させてもらった。私たちが訪れたのは、神戸市中央区にある人工島「ポートアイランド」である。

ポートアイランドは、三宮から「ポートライナー」と呼ばれる無人運転の列車に乗れば、島までは十分程度の距離である。震災前は、島とはいえ地続きのような感じだった。だが、震災直後はポートライナーも道路もダメージを受け、本土との交通はマヒした。島はすっかり孤立した。地面の液状化現象もあった。同様の現象はもう一つの人工島「六甲アイランド」にも起きている。人工島の意外なもろさは人々の印象に強く残った。

そして今、ポートアイランドには、三一〇〇戸の仮設住宅がある。そのほとんどが島の中心部からは少し離れたところにある。

私たちは同じ形をした殺風景な棟が建ち並ぶ中を歩きまわって、Rさんの部屋を探した。彼はアルコール依存症で、六十歳を過ぎているが家族はなく一人暮らしをしていた。

Rさんはふとん以外なにもない部屋に私たちを通してくれた。部屋は二つあって、手前の四畳くらいの部屋に彼は寝ていた。奥の六畳は空っぽだった。

近くの道路をダンプカーが走るたびに、部屋が揺れた。

「この振動で釘がゆるんでくるんや」。

Rさんが指さした床や壁の釘は、確かに浮いていた。歩くと、床が平らではないため、畳も浮いてくるようだった。隣の部屋でなにやら用事をしている音がまる聞こえだった。だがRさんは、物音にはもう慣れた、とこともなげに言った。彼の心配は経済的なことだった。アルコール依存症以外にも持病のあるRさんは働くことができず、生活保護を受けていた。ここでの暮らしはとてもお金がかかるとRさんは言う。たとえば電気代。夏の猛暑のとき、トタン屋根の仮設住宅の室内の気温は五〇度を超したと聞いた。各戸にはあらかじめエアコンが備え付けられているが、フル回転させるとひと夏の電気代が数万円になるという。交通費も高くつく。どうしても島の中ではすまない用事もある。たとえば今までのかかりつけの医者に診てもらおうと思ったら、ポートライナーに乗って出かけなくてはならない。

「もう今月は、ほとんどお金がないんや」。

Rさんは心細そうにそう言った。Rさんだけでなく、経済的な苦しさは仮設住宅に暮らす人たちの大部分に共通することであろう。

また、彼のいる仮設住宅のブロックはお年寄りが多いようだった。おそらく、お年寄りが仮設住宅の抽選のさい優先されたからだろう。

自治会組織を作ったブロックには、「ふれあいセンター」という仮設の集会所が建てられつつあったが、お年寄りの多いブロックではそんな積極的に活動できる人がいるのだろうかと私は心配になった。

私たちはその後もう一軒、Sさんという患者さんの住まいを訪問した。彼女のいる仮設住宅は島の最南端のブロックにあった。その周囲は工事現場のような殺風景きわまりないところだった。海からの強い風が私たちを吹き飛ばそうとした。

Sさんの住む仮設住宅は一部屋しかないタイプだった。その狭い部屋に、半壊の住居から運び出したという大きなタンスや衣類やふとんが乱雑に押し込まれていた。Sさんの心配もまた生活費だった。

「一回病院に行ったら、交通費が一〇〇〇円くらいかかるねん。買い物も勝手が違うからつい買いすぎてしまうし。お金を使わんとこうと思って、あんまり外に出ないようにしてる。義援金でもらったお金も、もうみんな使ってしまったわ」。

彼女は今にも泣き出しそうな顔でおろおろしながら、何度も同じ話をした。私たちが帰ろうとすると何度も引き留めた。仮設住宅に移ってますます日ごろの話し相手がいなくなったのである。彼女の住む区域には自治会はなく、朝、共同の洗濯物干し場で顔を合わせるのが、唯一の近所づきあいだという。

Sさんの部屋を出ると外はもう薄暗かった。勤めから仮設住宅に帰って来る人たちが、ポートライナーの駅からぞろぞろと歩いてくる。その人たちの群れと逆方向に私たちは歩いた。街路樹すらない薄暗く広がる荒野に、仮設住宅は整然と建ち並んでいる。そしてその住宅群の向こうには、遊園地の巨大な観覧車がライトアップされていた。一九八〇年に開催されたポートピア博覧会のさいに作られた遊園地である。それは日本が、そして神戸市が、バブル経済に突入する前夜のことだった。

寒々とした暗がりの中の仮設住宅と、きらびやかな大観覧車の対比に私は身震いした。私たちは黙って歩いていた。

仮設住宅に住む人たちの大半は経済的に困っている。新しい住居に移るためのお金を自力で蓄えることはとても難しいだろう。公共住宅の整備をなんとしても推進していただきたいところである。

仮設住宅に住むお年寄りたちは、震災前には下町の喫茶店で新聞を読み、お店で立ち話をし、病院の待合室に集まり、老人会などでゲートボールや囲碁をしていたのである。町には住宅だけではなく、いろいろなお店や人間関係がある。自然発生的にたまり場ができあがっている。それらは都市に暮らす人たちが利用できる資源（リソース）である。

だが仮設住宅の周辺にはそういうリソースがほとんどない。そのリソースの乏しさを私たちは「殺風景」と感じたのだ。リソースのない暮らしはうるおいがなく、精神的にも物理的にもひじょうに努力を要するものになる。

この「殺風景な」住宅群のなかで、どのようにしてうるおいを取り戻せばいいのか。それでも困難な中で自治会が作られつつある。「ふれあいセンター」では住民やボランティアの人たちによってさまざまなイベントも行なわれている。とにかく仮設住宅への関心を失わないようにしよう。どんなかたちであれ、いろいろな人々がかかわっていくことがなにより必要なのではないか。

五、変化してゆく意識

1……私の「リアル病」

五月末に久しぶりに神戸を離れ、仙台市を訪れた。ある学会に参加するためだった。風がここちよく、木々の緑が目にしみるようだった。町は清潔で、人々はのどかであるように思えた。

けれども、神戸とのあまりの違いに、私はみょうな居心地の悪さを感じた。自分がそこに参加していなくて、まるで映画を見ているような違和感があった。

神戸の町は食べ散らかした魚のようになっていた。あちらこちらで解体作業が進み、瓦礫となった柱や鉄骨が骨のようにむきだしになっていた。

粉塵が宙を舞う。しばらく町を歩いていると顔がほこりっぽくなり、のどが痛くなってくる。しかし、以前にくらべるとマスクをつけている人は少なくなった。

ダンプカーやパワーショベルが轟音を響かせて通り抜ける。ビルのコンクリートを削る音がガラガラ、ガシャンと聞こえてくる。そして空き地が少しずつ増えていく。

被災地の人たちは、このような風景にすっかりなれっこになっていた。だが、一歩被災地を出ると、あまりの落差に啞然とせざるをえなかった。

私は久しぶりにのんびりするつもりだったのだが、神戸とのいろいろな差異が目につくたびに、

「神戸がこんな美しい町に戻るには、どれくらいかかるのだろう」。

そう考えてしまった。

地震を体験し、今なお解体の進む被災地に住んでいるうちに、私は自分の価値観や感じ方が知らず知らず変化しているのに気づいた。ここではそれを仮に「リアル病」と呼ぼう。地震による建物の破壊、身近にむきだしとなった生死のありさま……、それらはあまりにリアルな、疑いようのない事実としてある。圧倒的な地震体験や破壊された事物を前にして、人々はことばを失った。さまざまな感情がわき起こっても、ことばで表現できなかった。私は、ことばにすると嘘になってしまうと感じた。ことばを失わせてしまうほどに、リ

アルなものは情け容赦がない。そのことを私は思い知った。

私の場合、リアルな事態にとらわれる一方で、口先だけのこと、やたらに理屈っぽいことに対して拒否反応が起きる。

「そんなことばだけのことは、ひとたび地震が来れば崩れ去ってしまう」。

そう思えてしかたがないのである。

それは私だけの感想ではないようだ。

「もう物欲はなくなった。物をためこんでもしかたがない」。

「あらためて家族の大切さを、しみじみ感じるようになった」。

そう漏らす人も多い。これは生き延びたという安堵《あんど》感から生じたものなのだろうが、私の「リアル病」に近い感情でもあろう。

つまり震災という強烈にリアルな事態と出会ったことによって、その人は今まで当たり前だった物質生活や家族関係を、別の目で見ることになった。そして、他人との比較ではなく、自分にとって身近で実際的なものに価値観が変化したのであろう。

都市が崩壊するような事態というのは、五十年前の「戦災」とまた類似の体験かもしれない。避難所で出会ったあるお婆さんは、空襲のさいに身についた習慣から、長年、貴重品と身の回りの品ひと揃いを風呂敷包みにして、いつでも持ち出せるように用意していたという。今度の震災では、その包みを持って逃げ出したそうである。「これが役に立つとは思えへんかったわ」。そうお婆さんは言った。彼女の風呂敷包みは、まさにリアルな暮らしの象徴のように私には思われた。

被災地の中にいると、震災以外のできごとについても、「リアル病」のまなざしでものを見てしまう。

たとえば、最近、マスコミをにぎわしたオウム真理教のニュースでも、私の目に入るのは"リアル"なことばかりだ。毒ガスで被害を受けた人たち、教団内に隔離された子どもたち、教祖の子どもたちが身体的・精神的に傷ついていること。私にとっては、そのことがリアルな出来事である。一方、有識者のコメントも、教団の説く教義も、同様に空疎なものと私には思えてしかたがなかった。

このようにリアルなものを中心に考えることがいいのか悪いのか、私にはわからない。これも震災によって得た一つの「発見」といえるかもしれない。「リアル病」は空理空論におちいらない、実質的な考え方だからである。

とくに精神医学には難しい理論が多く、理論が実践を妨げることもある。理論をこねまわすより、とにかく患者さんの心の傷という、もっと「リアル」な出来事に対処していくべきだろう。

だが、リアルすぎるのもどうかという気がしないでもない。リアルなものはどこかうるおいに欠けることも確かだ。身も蓋《ふた》もない感じがする。確かに瓦礫はリアルである。立派な家も地震が来ればただの瓦礫である。だからといって、人は瓦礫の中で生きるわけではない。

このようなことを、緑したたる仙台市で私は考えた。この町には美しさがリアルに存在していた。神戸の町が美しさを取り戻していくにつれ、私の「リアル病」も回復していくにちがいない。

2……震災報道への疑問

大震災が起きて夜が明けると、神戸はすっかりニュースの中心になっていた。ラジオもテレビも一日中災害に関する報道を流していた。地震後数日間、私は時間があくとラジオを聞きテレビを見ていた。同じ情報が何回も繰り返されていたが、もっともっと知りたかった。夜、眠りに落ちるのが恐くて、遅くまでテレビを眺めていた。

私がはじめて新聞を読んだのは、震災後三日目だった。とても新鮮な感じがした。文字どおり震災一色の記事であったのを見て、「やはり大きな震災だったのだ」と確認し、みょうに納得した。

直後にはただ、死傷者数の上昇に目を奪われていた。しかし、まさか行方不明者のほとんどが死者に置き換わっていくとは思わなかった。ほんの数十キロ四方での出来事なのに、それを自分の目で見るのではなくて、どこか遠くから送られてくる新聞やテレビで見るのは不思議な気がした。

地震にまつわるニュースは見たくないと拒否反応を示す人もいた。私のある同僚は、倒れた高速道路などのあまりに有名になった映像が話題に上ると、「いやあ、まだ見ていないんですよ」と答え、積極的に見ようとはしなかった。ニュースを喰い入るように見ていた私は、まだ被害が軽くて冷静なほうだったのだろう。

一方、被害情報だけでなく生活情報も重要だった。道路交通事情、開いている銭湯・マーケット、炊き出しの場所など身近な情報が必要とされた。

マスコミの流した生活情報もある程度役に立ったが、そのとき知りたいことがその場でなかなか探し出せなかった。この手の情報は口コミのほうが断然役に立った。

地震後三、四週が過ぎるうちに、震災以外のニュースの割合が増えていった。被災地が日本の関心の中心でなくなっていくのが寂しく思われた。一時放送が自粛されていたバラエティー番組なども復活したが、お笑いにはなかなか気持ちがついていかなかった。

三月になって地下鉄サリン事件が起き、報道の中心はどっとオウム真理教に移った。それからしばらくオウム関連の報道でニュースは埋め尽くされた。


被災地の市民は情報を受け取るばかりではなかった。震災によって多くの市民が取材を受ける側になった。テレビカメラやノートを携えた記者たちが町でよく見うけられた。

医療関係者ということで、私のもとにもたびたび取材の依頼があった。

「どういう事例があったか、具体的に教えてほしい」。

「調査をしていたらデータを見せてほしい」。

「一緒に避難所を訪問して、活動のようすを撮影したい」。

そういう申し出が多かった。

どれも取材する側からは当たり前の要求である。ただ震災後一、二か月間の私は、こういう申し出に素直に応えることができなかった。

「事例を直接お話しするのはプライバシーの侵害です」。

「データなんてありません」。

被災地の実情を伝える義務を感じながらも、気配りのない取材には、そっけない返事をしたこともあった。なにか大事なものを持っていかれるような気がしたのである。それは被災体験を、ニュースという「商品」にされることへの反発だったのかもしれない。

しかし、その一方で震災を報道するテレビに喰い入り、新聞をなめるように読み、雑誌を一抱え買ってくる私もいた。冒頭に書いたように、とにかく震災に関係するものならなんでも知りたかった。明らかにその「商品」を私は求めていたのである。

今思うと、私は被災という「特別な体験」をなにか偉大な出来事のように錯覚していたかもしれない。外から来た人にわかるもんかという気持ちがあったかもしれない。

被災地に泊まり込んで取材する熱心な記者もいた。そうやって取材する人たちの感覚は、被災地の住民のそれに近づいてくるようだった。被災地で取材することも一種の被災体験であり、取材に答える住民にも体験について語りたい欲求があったにちがいない。

被災者はマスコミを通して、自分の体験していることは何なのか、ということを知りたかったのだと思う。それは、自分にとって何であるのかを語りたいという気持ちと、それが社会にどう受けとめられ、歴史にどう位置づけられていくのかを知りたいという気持ちである。

しかしマスコミはそれに応えるというよりも、被災と復興という安易な〝物語〟を創り上げ、その中に被災者を押し込めようとする傾向があったことは否めないだろう。

3……一周年、薄れる当事者意識

阪神大震災が起きてから一年が過ぎた。震災は九五年の一〇大ニュースに数えられ、新年には明るい復興の話題が紙面やブラウン管を飾った。マスコミは一月十七日、いっせいに特別番組や特集記事を報道した。

確かに一周年という事実に被災地の誰もが感慨無量であった。九五年の忘年会での挨拶で地震の話題に触れなかった人はいないだろう。「今年は考えもしなかった地震が起こりました。……来年こそよい年でありますように」。

うなずいて、乾杯をする。「よい年になりますように」という決まり文句に、誰もが新鮮な響きを感じとる。だが、同じように年を越し、同じように新年を迎えてはいても、胸に去来するものは人さまざまである。

衝撃的な体験をした日はその人の脳裏に深く刻み込まれている。一月十七日が近づき、心の傷がよみがえった人も多い。お正月や成人式、新年会、冬の朝の寒さ、風邪……、昨年の震災を思い出させるさまざまなきっかけが、今年もまたやってきたからである。これを「記念日反応」または「命日反応」という。外傷記憶のよみがえりは、たとえば「お正月のことを考えるとぞっとする」といった形で、不安や恐怖を生々しく呼び起こした。しかし記憶がよみがえること自体が悪いわけではない。追悼式・慰霊祭・命日などのような社会的または家族規模での儀式を行なうことによって、感情は表現しやすく、また共有しやすくなる。そうした儀式は「記念日反応」を乗り越えていくためにたいへん大事なことである。

思えば、震災直後は被災地にいる人すべてが当事者であった。被害の大小はあったものの、誰もが震災に動揺し、生活の苦労を味わった。そこには一種の高揚感とともに被災者同士の連帯感や共同体感情があった。

だが、生活の建て直しが進むにつれて、当事者性は急速に薄れていった。それは私自身にも起こったことである。建物の損壊をまぬがれたため、私の生活の復旧は比較的早かった。三月八日にやっと自宅でガスが使えるようになり、三月末に私がコーディネートしていたボランティアの医師たちが全員引き上げていった。この時点でなにかイライラと落ちつかない虚脱感に襲われたことを憶えている。

私はこのときに自分が当事者性を失った、つまり、もう被災者でなくなったと感じた。張りつめた状態での生活に一段落がついたことにはほっとしたが、同時に後ろめたさもあった。それまでは自分も被災者の一人であると感じられたのに、それ以後は被災者の気持ちがすんなりと理解できないもどかしさを感じるようになったのである。

たとえば「地面が揺れているように感じる」という被災者特有の錯覚がある。大地震およびその後頻繁にあった余震が、このような錯覚を作り出した。じっとしているときに動揺感がある、なにかの拍子でテーブルが揺さぶられたときに思わずぎくりとする、といったたぐいの感覚である。

この感覚は私も体験したが、夏を過ぎるころから気にならなくなった。自分が感じなくなったので、つい口がすべってしまう。

「最近は、揺れを感じる人は少なくなったでしょう?」。

それに対して「いいえ、私はまだ感じますよ」とたしなめられることもある。そんなとき私は、自分が当事者性を失っていることを反省するのである。

こういうふうに、一年が過ぎて、いまだ被災者という当事者であり続けている人たちと、ある程度以上生活が復旧した人たちとの格差が広がってきている。

私は自分が被災者でなくなったと感じたころから、被災者であり続けている人の気持ちが想像しにくくなった。そこから被災者のストレスについて調査の必要性を感じだした。さまざまな調査が現在も進行中であるが、私が企画に加わった調査として、ある保健所が行なったストレスチェックがある。震災後六~七か月ごろに実施された身体の検診のさい、不眠、不安などストレス症状に関する一五項目の質問用紙に記入してもらったのである。

おおざっぱな集計によれば、六項目以上に印をつけた人は全体の四分の一にものぼった。表面的には平静になっていても、大きなストレスを感じている人はまだまだ多かったのである。この人たちは被災当事者という意識がきっと強いだろうと思う。

ちなみに、このアンケートの回収率は九〇パーセントを超えたが、そのことは心の問題についての人々の関心の高さを反映しているだろう。検診会場ではたくさんの人が保健婦さんに悩みを訴えて、涙ぐむ人も多かったそうである。また転居して県外にいるにもかかわらず、検診の通知を知って訪れた人もいるという。

ある保健婦さんはこう言う。

「地元だと泣いても恥ずかしくないのでしょう。県外にいる人も、同じ被災者との会話を求めて来ているのだと思います」。

だが、今後、生活の再建が進むにつれて、被災当事者という意識を持っている人たちの比率は徐々に減少していくだろう。そして、当事者意識が薄れた人が増えるとともに社会的弱者への風当たりが強くなっているようだ。復旧した人には、いまだ被災当事者である人の気持ちがわからなくなっていくからである。そして被災当事者は確実に少数に、孤独になっていく。その事態を象徴的に示すのが、「自殺」や「孤独死」である。

4……「自殺」と「孤独死」

救援活動がはなばなしく報じられた震災直後の二～三月を過ぎ、世間の被災地に対する注目が薄れてきたころに、「自殺」「孤独死」という問題が浮上してきた。

震災によってそれまでの生活のすべてを奪われた人たちは絶望し、憂うつになった。徐々に気持ちを立て直し、生活の再建に向かった人は幸いであったが、なかには絶望を深め、自殺にいたった人もいるのである。神戸市は九六年一月八日に、自殺者四人を阪神大震災の関連死と認定した。

たとえば、こういう事例が報道されている。

［被災の86歳男性が電車に飛び込み自殺――神戸］

三十日午後三時二十分ごろ、神戸市東灘区岡本一、ＪＲ東海道線の摂津本山駅で、兵庫県Ｋ市の老人ホーム「Ｔ」に入所中の無職、Ｎさん（八六）がホーム中央部から、同駅を通過しようとした下り快速電車（十両編成）に飛び込み即死した。Ｎさんは阪神大震災でＨ区の賃貸アパートが全壊した被災者で、Ｈ署は自殺とみている。（……）調べでは、

Nさんは地震後、一時近くの小学校で避難生活していたが、身寄りがなく、二月に同園に入所した。職員によると、この日は午前十時ごろに「Kに出掛ける。午後五時ごろ帰る」との届けを出して外出したという。

職員の話では、Nさんは園の行事にも積極的に参加するなど明るい性格で、特に落込んでいるような様子はなかったという。アパートは十月に取り壊されており、同駅はアパートの最寄り駅であることから、職員は「アパートを見に行き、取り壊されているのを初めて目の当たりにして、ショックを受けたとも考えられる」と話している。

（「毎日新聞」十二月三十一日付、ただし固有名詞はイニシャルに変えた）

兵庫県警は九六年一月一二日に、同日までの阪神大震災に伴う死者の内訳をまとめ、発表した。それによると、県内での自殺者は三二人（男性二一人、女性一一人で、三十歳代二人、四十歳代二人、五十歳代一〇人、六十歳代七人、七十歳代九人、八十歳代以上二人）であった。これは例年よりむしろ少ない数字であるという。大きな社会変動の際には、自分の内面に向き合う余裕がなくなるため自殺は減少するのだろう。だが、混乱を乗り越え生活が一段落し、先の見通しに直面したときに自殺は起こりやすい。今後の対策が課題となるだろう。

それより少しさかのぼる報道だが、毎日新聞（十一月二十五日付）がまとめたところによる

14）　22日　神戸市東灘区　夫(68)と妻(58)
　――帰宅した息子が発見
15）6月18日　同　無職女性(58)
　――住宅が全壊し、夫が死亡
16）　25日　同　無職女性(53)
　――仮設住宅で自殺
17）　27日　芦屋市　無職男性(32)
　――自宅全壊、物置を改造して生活
18）7月12日　明石市　無職女性(74)
　――神戸市内の自宅が全壊
19）8月3日　尼崎市　無職女性(61)
　――仮設住宅暮らし
20）　20日　芦屋市　無職女性(53)
　――仮設住宅で自殺
21）　23日　同　塾経営女性(49)
　――地震後、塾生が増加、指導に悩む
22）9月25日　西宮市　会社員男性(48)
　――アパートが全壊
23）10月2日　神戸市東灘区　無職女性(79)
　――仮設住宅暮らしで、自宅に戻ることを熱望
24）　6日　同　西区　女性(41)
　――仮設住宅で自殺
25）11月23日　芦屋市　自営業男性(69)
　――妻と仮設住宅に2人暮らし

（「毎日新聞」1995・11・25付による）

表1 [兵庫県で被災者の自殺とみられるケース]

発見・発生日　場所　死亡者
———震災との関連など

1）1月25日　神戸市東灘区　会社員(42)
———自宅アパートが被災
2）　28日　同　中央区　無職女性(46)
———近所の知り合いが多数被災
3）2月1日　同　兵庫区　男性(77)
———「身寄りがなく無縁仏に」と遺書
4）　2日　同　東灘区　無職男性(49)
———1月20日から行方不明
5）3月8日　西宮市　無職男性(45)
———アパート全壊
6）　16日　神戸市東灘区　無職男性(65)
———昨秋から脳こうそくで通院中
7）　17日　西宮市　無職男性(59)
———自宅マンションが倒壊
8）　21日　加古川市　無職男性(85)
———被災後、老人ホームに
9）　28日　西宮市　無職男性(69)
———自宅が半壊
10）4月8日　神戸市中央区　無職女性(67)
———自宅が焼け、親類宅に避難
11）　9日　姫路市　無職男性(34)
———家屋が焼失、実家に避難
12）　17日　神戸市中央区　男性(47)
———震災後、トラックで寝泊まり
13）5月1日　芦屋市　無職男性(67)
———自宅マンションが半壊

と、自殺の内容は［表1］のようになる。

一見して、わかることは、仮設住宅、高齢者、無職の人に自殺が多いことである。自殺研究の専門家であるJ・T・マルツバーガーは、自殺につながるような耐え難い感情の状態として次の三つを挙げている。深い孤独感、無価値感、殺害に至るほどの怒り、である。このような感情を緩和するためには、外部からの援助が必要である。それは、他者との関係、仕事との関係、自己の部分との関係である。

震災後の自殺には、あきらかに他者との関係、仕事との関係がなく、彼らが非常に孤独であったことがうかがえる。自己の部分との関係とは、自分が自信を持っている肉体の一部や運動神経などであるが、高齢者の場合、健康面での不安をかかえていたことも考えられる。

彼らはうつ病に陥っていた可能性がある。ただ、報道からではわからないが、どの人も生前に精神科の既往歴はなさそうである。高齢者の抑うつ状態は見過ごされやすい。高橋祥友氏によれば「高齢者にはさまざまな喪失体験を認め、ひとりの老人が複数の喪失体験を同時に抱えていることも珍しくない」ために、「多少抑うつ的になっても当然だ」(『自殺の危険』金剛出版)とする誤った心理的な了解を持ちやすいからである。

いっぽう、仮設住宅などで人知れず病死する人が五月ごろより相次ぎ、これが社会問題となって、「震災孤独死」という言葉が誕生した。

たとえば、朝日新聞（九五年七月六日付）によると、

六月八日、神戸市兵庫区内の仮設住宅で、独り暮らしの男性（六七）が、病死しているのが見つかった。

区役所から歩いて三分、近くには交番もある。死亡した男性は、震災でアパートが全壊。三月中旬、仮設住宅に引っ越した。隣人が、男性宅から物音がしなくなったのに気付いたのは五月中ごろ。男性方にはボランティア団体が八回、保健婦が九回も訪ねていたが、一度も会えなかった。


兵庫県警の発表（九六年一月十五日発表）によると、震災後、仮設住宅で孤独死した人は自殺を除くと、四七人である。数名を除いて全員が無職だった。五月から月に三〜五件くらい起こっているが、十二月は寒さのせいか一〇件ととくに多かった。男性は三三人と多く、年代的には、五十代と六十代がもっとも多かった。

自殺の場合と同様、絶望感をもち、孤立した生活を送っている人が多い。発見されるまでには、早いもので二時間、遅いときには四週間かかっている。いずれにせよ、瀕死の状態で

も助けを求められる人がそばに誰もいなかったのである。孤立が自殺や孤独死の原因になっているため、さまざまなボランティアや保健婦さんたちが必死で訪問している。神戸市は八月から「ふれあい推進員制度」をはじめ、ふれあい推進員を五〇戸に一人の割合で配置し、安否確認などをしている。だが、その隙をついて孤独死は起こっている。

もし、身体に病気をもっていても意識的に放置していたとすれば、それは消極的・慢性的な自殺といえるだろう。また、通院への交通不便、不規則な生活、アルコール多飲などが病状を一気に悪化させた可能性もある。

自殺と孤独死を防ぐためには、とにかく孤立を避けるしかない。人と人とのつながりを絶やさないようにすることが大切なのだ。イベントがあれば誘い、ご近所どうしが声をかけあう関係をつくっていく……。

また、電話相談は、移動もままならない老人にとってもっとも活用できる方法だと思う。また、ボランティアで仮設住宅を訪問する人たちには、うつ病などのメンタルヘルスに対する知識をもってもらい、身体の面でも心の面でも異状を感じたら、私どもなどの専門機関への紹介の手段を考えていただけるとありがたい。

自殺と孤独死の問題は、彼らがコミュニティからの離脱を余儀なくされている点にある

（この問題は第III部でも考えてみたい）。それによって彼らは、暮らしを支えてきたさまざまな関係（援助源）を一挙に失ったのである。人は衣食住だけでは生きていけない。人と人との関係がとぎれ、将来に希望をもてなくなったとき、死は突如として身近になってくるのである。

神戸の町がだんだんと復興していき、私をはじめ多くの被災者の当事者意識が薄らいでいく中で、数多くの人が、理解や援助もなくただ一人で死んでいる。彼らはまさに、被災の当事者として亡くなったのだということを忘れてはならないだろう。

第Ⅲ部
災害による〈心の傷〉と〈ケア〉を考える

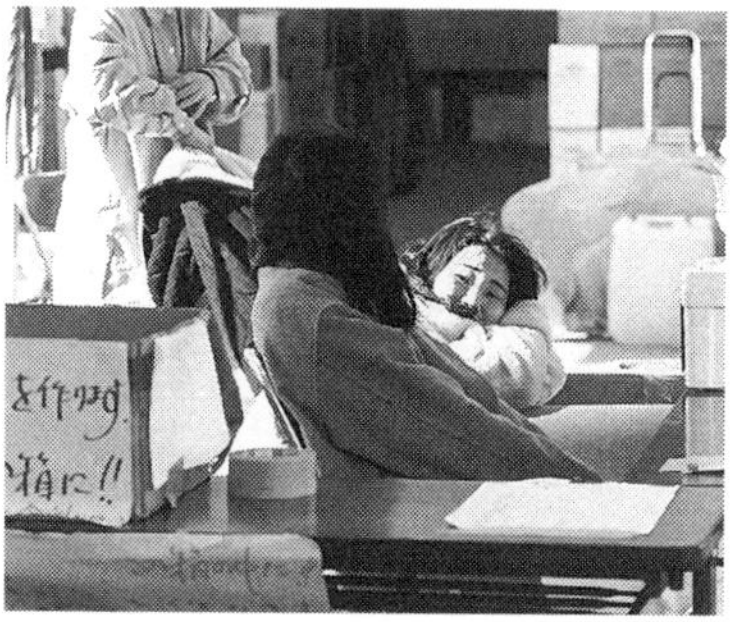

一、〈心の傷〉とは？

阪神・淡路大震災の後、〈心のケア〉の必要が叫ばれた。〈心のケア〉とはなんだろうか。今まで関心がはらわれてこなかった〈心のケア〉が、なぜこれほど関心を集めたのだろうか。〈心のケア〉とは言いかえれば「心の傷を癒すということ」であろう。〈心のケア〉を考える前にまず〝心の傷とはなにか？〟〝災害によって、どのような心の傷が生じるのか？〟について、考えてみたい。

精神医学や心理学の誕生する以前から、人間は〈心の傷〉について多くを語ってきた。たとえばギリシャ悲劇やシェイクスピアなどの古典には、〈心の傷〉を抱えた人物が数多く登場する。そこには人間の傷つきに関する深い洞察がある。古代から現代に至るまで、心の傷と癒しは人間にとって非常に重要な問題であった。

この古くて新しい問題を、私なりに整理してみたいと思う。

1……心を傷つけるもの

〈心の傷〉とは何だろうか。外からの力で身体が傷つくのと同じように、心もまた傷つくのである。身体の傷は物理的な力によって生じるが、心の傷は心理社会的な力によって生じる。この心を傷つけるものを「心理社会的ストレッサー」という。それを具体的に列挙してみると、［表2］のようになる。

こういう問題は、私たちの周辺にいくらでもころがっている。新聞を開けば嫌でも目に飛び込んでくる。私たちの住む世界は、心を傷つけるものに満ち満ちているのである。そして、阪神・淡路大震災によって、被災者の「心理社会的ストレッサー」は急激に増大した。家族、教育、職業、住居、経済、医療、犯罪……。どの領域においても問題は山積みとなった。ストレッサーに直撃された人ばかりでなく、被災地に住む人全員にストレスは覆い被さったのである。

この被災地全体におけるストレスの高まりは、もちろんテレビカメラには映らない。それはこの地域に住む人にしか実感できない事実である。一見のどかな、あるいは活気ある風景の裏で、多くのストレスがひしめきあっているのである。

表 2　［心理社会的および環境的問題］

▶１次支持グループに関する問題

例：家族成員の死、家族内の健康問題、別居、離婚または不仲による家族崩壊、家庭からの別離、親の再婚、性的または身体的虐待、親の過保護、子供の無視、不適切なしつけ、同胞との不和、同胞の誕生

▶社会的環境に関連した問題

例：友達の死または失うこと、不適切な社会的支持、独り住まい、異文化受容における困難、疎外、ライフサイクルの変化への適応（定年退職など）

▶教育上の問題

例：文盲、栄養上の問題、教師や級友との不和、不適切な学校環境

▶職業上の問題

例：失業、失業の危機、ストレスの強い勤務日程、困難な勤務条件、仕事の不満、転職、上司や同僚との不和

▶住居の問題

例：家なし、不適切な住居、安全を欠く居住地区、地区の住人または家主との不和

▶経済的問題

例：極度の貧困、不適切な家計、不十分な生活保護

▶保健機関利用上の問題

例：不適切な保健機関の内容、保健施設への輸送機関欠如、不適切な健康保険

▶法律関係および犯罪に関連した問題

例：逮捕、拘置、訴訟、犯罪の犠牲

▶その他の心理社会的環境的問題

例：天災、戦争、その他の敵意に遭遇、カウンセラー、ソーシャルワーカー、または医師など家族以外の世話人との不和、社会福祉関係機関の欠如

（『精神疾患の分類と診断の手引き（DSM-IV）』より）

2……「PTSD」とは

心を傷つけるものはさまざまであるが、傷つき方もまたさまざまである。たとえば、私たちの日常的な「悩み」は、心理社会的ストレッサーによって引き起こされている。「悩み」も私たちの心の傷つきの一つである。

だが心の傷つきが、通常の「悩みごと」といった範囲をこえて、強い不安感・恐怖心や身体的な異常を引き起こしてしまうこともある。日常生活に支障をきたすほどの状態になると、「神経症」「うつ病」などの診断がくだされ治療が必要となる。なかでも「(心的)外傷後ストレス障害(PTSD/Posttraumatic Stress Disorder)」は、ストレッサーと症状の関連性が密接である。これはその人の生存を危機にさらすような重大な出来事によって生じた〈心の傷〉(「心的外傷」Psychic trauma)によって引き起こされる。重大な出来事とは、たとえば、戦闘、殺人、レイプ、災害などである。直接の被害を被るだけではなく、目撃することも外傷体験となる。

外傷体験が引き起こす心身への影響について、はじめて医学論文を書いたのは、アメリカの内科医サイラス・ウェア・ミッチェル(一八二九〜一九一四)である。彼は南北戦争の帰還兵と市民の双方に、戦争という外傷体験によって心身に異常が発生することを記載している。患者はその症状に対処するため、自らアルコールや阿片を用いていたという。

この症状は、第一次世界大戦では「シェル（砲弾）ショック」と呼ばれた。長期間の戦闘に従事する兵士たちに生じた、不眠や気分変動をともなう神経過敏な消耗状態のことである。

だが、本格的な研究は、第二次世界大戦の犠牲者を調べたエイブラハム・カーディナーの『戦争による外傷性神経症』（一九四一）にはじまる。この著作の中で彼は、現在のPTSDとほぼ同様の症状を挙げている。それは、①いらいら・びくびくした状態の持続、②攻撃性が爆発しやすい傾向、③外傷体験が頭から離れない状態、④人格機能の萎縮、⑤悪夢、である。薬剤を用いたさまざまな治療法が試みられた。

また、このころ有名な大災害が発生した。一九四二年十一月二十八日土曜日の夜、ボストンで起きた「ココナット・グローブ火災」である。超満員のナイトクラブで火災が発生し、室内の装飾に燃え移った火は有毒ガスを発生させた。出口が少なかったため、この火災での死者は四九二名にのぼった。エリック・リンデマンは「急性悲嘆の症状と対処」（一九四四）と題した論文で、災害によって家族を喪った人の死別による心の問題を取り上げた。

そして、決定的となったのは「ベトナム戦争」であった。C・R・フィグリー『ベトナム帰還兵におけるストレス障害』(一九七八)が大きなきっかけとなって、一九八〇年にはじめて「PTSD」という診断名が正式な疾患単位として『精神疾患の分類と診断の手引き(DSM-III)』に記載されたのである。診断名が公認されたため、米国での治療と研究は大いに進展した。現在は改訂されて第四版(DSM-IV)となっている(邦訳/高橋三郎・大野裕・染谷俊幸訳、医学書院、一九九五)。その診断基準を[表3]に示そう。

[表3]にあるようにPTSDの診断基準は六項目に分かれているが、そのうち精神症状はB、C、Dの三項目である。これらの症状はわかりやすく要約すれば、人が心的外傷を忘れようとしても忘れられず、その脅威にふりまわされ、現実から遠ざかってしまっている状態である。その過程をもう少し詳しく説明してみよう。

心的外傷を体験したとき、人はその体験をすぐには受け入れられない。体験はさまざまな反応を引き起こす。ショックで気を失う、そのときの体験を忘れてしまう、茫然として感覚が麻痺する、体験の重大性を「否認」し大したことではなかったようにふるまう……。それらはすべて心というシステムが、耐えきれないダメージから自己を守るために行なう防御反応である。これを精神分析では「防衛機制」(否認・抑圧・解離など)という。この防衛機制のおかげで、人は生々しい心的外傷に直面しなくてすむのである。

ところが、そうやっていったん意識から排除された心的外傷は、けっして消えてなくなるわけではない。心的外傷はあらゆる機会をとらえて意識の中に舞い戻ってくる。それがBの症状である。それは、イメージ、思考、幻覚、錯覚、フラッシュバック、苦痛な感情などの形をとる。意識に侵入した心的外傷によって、その人は外傷体験をまざまざと再体験させられる。また、睡眠中に夢となって侵入することも多い。それは心のシステムが、直面することを避けていた心的外傷を、なんとか解消し吸収しようとする働きでもある。

それとともに、侵入する心的外傷をふたたび遠ざけようとする心の作用も働く。それがCの症状となる。意識的に思い出さないように努力し、思い出させるような状況を避ける。また心的外傷は意識から遠ざけられ分離されてしまうこともある。それによって通常は必要な心の働き（感情・知覚・意欲など）が、心的外傷とともに分離される。Cの(4)(5)(6)(7)に挙げられている「離人症状」及び「抑うつ症状」である。

このようにPTSDの症状には、心的外傷の「侵入」と「排除」という二つの相がある。この特徴は、戦闘、犯罪、災害のどの心的外傷にも共通しているという。

Dの症状は「過覚醒」に関するものである。圧倒的なストレスを被ると、心のシステムは次のストレスに備えて警戒態勢に入る。ある種の感覚が鋭敏になり、緊張した状態になる。この状態を「過覚醒」という。Bの症状にあるように麻痺した部分がある一方で、過

C．以下の３つ（またはそれ以上）によって示される、（外傷以前には存在していなかった）外傷と関連した刺激の持続的回避と、全般的反応性の麻痺。

(1)外傷と関連した思考、感情または会話を回避しようとする努力。

(2)外傷を想起させる活動、場所、または人物を避けようとする努力。

(3)外傷の重要な側面の想起不能。

(4)重要な活動への関心または参加の著しい減退。

(5)他の人から孤立している、または疎遠になっているという感覚。

(6)感情の範囲の縮小（例：愛の感情を持つことができない）。

(7)未来が短縮した感覚（例：仕事、結婚、子供、または正常な一生を期待しない）。

D．（外傷以前には存在していなかった）持続的な覚醒亢進症状で、以下の２つ（またはそれ以上）によって示される。

(1)入眠または睡眠維持の困難

(2)易刺激性または怒りの爆発

(3)集中困難

(4)過度の警戒心

(5)過剰な驚愕反応

E．障害（基準B、C、およびDの症状）の持続期間が１ヵ月以上。

F．障害は、臨床的に著しい苦痛または、社会的、職業的または他の重要な領域における機能の障害を引き起こしている。

＊該当すれば特定せよ：

急性：症状の持続時間が３ヵ月未満の場合。

慢性：症状の持続期間が３ヵ月以上の場合。

＊該当すれば特定せよ：

発症遅延：症状の始まりがストレス因子から少なくとも６ヵ月の場合。

（『精神疾患の分類と診断の手引き（DSM-IV）』より）

表３［外傷後ストレス障害］(PTSD：Posttraumatic Stress Disorder)

A．患者は、以下の２つが共に認められる外傷的な出来事に暴露されたことがある。

(1)実際にまたは危うく死ぬまたは重傷を負うような出来事を、１度または数度、または自分または他人の身体の保全に迫る危険を、患者が体験し、目撃し、または直面した。

(2)患者の反応は強い恐怖、無力感または戦慄に関するものである。

▶注　子供の場合はむしろ、まとまりのない、または興奮した行動によって表現されることがある。

B．外傷的な出来事が、以下の１つ（またはそれ以上）の形で再体験され続けている。

(1)出来事の反復的で侵入的で苦痛な想起で、それは心像、思考、または知覚を含む。

▶注　小さい子供の場合、外傷の主題または側面を表現する遊びを繰り返すことがある。

(2)出来事についての反復的で苦痛な夢。

▶注　子供の場合は、はっきりとした内容のない恐ろしい夢であることがある。

(3)外傷的な出来事が再び起こっているかのように行動したり、感じたりする（その体験を再体験する感覚、錯覚、幻覚、および解離性フラッシュバックのエピソードを含む、また、覚醒時または中毒時に起こるものを含む)。

▶注　小さい子供の場合、外傷特異的な再演が行われることがある。

(4)外傷的出来事の１つの側面を象徴し、または類似している内的または外的きっかけに暴露された場合に生じる、強い心理的苦痛。

(5)外傷的出来事の１つの側面を象徴し、または類似している内的または外的きっかけに暴露された場合の生理学的反応性。

敏な部分が共存するのである。このような状態になると、ちょっとした刺激だけで飛びあがるほど反応してしまう。もちろん眠ることさえ難しくなる。

以上のような症状が、一か月以上続いてはじめてＰＴＳＤと診断される。このような症状を示しても一か月以内であればＰＴＳＤではなく、別の診断名（たとえば「急性ストレス反応（ＡＳＤ／acute stress disorder）」）が適当となる。心的外傷を受けた人のほとんどが上記の症状を示すと言われているが、そのうち一か月以上症状が続いてＰＴＳＤと診断されるのは三・六〜七五パーセントという大きな幅があるという。ＰＴＳＤになるかどうかは、災害の質や被害者側の条件によって変わってくるのである。

3……子どもの〈心の傷〉

子どももまた、自分の生存が脅かされるような体験によって、心に傷を受ける。

子どもが心的外傷を受けた場合の反応は、［表3］の中に「▼注」として記載されている。子どもと一口に言っても年齢によって反応は異なるが、一般に子どもは自分に降りかかったことをことばで十分に表現することができないため、身体や行動の異常として現われる。指しゃぶり・尿失禁などの「赤ちゃん返り（退行）」、まばたき・口をゆがめたりなどの

「チック（不随意運動）」、発熱・腹痛などの「身体不定愁訴」といった症状である。

また、［表3］のBの㊟にあるような「外傷の主題または側面を表現する遊び」、すなわち〝ごっこ遊び〟もよく見られる。阪神・淡路大震災の後には、多くの子どもに「地震ごっこ」が見られた。せっかく積み上げた積木を突然壊す、おもちゃの家をぐちゃぐちゃにする、絵を途中から真っ黒に塗りつぶす、などの震災を再現した遊びである。私の娘も（当時二歳）、被災直後はよく救急車のサイレンの口まねをしていた。

子どもは生存のほとんどを養育者（親）に負っている。そのため、子どもの受ける心的外傷のほとんどは家庭内で生じることが多い。米国では一九六二年にC・H・ケンプが深刻な児童虐待の症例を「被虐待児症候群」として発表したのを皮切りに、「児童虐待」への関心が高まった。子どもはどんな被害にあっても、自分からそれを訴え出ることがない。周囲の大人が発見してはじめて顕在化するのである。米国では、一九九二年に三〇〇万例の児童虐待が通報され、そのうち一〇〇万件に虐待の事実が確認されている。

児童虐待はめずらしい事態ではない。家庭全体に大きなストレスがかかったときに、そのストレスは確実に子どもの上にのしかかる。第II部でも紹介したように、震災後、民間で電話相談を実施した東山千恵さんのもとには、たくさんの児童虐待の相談が来ている。

震災によって子どもが受けた心的外傷は、地震そのものよりもむしろ災害によって変化した家庭環境の中から受けたものが多いだろう。たとえば、親が自分のイライラした感情を子どもにぶつけてしまう。あるいは親が忙しくて子どもが構ってもらえなくなる。また、親が深く傷ついているとき、親を気遣うことによって、子どもは傷つくのである。

重要なのは、子どもの〈心の傷〉による症状は大人のそれ以上に見逃されやすいということである。子ども時代の心の傷はすぐに症状となって現われるとは限らないし、小さな徴候は見逃されることも多い。子どもは一つの感情が大人ほど持続しない。子どもは大泣きした後でも、ケロッとしてはしゃいでいる。友達とケンカをしても、すぐにまたいっしょに遊んでいたりする。震災報道でも明るい子どもたちの姿が放映された。「子どもは意外に元気ですよ。私たちのほうが落ち込んでしまって」などと言う、親や先生たちの談話も聞かれた。しかし、子どもが心的外傷を受けなかったわけではない。子どもの行動や感情のうつろいやすさが、子どもの心的外傷を発見しにくくしているのである。

癒されなかった子どもの頃の心的外傷は、心の片隅にいつまでも消えることなく残る。大きな心の傷を受けた子どもは、大人になってからも生きることに困難を感じることが少なくない。その生きづらさが心の病に発展する場合もあるのだ。

子どもは傷つきやすいが、また同時に、大きな回復力をもっている。その意味でも、子どもの〈心的外傷〉を適切にケアすることはひじょうに重要なことである。

フリガナ
お名前

男・女　　　歳

ご住所
〒

Eメール
アドレス

ご職業

ご購入図書名

●本書をお求めになった書店名

●ご購読の新聞・雑誌名

●本書を何でお知りになりましたか。

イ　店頭で

ロ　友人・知人の推薦

ハ　広告をみて（　　　　　）

ニ　書評・紹介記事をみて（　　　　　）

ホ　その他（　　　　　）

●本書についてのご感想をお聞かせください。

ご購入ありがとうございました。このカードによる皆様のご意見は、今後の出版の貴重な資料として生かしていきたいと存じます。また、ご記入いただいたご住所、Eメールアドレスに、小社の出版物のご案内をさしあげることがあります。上記以外の目的で、お客様の個人情報を使用することはありません。

郵便はがき

料金受取人払郵便

麹町局承認

6918

差出有効期間
2026年10月
14日まで

切手を貼らずに
お出しください

102-8790

102

[受取人]
東京都千代田区
飯田橋2－7－4

株式会社 作品社
営業部読者係　行

【書籍ご購入お申し込み欄】

お問い合わせ　作品社営業部
TEL 03(3262)9753／FAX 03(3262)9757

小社へ直接ご注文の場合は、このはがきでお申し込み下さい。宅急便でご自宅までお届けいたします。送料は冊数に関係なく500円(ただしご購入の金額が2500円以上の場合は無料)、手数料は一律300円です。お申し込みから一週間前後で宅配いたします。書籍代金(税込)、送料、手数料は、お届け時にお支払い下さい。

書名	定価　　円	冊
書名	定価　　円	冊
書名	定価　　円	冊
お名前	TEL　(　　)	
ご住所 〒		

4……かけがえのないものを失うこと

震災は、人々から多くのものを奪い去った。かけがえのないものを失うことによって、心はどのように傷つくのであろうか。かけがえのないものを失う体験を「対象喪失（object loss）」という。喪失体験は、悲しみ・抑うつ・怒りなどの感情を生み、その人を苦しめる。その意味で、喪失体験も心的外傷体験の一つとなる。だが、喪失という外傷体験は、必ずしもＰＴＳＤにつながるわけではない。それよりもむしろ、「うつ状態」との関連が深い。

喪失体験にもさまざまあるが、小此木啓吾氏は「対象喪失」を次のように整理している（『対象喪失』中公新書、一九七九）。

一、近親者の死や失恋をはじめとする、愛情・依存の対象の死や別離

二、住みなれた環境や地位、役割、故郷などからの別れ

①親しい一体感をもった人物の喪失

②自己を一体化させていた環境の喪失

③環境に適応するための役割や様式の喪失

三、自分の誇りや理想、所有物の意味をもつような対象の喪失
①アイデンティティーの喪失
②自己の所有物の喪失
③身体的自己の喪失

なかでも、もっとも重大で典型的な喪失体験は「死別」である。第II部でも触れた「死別体験」についてもう少し詳しく考えてみたい。

死別体験が「抑うつ」につながることは容易に想像できることだが、気分が落ち込むといっても死別直後から同じ精神状態が一様に続くわけではない。死別に直面した人の心は、さまざまな過程をたどるのである。そこにはどこか共通した段階がある。この過程を「悲哀」または「喪」という。ジョン・ボウルビイは「悲哀」を四つの段階に分けている（広瀬徹也「抑うつと悲哀」、『異常心理学講座4 神経症と精神病1』みすず書房、一九八七）。

第一段階　無感覚
第二段階　失われた対象を取り戻そうとする衝動

第三段階　抑うつ
第四段階　離脱

第一段階は、死を知ったときの反応である。死に直面する場合にもいろいろな状況があるだろう。阪神・淡路大震災においては、目前での災害死・事故死というケース、いったん救出されながら長時間の圧迫で筋肉が破壊されて生じる「挫滅症候群」のために病院で亡くなったケース、遠く離れたところで訃報を聞いたケースなど、さまざまであった。だが、いずれにしても死に直面した人を襲うのは、ショックによる「感覚麻痺の状態」である。耳が遠くなったり、あとでその前後のことを思い出せなくなったりする。

第二段階は、死を受け入れられない状態である。ショックから自己を守るため「否認」の機制が働くのである。とくに遺体が確認されない場合、死という事実を受け入れることはひじょうに困難である。「遺族の切なる思いには、死者がもしかしたら災害の廃墟の中で、いやどこか安全な所で生きているのではないかという気持ちがつきまとうことになる。このような苦悩に充ちた切情とともに、激しい身体的な苦しみ——呼吸の支障、動悸亢進、衰弱感、胃部の不快感など——が襲ってくる。まるで体内の一部が引きちぎられたような苦痛である」（ラファエル）。

これらの時期を過ぎてやっと第三段階の「抑うつ」に達するのだが、この段階もけっして一様ではない。アルフォンス・デーケンは、「悲哀（悲嘆）」の過程をさらに細かく分けている（アルフォンス・デーケン「悲嘆のプロセス――苦しみを通しての人格成長」、曽野綾子、A・デーケン編『生と死を考える』春秋社、一九八四）。

（1）精神的打撃と麻痺状態
（2）否認
（3）パニック
（4）怒りと不当感
（5）敵意とルサンチマン（うらみ）
（6）罪意識
（7）空想形成、幻想
（8）孤独感と抑鬱《うつ》
（9）精神的混乱とアパシー（無関心）
（10）あきらめ――受容
（11）新しい希望――ユーモアと笑いの再発見

（12）立ち直りの段階――新しいアイデンティティの誕生

「否認」と「抑うつ」の段階は明確に区別できるものではなく、（2）～（9）の間を行きつ戻りつしながら進んでいくのであろう。大切なのは、このような過程をさえぎることではなく、むしろ「悲哀」という心の作業を進めていくことである。「対象喪失」によって、悲しみ、怒り、抑うつが生じるのは当然である。「なぜあの子が……」「なぜ自分の身にこんな災難が……」という怒りは理不尽な〝運命〟に向けられるものであるが、救助してくれた人・医療関係者など死に関係するあらゆる人に対しても感じてしまうものである。またその人自身、「なぜこんなにも人を恨んでしまうのだろうか」と悩み、その怒りを抑えようとして苦しむのである。

このような過程を進めていくためには、周囲からのサポートが不可欠である。「悲哀」の過程が停滞して、うつ病やアルコール依存症に発展することがある。また、夫婦間で「悲哀」を共有することができずに離婚にいたることもある。周囲の人は死別者の苦痛を尊重すべきであり、それがどんな感情であっても押さえつけてはならない。また、第II部で紹介した自助グループや専門家の援助も役に立つだろう。

子どもの場合はどうだろうか。子どもではこのような「悲哀」の過程は明確ではないようである。

親の死に直面した子どもの反応は年齢によって違いがある。ラファエルによれば、一歳半から二歳でも悲嘆と思慕を、二歳～五歳では泣き叫び・怒り・否認・思慕・抗議・悲哀・絶望を、五歳～八歳ではそれに加えて罪責感と恐れが強くなる。十歳～十二歳では大人に近い反応になるが、「この年齢の喪失反応は、親の悲嘆や苦悩に対する自分の反応と家庭生活の混乱によってかならず複雑化するのである」。親を亡くした子どもの二五パーセントに、「小児うつ病」が見出されたという報告もある。親に依存して生きている子どもにとって、親の喪失が非常に苛酷な心的外傷であることは言うまでもない。

5……阪神・淡路大震災による〈心の傷〉

「心的外傷」、「ＰＴＳＤ」、「喪失体験」と見てきたが、これらの知見のほとんどを、私たちは米国の精神医学に負っている。日本の精神医学は、〈心の傷〉の問題にあまり熱心ではなかった。私は精神科医になって十年あまりになるが、私の不勉強を別にしても、心的外傷が話題になりはじめたのはこの数年のことである。たとえば、一九七〇年代後半から数年がかりで刊行された『現代精神医学大系』は、索引を入れて五七冊の大部であり、当時の精神医学の知見を包括する書物であるが、「心的外傷」ないし「精神的外傷」という用語はたった三か所で簡単に触れられているにすぎない。

日本社会に範囲を広げてみても、事情は同じである。心の傷つきについて、これまで日本人はけっして自覚的ではなかった。日本の文化では、心の傷をひとり胸の内に秘めることが〝美徳〟とされてきた。心的外傷を表に顕わさないという美学は、武士道にも、演歌やヤクザ映画にも見出すことができる。傷ついた気持ちを口にすることは、恥であり、はしたないこととされてきたのである。現在でも、精神的な問題を訴える人に対して、「なにを甘えたことを言っているのか」「傷ついているのはお前だけじゃない」といった反応を示す人は少なくない。

震災後、市民が淡々として礼儀正しく、悲しみをあらわにしないことを、海外のジャーナリズムは驚きをもって伝えた。それが確かに日本的美意識というものなのであろう。市民の行動は、心の傷を表現しない昔ながらの価値観に従っていたといえよう。

しかし震災後、〈心のケア〉の問題が大きな話題となり、ジャーナリズムは一斉に取り上げた。このような〝心のケア・ブーム〟とも言える現象は、どこからわきおこったのだろうか。

報道によって大震災を知った人は、直接の体験ではないもののテレビによってその被害を

「目撃」した。湾岸戦争の報道の際、まるでテレビゲームのようだと多くの人が語った。しかしイラクに対しては「対岸の火事」と感じた視聴者も、阪神・淡路大震災は身近な問題として感じざるをえなかったのではないだろうか。神戸、芦屋、西宮、宝塚、淡路などに、親族や友人が住んでいる人、あるいはかつて自分自身が住んだことのある人も全国に大勢いるだろう。また直接かかわりのない人も、日本の一大都市が一瞬にして崩壊し、まるで戦後の焼け跡にもどってしまったような映像から、他人事とは言いきれない衝撃を受けたのではないだろうか。つまり、テレビで「目撃」した人たちも、心の痛みを感じたにちがいない。このことが〈心の傷〉に対する人々の意識を敏感にし、心のケア・ブームの背景をつくったと私は思う。

これまで心的外傷一般について見てきたが、ここでもう一度、阪神・淡路大震災における心的外傷の特徴について整理してみたい。

まず、災害発生時の衝撃的体験である。すべてはここからはじまる。「震度7」という激震に人々はなんの予告もなく、揺さぶられた。この時点で、屋根が落ちてきて家がぺしゃんこになったり、部屋の中で箪笥の下敷きになったりして、大勢の人が亡くなられた。生き残った人たちは、この衝撃的な体験を一生忘れることはないだろう。

心的外傷を受けた人は、そのときの記憶や感情や感覚を、後からさまざまと思い出すことが多い。これを「フラッシュバック」という。フラッシュバックは通常、静止画像などの視覚的イメージで体験されることが多いといわれるが、今回の震災では夜明け前で周囲は暗く、睡眠中の人がほとんどだったため、衝撃的な体験は視覚イメージとしては残りにくかった。そのかわり、多くの人がこの衝撃を「体感」として記憶したのである。大地震発生後、度重なる余震に誘発されて、人々は何度もその「体感」をよみがえらせた。フラッシュバックは「じっとしていても揺れている感じがする」といったかたちで繰り返されたのである。

地震直後に出火し、瞬く間に広がって大火災になったが、これに巻き込まれた人は、地震とはまた別の恐怖と衝撃を体験することになった。火災は地震と違い、視覚イメージとしてしっかりと刻み込まれ、フラッシュバックとしても追体験された。

そのほかにも、生き埋めや死の目撃など数々の衝撃的な体験が心的外傷となった。第II部で紹介した消防隊員の手記には、目撃者としての傷つきがひしひしと感じられる。これらの体験がＰＴＳＤの発症につながった。

地震そのものの衝撃以外にも、多くの心理社会的ストレッサーがある。その内容は災害直後と今では少しずつ変わってきている。

家族内の問題として、家族との死別、家族の怪我や病気の悪化、震災による同居ないし別居、余裕のない親による子どもの育児放棄や不適切な躾《しつけ》などがある。家族が無事であっても、家族の関係が震災前と大きく変化した家庭はたくさんある。かつての生活が失われてしまったのである。

住居に関する問題は、まず住まいの喪失である。多くの住居が全壊・半壊の判定を受けて撤去された。その後、仮住まいに引っ越した人もいれば、経済的な余裕がなく仮設住宅で暮らしている人もいる。再建に向けて住民と家主が対立するという問題もある。一般に、住居に関する争いは人をひどく消耗させるものである。

そして、経済的な問題と職業的な問題がある。地震で多くの所有物が失われた。とくに町工場や飲食店や商店を経営する人たちの中には、ほとんど全財産をいっきょに失った人が多い。営々と築き上げてきたものを失ったことの喪失感は大きい。失ったものを取り戻すためには更なる出費が強いられる。なかでも家や自営の店舗の補修・改築のための出費は金額も大きく、新しい借金が必要な場合も少なくない。失業・転職・勤務条件の変化などで収入がなくなった、ないし減った人も大勢いる。

以上のようなストレッサーは、今も多くがまだ継続中である。

ある程度、解消に向かっているストレッサーもある。たとえば、災害直後にはライフラインと交通の切断は大きなストレスであった。乳児や老人を抱える家庭ではとくに苦労があった。水、ガス、電気のない生活は現代人にとってはひじょうに苦痛なものだった。今でも、水汲みの苦労が語り草になるくらいである。しかし、ライフラインと交通はすでに復旧し、今はもうストレッサーにはなっていない。

また、町の風景も少しずつ変化している。震災直後の風景は荒れ果てていた。傾いたビル、すりつぶされたような木造家屋、コンクリートの壁のヒビ、歩道の地割れ、燃え落ちた町の一角。潰れた家屋の並ぶ町では、そこここに生花が供えてある。つまり、そこで亡くなった人がいるのである。ある人は、「墓地の中に暮らしているようだ」と私に語った。その中で暮らすことは大きなストレスであった。今も解体工事・建設工事はあちこちで行なわれているが、震災直後に比べるとずいぶんきれいになった。

以上の心理社会的ストレッサーによって生じる問題は、「喪失」と「不適応」である。「喪失体験」すなわち愛する人・家・仕事・財産を失う体験は、うつ状態に関連してくる。「不適応」は生活上の変化に関する困難である。震災同居などによる家族関係の変化、転居・転校・転職などによる人間関係の変化なども相当のストレスである。新しい環境に適応するためには多くのエネルギーが必要だが、消耗してうつ状態になったり、アルコールに溺れたり、感情や行動が〝荒れる〟ということが起きる。そして適応に成功した人とつまずいた人の格差は、時間とともに広がっていくのである。

この「不適応」はＰＴＳＤやうつ状態として、しっかりと診断され治療される病気とは異なり、比較的小さなストレスの集積であるため見過ごされやすい。また、適応できない人に対して、社会からの風当たりは大変に強いものである。努力が足りない、と非難されやすいのである。

適応の問題はとくに青少年にあらわれやすい。ロバート・Ｓ・パイヌースは、災害による生活変化によって生ずる青少年に特有の問題として、次の四点を挙げている（麻生克郎、加藤寛、福本育子「〈災害とこころのケア〉ロサンゼルス視察研修報告書」一九九六）。

一、人生の計画の狂いを生じる
二、SELF-ESTEEM（自己評価）の低下
三、非行や暴力につながる
四、道徳面での影響

このような生活変化と不適応の問題は、個人の病というより、社会問題として重要である。これらは個別のケースへの対応だけでなく、社会制度上の対応も必要だろう。たとえば学校教育の中に〈心のケア〉を体験できるようなプログラムを導入することはできないだろ

うか。

現在のところ残念ながら、ＰＴＳＤ、うつ状態、その他の精神医学的な障害が、どの程度被災地の住民に発生したかについて十分な調査はなされていない。プライバシーの問題や行政組織間の協力体制の問題があるため、一部地域に限っても住民全体の調査は実行不可能であろう。また、住民感情としても調査されることは気分のよいことではない。調査とケアはなかなか両立しがたいものであるようだ。

二、〈心のケア〉とは？

じつのところ阪神大震災で、〈心のケア〉と呼ばれていたものは、はなはだとりとめのないものだった。さまざまな人たちが被災地を訪れ、さまざまな救護活動を行ない、それは一種のブームとまで言えるものとなった。巡回面接、子どもへの働きかけ（一緒に遊んだり、絵を描いたり）、電話相談、啓蒙パンフレットの制作と配布……。精神科医が行なった投薬などの治療も芸能人の慰問も、〈心のケア〉と呼ばれていた。

そのすべてが被災者の心をなんらかの形で癒したであろうし、価値も意義も十分にあった。しかしその上で、やはり足りないものがあったと思う。それは、災害心理学の知識と経験、それに全体を見通すパースペクティブであった。私をはじめ精神科・心理ボランティアは、自分の行なっていることの意味が十分にはわかっていなかったのではないだろうか。精神科医の救援活動については、なしくずし的に「県立精神保健福祉センター」が中心になってコーディネートを行なったが、全体の把握は最後まで難しかったようだ。また、本来、災害時の救援活動は多種多様な部門が連携をとるべきなのに、他の分野の活動との連携に時間を割く余裕は残念ながらなかった。

専門分野の人間ですらそうなのだから、マスコミで用いられる「心のケア」という言葉ははなはだ意味不明で、聞くたびに私は居心地の悪さを感じた。野田正彰氏の言うように「〈心のケアという〉ファッションを報道するマスコミそのものがファッションに呑み込まれ、自分たちが何を書いているのか、判断するフィルターを持たなかった」（『災害救援』岩波書店、一九九五）のである。

芸能人のイベントも炊き出しも、確実に被災者の心をなごませた。だが、災害時の精神保健という問題は、そういう活動とは分けて考えるべきだったと思う。

1……救援システム

〈心のケア〉と言っても、精神科医や臨床心理士が前面に出ることはいいやり方ではない。ラファエルが言うように、「精神衛生面での応急処置にかかわる役割は、災害直後の他の多くの重要な作業と密接に結びついているので、できるかぎりそれらの作業と連携を保ちながら、他の応急作業担当者たちの立場を認識し、協力しながら進められるべき」なのである。

普賢岳噴火災害後の精神保健活動にあたった長崎県精神保健福祉センターの精神科医の荒木憲一氏も「災害からしばらくの間は、ショックに打ちひしがれ、悲嘆にくれる時間が被災住民には必要であるので、その間は（応急的対応は別として）カウンセリングよりもむしろ生活支援に重点を置く方が精神的援助にもつながるであろう」（荒木憲一ほか「災害精神保健システムと精神科医の役割――普賢岳噴火災害後の精神保健活動を通して」、「臨床精神医学　第二四巻一二号」一九九五）と述べている。

すなわち、〈心のケア〉が独立して活動するよりも、一般的な救援活動の中に〈心のケア〉を盛り込んでいくことがよい。デビッド・ロモはこう述べている（『災害と心のケア』アスク・ヒューマン・ケア、一九九五）。

（被災者の巡回や訪問をするスタッフは）「カウンセリングをしましょう」などと切り出すべきではないし、「精神医学」「心理学」などの専門用語もタブーです。

心のケアをするのだと気負うことなく、その場で役に立ちそうなことを何でもやればいいのです。（……）住民はまず、現実的な手助けを必要としています。メンタルヘルスの援助者は、他の部門の動きや公的手続き、交通手段の確保に至るまで、地元のあらゆる情報を知っておく必要があります。

実際に、「アメリカ赤十字」は、「日本赤十字」とは違っていっさいの医療活動は行なわず、避難所の確保や毛布や食料の提供など一般的な救援ボランティア活動を行なうそうである。その一環として精神保健活動を行なうチーム「DMHS」がある。その活動は大きく四つに分けられる（前掲「ロサンゼルス視察研修報告書」より）。

一、教育――災害によるストレスがどういうものかを、被災者、救援スタッフなどに伝える
二、問題解決――被災者と救援スタッフとの間に生じる問題に助言や援助を行う
三、点検と提案――避難所運営や物資の受け渡しなどについて改善策を提案する
四、紹介と介入――三回まで無料でカウンセリングを行い、必要な人は専門家に紹介する

つまり、〈心のケア〉のスタッフは、一般的な救援活動の前面に出るわけではなく、救援活動を裏から支える〝黒子〟の仕事を主としているのである。

阪神・淡路大震災の場合、精神・心理の専門家は、マスコミから被災者への直接的な〈心

のケア〉ばかりを期待されて、それ以外の役割に目を向けることが難しかった。救援活動に来た医療班などの人たちも、〈心のケア〉は精神医学・心理学の専門家が行なう特殊な役割であると誤解していたようだった。私たちは医療班に連携を申し出て断られたくらいであった（皮肉なことに日赤だったが）。

また、アメリカ赤十字の活動は、災害救援活動の全体から見れば一翼を担っているにすぎない。例年のように大洪水や火災の起こっているロサンゼルス郡では「緊急対策センター（EOC／Emergency Operation Center）」という行政機関が存在している。EOCは災害発生時には行政上のすべての権限をもつことになっている。EOCのおかげで縦割り行政の中での根回しといった手続きは不要になる。アメリカ赤十字だけでなく、消防、福祉、保健、内務局、労働局、保安官、検死官なども、このEOCとの連携によって動く。

たとえば、一九九四年のノースリッジ地震においてEOCは、救援活動に優先順位を決定した。①避難所の確保・必需品の確保、②可及的早期に自活自立させること、③経済的な復興を進めること、④メンタルヘルス、である。初動は、まさに地震発生からわずか十分後であった。

阪神・淡路大震災の場合は、県と市の地震対策本部は十分な連携が取れていないようだった。平常時に予行演習をしていたわけではなく、また地震対策本部に全権が委任されていたわけでもなかったから、連携がぎくしゃくしていたのもしかたなかっただろう。

現在、「こころのケアセンター」が設立されたことは前述した。しかし、他の行政機関ははたして「こころのケアセンター」を認知しているのだろうか。「こころのケアセンター」を孤立させたところで、できることはとても限られてくるだろう。本格的に今後の災害対策に取り組むのなら、「こころのケアセンター」と他の行政機関の連携が不可欠である。

2……被災者・救援者の〈心のケア〉

災害直後の被災者は、さまざまな心身の不調を体験するが、それは災害という「異常な事態への正常な反応」である。多くは一時的なもので、時とともに薄れていくが、衝撃があまりに大きいときは前述したようにPTSDとなって長期化することもある。予防のためには被災体験を他人に話すこと、それについての感情を表現することが大切である。

つまり救援者が、被災者の体験や感情を聞くことが〈心のケア〉になる。デビッド・ロモは被災者から話を聞くという技術を「アクティブ・リスニング」と名づけている。彼は「アクティブ・リスニング」の注意点を以下のようにまとめている（前掲『災害と心のケア』）。

［アクティブ・リスニングの基本］

・「聞き役」に徹する
・話の主導権をとらずに相手のペースに委ねる
・話を引き出すよう、相槌を打ったり質問を向ける
・事実→考え→感情の順が話しやすい
・善悪の判断や批評はしない
・相手の感情を理解し、共感する
・ニーズを読み取る
・安心させ、サポートする

「事実→考え→感情の順」というのは、被災者から外傷体験について話を聞くときの順序である。「何が起こったか」「どう考えたか」「どう感じたか」の順番に話を促すと、被災者も話しやすく聞き手も聞きやすい。

日本では、〝がんばれ〟と励ますことが習慣になっている。震災後、「がんばれ神戸」というキャッチフレーズが町中で見られた。だが、ロモの言うように、励ましたり批判したりせ

ず、相手の話を傾聴することがいちばん大切である。これはさらに専門的な精神療法においても重要なことである。

子どもに対しては、子どもに地震の絵を描かせることがマスコミで大きく取り上げられたが、子どもに対するケアはそれだけではない。スキンシップもまた大切である。恐がったら抱きしめてやり、「地震ごっこ」や「赤ちゃん返り」を認めてやることが大切である。子どもを安心させるような配慮を忘れてはならない。

被災者に対するケアと同じくらい、救援者に対するケアも重要である。「傷ついた被災者と疲れたボランティア」（ロモ）では、十分なケアはできない。

そのためにまず、被災者とじかに接している救援者の啓蒙がひじょうに大切である。救援者が、被災者の心情をどれだけ理解するかによって、救援の質はずいぶん違ってくる。今回の震災では、救援にあたった消防隊員・自衛隊員・医療関係者などの救援者のほとんどはケアを受けずに、過酷な任務にあたらなくてはならなかった。

米国では「デブリーフィング（debriefing）」という方法が用いられている。これは「報告を聞く」という意味であり、もともとは軍隊用語であった。この救援者に対する〈心のケア〉の内容は、「被災体験や救援活動上のストレスフルな体験に区切りをつけるための、公式の話し合い」であり、「任務を終えたときに、良かった体験、ひどかった体験、その時の感情、現在の感情などについて話し合う」ことである（前掲「ロサンゼルス視察研修報告書」）。〈心のケア〉のスタッフの役割は、そのミーティングに加わって感情の整理を手伝うことである。

これよりもう少し非公式な集まりで、〈心のケア〉のスタッフなしに行なうミーティングもある。これは、「デフュージング（defusing）」といい、救援者どうしで雑談的に救援活動についてざっくばらんに話し合う。

私たちが大学病院で行なったナース向けの巡回レクチャーは、今思えば「デブリーフィング」や「デフュージング」に少し似ていたかもしれない。だが、積極的にナースたちに発言させたわけではないので、彼女らは感情をきちんと整理することはできなかっただろう。これは反省すべき点だと思う。

3……災害に備えた精神保健活動

阪神大震災は、なんの準備もなく迎えた本番だった。この経験を今後の災害にぜひ活かしたい。平常時での災害心理学に関する知識の啓蒙普及は大切である。ロサンゼルスでは、赤十字もＥＯＣも、関係機関の職員やボランティアに対する教育にずいぶん力を注いでいる。また各機関はさまざまなケースを想定した話し合いをしている。それによって災害時の活動は大きく左右されるからである。災害がはじまってからでは話し合っている暇はないのだから。

普賢岳噴火災害後、精神保健活動を実践している荒木憲一氏もまた、災害後の第一歩は啓蒙活動であったと述べている（前掲論文）。「県・市・医師会・精神保健センター・長崎大学精神科が集まって最初の会議が開かれたが、何の収穫もなかった」。しかし、その後、三年あまりの時間をかけて、「立案・提言者として関与してから健康調査の解析、保健婦の支援、住民活動の支援、危機介入と治療行為、行政施策への関与、さらには関係機関の間の意見調整と信頼関係作りの役割まで要請され」るようになったのである。そこまでには並々ならぬ労苦があったと思われる。

阪神・淡路大震災の被災地でも、現在、必要とされるのは個々の被災者に対する〈心のケア〉のテクニックだけではなくて、復興事業の中にどうやって〈心のケア・サービス〉を位置づけていくかである。たとえば仮設住宅を訪問する行政職員・保健婦・ボランティアなどが「孤独死」や「自殺」の危険のある人を見分ける知識を身につけること。そういうケースを見つけたとき相談できるバックアップ体制をつくること。それは、子どもに対する学校の先生、あるいは患者に対する医師も同様である。要するに心の傷つきを見出したとき、それを見過ごさず、また安易に専門家に回さず、どうやって介入し、かかわっていくかという体制をつくることである。そうでなければ、〃心のケア・ブーム〃は徒花《あだばな》となってしまうだろう。現時点では、ブームと言われているわりには、重要性が認識されているとは思えない。

また、阪神・淡路大震災においては全国の注目が集まり、〃ボランティア・ブーム〃〃心のケア・ブーム〃などと言われるほど、非常に多くの支援がありボランティアたちがかけつけてくれた。しかし、日本全体を見渡せば、常にさまざまな災害が発生している。災害の規模の大小にかかわらず、被災者の苦しみには変わりはない。このブームがさらに深まることを期待したい。

いかなる災害においても十分な〈心のケア〉ができるような体制を作り上げていくことはまた、平常時での地域の精神保健をも向上させることになるだろう。他府県において防災システムの整備にあたっている人たちも、心の問題を忘れないでほしいと思う。

4……「PTSD」の治療

震災は、さまざまなかたちで大多数の住民の心を傷つけた。人々は心の傷つきを、不眠、緊張、不安、恐怖などの心身の変化として体験した。それは「異常な状況における正常な反応」である。その後、時間とともにこうしたさまざまな心身の変化は自然に解消してゆくことも多い。ＰＴＳＤとはこうした「正常な反応」が解消せず、症状が持続し悪化した状態をさしている。心の傷は癒えるどころか、ますますその人を苦しめ、生きづらくするのである。

　だが、災害直後の「正常な反応」がいったん落ちついたように見えても、心の傷が解消したと言い切ることはできないのである。目立った症状はなくても、ある種の〝生きづらさ〟が持続していることがあるからである。それは、心から楽しむことができない心境、社会との齟齬の感覚、孤立感といったものである。こうした苦痛は、精神科の「症状」としてはとらえにくく、「病気」として治療を受けられることは少ない。

〈心のケア〉の長期的な目標は、こうした〝生きづらさ〟をいかに和らげるかということにある。そして、心の傷による〝生きづらさ〟からの回復という点では、ＰＴＳＤの「治療」も、一般的な〈心のケア〉の延長上にあるといえるだろう。逆に、ＰＴＳＤの治療から、一般的な心のケアについてのヒントも得られるはずである。

　それでは、具体的な治療について考えていこう。

ＰＴＳＤの患者は、心的外傷を受けていながら、その体験を自分の中に受け入れることができないでいる。つまり、治療の目標は、外傷体験を受け入れられるように援助することである。マルディ・Ｊ・ホロウィッツはこれを、「外傷体験について考えることも考えないことも自由にできるよう助力すること」であると言う（ラファエル、前掲書）。

では、それはどのようにして援助することであろうか。ヴァン－デアーコルクはＰＴＳＤの治療には四つの主要素があるという（ベッセル・Ａ・ヴァン－デアーコルク「心的外傷後ストレス障害（ＰＴＳＤ）の治療」、河合隼雄編『心を蘇らせる』講談社、一九九六）。

1．安全であるという感覚を取り戻す。
2．その恐ろしい体験と折り合いをつける。
3．生理的なストレス反応を統制する。
4．安定した社会的つながりと対人関係における効力を再確立する。

心的外傷体験を受けた直後の対応としては、〈1〉「安全であるという感覚」を取り戻させることが非常に大切である。場合によっては、外傷体験を受けた状況から安全な環境へと患者を保護する必要がある。また患者は些細なことにも動揺しやすく、簡単なことでも決断しにくくなっていることが多い。この段階では、ともかく患者を安心させることが重要なのである。

だが、外傷体験から時間が経っていても、依然として「安心感」が重要なことに変わりはない。患者の環境を調整するだけでなく、安心できる〈治療者―患者〉の関係を樹立する必要がある。治療者は患者の感じ方や考え方を尊重し、治療の中でふたたび患者を傷つけることのないように配慮しなくてはならない。

このような関係の中で、患者ははじめて外傷体験を話題にすることができる。患者の「安心感」を保ちながら、患者自身のペースにしたがって、体験について患者に語ってもらうことが治療の中心になる。外傷となった出来事を時間的経過にしたがい、どんなふうにそれが起こり、どうなっていったかを語ってもらう。患者は体験に圧倒されているため、出来事の記憶を失っていて「いったい何が起こったのか」を正確に把握していないことが多い。正確な事実を認識することも、その体験を受け入れるのに役立つ。

「苦悩に満ちた体験にうまく対処するためには、その体験から存在の全体性へと一般化するのではなく、それを特定の時間に特定の場所で起こった或る恐ろしい出来事としてのみ見ることが必要である」（ヴァン‐デア‐コルク）。

このような過程を経て、〈2〉の「恐ろしい体験との折り合い」が達成されてくるのである。

心的外傷体験を語るうちに、患者はその出来事をあたかもいま現在体験しているような状態になり、その場で感情が激昂することがある。これを「除反応」という。外傷体験後の比較的早い時期では、「除反応」が治療に役立つことが知られている。「除反応」を促進するために、催眠や麻酔面接が用いられることもある。また、言葉での表現が困難な場合は、「絵画療法」（絵によって感情を表現する）や「箱庭療法」など非言語的な表現手段が有効な場合もある。

ここで注意しなくてはならないのは、体験について表現してもらうことは、いやがる患者につらい体験を思い出すよう強要することではない。人にはわかってほしいという気持ちもある。安心できる関係ではむしろ、強要しなくても、患者が自分の方から外傷体験について語りたい場合もある。もし患者があまりに語りたがらなければ、治療が安心できる関係で行なわれているかどうかを検討してみるべきだろう。

安心できる関係としては、同じ体験をした人どうしによるグループ療法が有効な場合がある。共通の体験を持つ人たちの中で、はじめて自分の感情を語ることができる人もいる。それはすでに第II部の死別者の自助グループにおいて紹介したとおりである。

患者がこのような過程を進め、自分の人生の中に外傷体験を組み入れていくことを援助するためには、治療者は患者の生活史について知るべきである。その人が、それまでどうやって生きてきたのか、どんな葛藤をもってきたのか、外傷体験を受けてどんな点で弱くなったのか……。そうしたことを話し合うことは、今後の人生を再構築する上でも重要なことになる。

〈3〉の「生理的なストレス反応を統制」する方法には、精神安定剤などの薬物療法がある。不安を鎮め、めまい・ふらつきなどの自律神経に関する「不定愁訴」に対しては抗不安薬や抗うつ薬が役に立つ。

また、「スポーツや大自然の中での冒険のような身体運動、マッサージのような満足を与える身体的体験、芸術面での成就体験」などの「達成感や快感を与えてくれる体験」（ヴァン-デア-コルク）も大切である。患者はリラックスすることでストレス反応を低めることができる。また外傷体験の影響下にある患者は、つねに否定的なイメージを思い浮かべてしまうために、それを中和する目的で、こういう前向きな体験を積極的に取り入れる必要がある。

最後は、〈4〉の「安定した社会的つながりと対人関係における効力を再確立する」ことである。心的外傷を受けた人は孤立しやすい。それは、誰にも理解してもらえないという気持ちが強いこと、また外傷体験と心の中で葛藤しているため外に向かう余力が残されていないこと、などさまざまな理由による。

それだけに、心的外傷を受ける前と後、回復する前と後では、人とのつきあい方がずいぶんと違ってしまうものである。もう二度と、心的外傷を受ける前のもとの自分に戻ることはできない。心的外傷から回復するために、自分は変わらざるを得ない。社会に復帰する前に、そういう新しい自分との折り合いをつけてはじめて、社会への復帰が可能になるのである。

心的外傷から回復した人に、私は一種崇高ななにかを感じる。外傷体験によって失ったものはあまりに大きく、それを取り戻すことはできない。だが、それを乗り越えてさらに多くのものを成長させてゆく姿に接した時、私は人間に対する感動と敬意の念を新たにする。

そして、回復に向けて懸命に生きる人を、敬意をもって受け入れる社会を作ることも〈心のケア〉の重大な意義ではないかと私は思う。

三、災害と地域社会

震災によって、人々はさまざまな心の傷を負った。精神科医の仕事は、それを一人の患者の中に見ることとである。診察室の中では震災の問題というのは、PTSDやうつ状態などの「病気」である。しかし一方、震災の問題は、一精神科医が診察室の中で対処できるレベルをはるかに越えている。個人の中のストレスをどうケアするかといったレベルを超えて、社会全体に加わったストレスを、社会的にどう対処していくかという視点から考える必要があるだろう。

1……ボランティアの役割

心的外傷を受けた人は孤立しやすい。それは、心の傷がその人に意識的・無意識的に大きな葛藤を生み出すからである。他人《ひと》と関係していくのはエネルギーを要することである。葛藤に悩まされている人には、闊達な対人関係をいとなむ心の余裕がない。

また、心的外傷は、被った人にしかその苦痛がわからない。苦痛に苛まれる人と、心的外傷をもたない人との間には決定的な断絶がある。心の傷をもつ人は「この気持ちは、だれにもわかるはずがない」と考える。もちろんどんな体験であっても、それはその人の固有の体験であり、他者がそれを完全に理解するなどということはありえない。だが、とくに外傷体験の場合は、その人自身でさえ、自分の中に受け入れることができないような過酷な体験である。当事者すら理解できない体験を、第三者が外側から「理解」するなどということはさらに困難なことである。

つまり、当事者の心の傷は、第三者にとっては「他人《ひと》ごと」なのである。阪神・淡路大震災で被災した人も、奥尻や普賢岳などの災害においては第三者だった。当事者は心的外傷の苦痛を味わうだけでなく、「他人ごと」という視線に囲まれて孤立の苦痛を味わうのである。そして、阪神・淡路大震災のような大規模災害においては、当事者である被災者の孤立は、すなわち被災地全体の日本の中での孤立につながるだろう。

では、どうやって当事者と第三者の間の溝を埋めればよいのだろうか。当事者の孤立をどうやって解消すればよいのだろうか。その解答の一つが、ボランティアである。

ボランティアは、当事者か、第三者か、という対立に「当事者を理解しようとする第三者」という新たな次元をもち込んだ。ボランティアの役割は「存在すること」であるという中井久夫氏の至言がある。つまりボランティアとは、居てくれるだけで価値がある。救護する側も、される側も、すべて傷ついた人間しかいない被災地では、外部から来た無傷の人間が寄りそうことで、被災者は癒された気持ちになる。傷ついた人にはあらゆる人が遠ざかっていくように見える。そばに居てくれる人、訪れてくれる人はそれだけでとても貴重なのである。被災直後に他府県のナンバープレートの救急車や救援物資の運搬車を見て、胸の熱くなる思いをした被災者は多いと思う。それは〝見捨てられていない〟という安心感を、感じさせてくれたからである。

「存在すること」による癒しは、かつて精神療法家シュヴィングが『精神病者の魂への道』において印象的に示したことである。彼女は自分の殻に閉じこもる精神病者のそばに、静かに居つづけることで病者の心を開いたのであった。

阪神・淡路大震災では〝ボランティア・ブーム〟が起こった。第三者の側から当事者に向かって、多くの人たちが歩んできてくれた。ボランティアがいなかったら、被災地は日本の中で孤立してしまっただろう。ボランティアは被災地の現状を外部に発信し、被災者の代弁をする役割も果たした。ボランティアが被災地を、日本の社会の中につなぎとめてくれたのである。

私が会ったボランティアの多くは同業の精神科医たちであった。被災地には一時期たくさんの精神科医がいた。ボランティアとしての交流は、私には新鮮な体験だった。学会や学閥での人脈が〝タテの系列〟であるとすると、このボランティアの交流は〝ヨコの系列〟である。震災によって日常の領域を越境して、本来出会うことのない人々が出会った。このネットワークは私にとって震災の残した貴重な収穫であった。

心の傷を癒すためには、〝ヨコの関係〟が非常に重要である。その典型が、第II部で紹介した死別者の「自助グループ」であろう。孤立しやすい当事者にとってヨコの連帯はかけがえのないものである。

被災者とボランティアとの間にも、こうした〝ヨコの関係〟をつくることが理想である。しかし実際には、世話をするものとされるもの、施すものと受けるもの、といった〝タテの関係〟の落差を埋めることはむずかしいし、ボランティアが当事者になりきることはできない。それでもボランティアは当事者に歩み寄り、〝ヨコの関係〟に近づいていく。このことが重要なことであると思う。

当事者への歩み寄りという点では、心理療法の専門家はまさにそのことを重要な仕事の一つにしている。〈治療者—患者〉の関係は、治療するものとされるものという〝タテの関係〟

である。しかし、患者に寄りそい、理解し、声を代弁し、患者が社会から孤立しないようつとめることは、〝ヨコの関係〟を意識することである。〝ヨコの関係〟を大切にすることが患者の心的外傷の治療には必要なのである。ボランティアであれ、心理の専門家であれ、当事者に歩み寄ることの大切さは同じである。心的外傷を抱えた当事者にとってその関係が社会との貴重な接点になるからである。

2……コミュニティの再生に向けて

震災後の「ハネムーン期」

私は学生時代から神戸に住み、もう十五年以上になる。しかし、ただ住んでいるだけで、地元のコミュニティ（地域社会）に属しているという実感はなかった。私はいわゆる故郷喪失者の一人であった。

だが、地震が起きてから同じマンションの住人が私の部屋を訪ねてくれた。救援物資をおすそ分けしてくれ、近くで炊き出しがあると妻を誘ってくれた。すぐ近くに住む友人が、そのまた友人の家に風呂を借りに行くとき、私の家族に声を掛けてくれた。

これは阪神・淡路大震災に特有の現象ではない。災害の後、生き残った住民はある種の共同体感情の下で身をよせあう。これを災害心理学では「ハネムーン現象」「ハネムーン期」という。しかし、私にとって、それは文献上の知識ではない。思いがけないやさしさや思いやりを肌で感じ、人間とはすばらしい存在であると私は思った。これは真にかけがえのない思い出として、今も胸の内にある。

阪神・淡路大震災の被災地のほとんどは都会である。住民はお互いに干渉せず暮らしている。一歩外に出れば見知らぬ人ばかりであり、自分が何者であるか知られることもないし、名のる必要もない。こういう中で、知らない者どうしが助け合う姿は不思議な光景であった。「ハネムーン現象」を経験したおかげで、私のようにあまりコミュニティにかかわってこなかった人をはじめ、被災地に住む多くの人たちが「人と人とのつながり」を強く意識するようになったと思う。被災地にはコミュニティが存在していたこと、自分がなんらかのかたちでコミュニティに属していたこと、そして、そのコミュニティが震災によって深く傷つけられたことに気がついたのである。

都市におけるコミュニティ

日本の大都市は地価の高騰のため、新たに旧市街に住むことは非常に難しくなっている。

新しく住まいを求める人は郊外のベッドタウンに集まる。都市の中心部は、昔からそこに住む年老いた人たちが多い。老人は日々買い物をし、喫茶店に入り、町角でおしゃべりして暮らしている。それは神戸でも同様であった。

このように、昔ながらのコミュニティは路地で成り立っている。路地を徒歩で生活できる範囲にコミュニティがある。

今回、地震で壊れたのはほとんどが古い町だった。そして被害にあったのも老人が多かった。老人は新しい環境への適応能力がひくい。地震によってすっかり生活の基盤を失った老人たちは、とても傷ついていた。震災後、困惑する老人たちを見て、コミュニティはたんなる概念ではなく実体そのものであることを私は思い知った。古くからのコミュニティは、都会では老人たちにほそぼそと受け継がれていたのである。彼らはまさにコミュニティによって生かされていたともいえる。

このようにコミュニティは、人の「暮らし」を抱え込んでいる。だが、その一方で都市に住む人は地域に根ざした「暮らし」がしにくくなっている。道路を広げ、ビルを建てることによって都市の機能は発展するが、「暮らし」のうるおいは失われていく。都市におけるコミュニティの問題は、都市における「暮らし」の問題でもある。

ライフラインが切断され、水やガスや電気に不自由したときに、私たちは「暮らし」の問題に直面した。それは〝会社人間〟の男たちには、とくに貴重な体験であったろう。朝から晩までを同じ地域ですごす老人たちとは異なり、男たちは「暮らし」を実感する機会に乏しいからである。震災が、自分の住む地域の「暮らし」を考えなおすきっかけになった人は少なくないだろう。

一方で、仮設住宅に「暮らし」のうるおいがまるでないことは、第II部で述べたとおりである。復興を都市機能の面だけでなく、「暮らし」の面からも考えていく必要があるのではないだろうか。

マイノリティ問題

コミュニティとは、地域における人と人との具体的なつながりである。だが、コミュニティは助けあいという美しい面だけをもっているわけではない。一方でコミュニティは、マイノリティの人たちを排除しようとすることがある。村八分や差別という残酷なことも行なうのである。たとえば、震災後の「ハネムーン期」においてすら、排除されようとした人たちがいる。精神障害者・外国人・ホームレスが、避難所で冷遇されたケースがあった。

かつて関東大震災の直後、朝鮮人が混乱に乗じて井戸の中に毒を投入するなどという流言飛語が飛び交い、官憲や一般市民によって多数の朝鮮人が虐殺された。そのため阪神・淡路大震災の後には、韓国のマスコミが「今回は朝鮮人虐殺はなかった」旨の報道を行なった。

阪神・淡路大震災で、外国人は一七三人の死者を出している。内訳は、韓国・朝鮮一一一人、中国・台湾四四人、アメリカ二人、ペルー一人、ブラジル八人、フィリピン二人、オーストラリア一人、ミャンマー三人、アルジェリア一人（九六年一月十二日、兵庫県警発表）などとなっている。被災地にはさまざまな外国人が住んでいたことがわかる。

韓国・朝鮮人および中国・台湾人は、日本に定住する外国人としては歴史が古い。すでに三世代以上の人たちも少なくない。そして、今では日本社会と独特の混じり方をしながら共存している。つまり、特定地域に在日韓国・朝鮮人あるいは在日華僑が集まって住んでいるわけではなく、閉鎖的な独自のコミュニティをもっているわけでもない。日本語も日本人同様に話し、日本の文化への同化度も高い。文化への同化度が高い分だけ、日本のコミュニティに深く浸透してきているといえるだろう。

震災のときには、朝鮮人学校が避難所として日本人にも開放されていたし、在日韓国居留民団の炊き出しは日韓の区別なく配られたという。神戸朝日病院の医師・金守良氏は「日本人と韓国・朝鮮人は共に死んだ（共死）だけでなく、共に生き延びた（共生）のである」（「第三回多文化間精神医学会抄録集」より）と述べている。また華僑団体も同文学校（中国人学校）を避難所として開放するなど、「地震後かえって地域住民との心の交流がスムーズになったという感想が各所できかれた」（神戸商船大学の陳来幸氏、同「抄録集」より）という。

このように在日外国人としては歴史の古い韓国・朝鮮、中国・台湾の人々は、自らの民族団体を持ちながら、日本のコミュニティとうまく相互浸透して、震災を乗り切ったのだという。

震災前から、とくに神戸は外国人にとって住みやすい土地であると評される町であった。それは港町であるという特性もあるだろう。また大阪と京都が近くにあることも関係しているだろう。大阪は経済活動の中心であり、京都は伝統文化の中心である。大阪や京都と比べると、神戸は周辺であるという気安さがあり、それが外国人を受け入れやすい土壌になっていたのだろう。

その意味で神戸および阪神間は、外国文化だけでなく多様なサブカルチャーを含んだ重層的なコミュニティだった。多様なサブカルチャーはけっして摩擦なく存在していたわけではないが、さまざまな外国人が住み、下町もあれば高級住宅街もあり、古い家並とハイカラな街が入れ子になっていた。それぞれが重なり合うように存在していた。このような神戸・阪神間のコミュニティの良さが、震災で失われてほしくないと思う。

マイノリティの問題は、外国人の問題にとどまらない。身体・精神障害者や被差別部落に対する差別問題などは、震災前からあったことである。神戸では現在、復興計画が展開されている。コミュニティに大きな変動が起こるとき、多数派の論理が跋扈し、マイノリティが、排除か同化か、の二者択一を迫られやすい。排除か同化かではなく、マイノリティがそのアイデンティティを保ちながら、地域のコミュニティに属する方向を模索することが大切なのである。

私たちはコミュニティの問題について、改めて問い直してみるべきだろう。人間らしい暮らしとは家の広さやモノの豊かさだけではない。どのようなコミュニティをつくるのかということもひじょうに重要な問題である。

復興にむけて

今、具体的な復興計画が行政を中心に展開され、住民との意見の食い違いから軋轢が生まれている。行政主導の都市計画を、一方的に押しつけてはならないと思う。コミュニティというのは自然に発生するフローラ（植物相）のようなものである。無用なもの、無駄なもののなかに大切なものがある。機能性ばかりを追求して計画された都市の住み心地に、ほんとうの満足を感じることができるだろうか。

そして、仮設住宅の解消には、まだまだ時間がかかるだろう。現在の仮設住宅群のほとんどが、町から離れた今までなにもなかったところに建てられている。すぐに解消できないのであれば、もう少し町らしくするような施策はできないものだろうか。

被災地のコミュニティの問題は、日本全体の問題でもある。日本の社会は、人間の「力強さ」や「傷つかない心」を当然のこととしてきた。また、バブル経済の際に、モノやカネだけが幅を利かせる、いささか品のない風潮が全国に蔓延した。人間の心の問題などは省みられなかった。しかし阪神・淡路大震災によって、人工的な都市がいかに脆いものであるかということと同時に、人間とはいかに傷つきやすいものであるかということを私たちは思い知らされた。今後、日本の社会は、この人間の傷つきやすさをどう受け入れていくのだろうか。傷ついた人が心を癒すことのできる社会を選ぶのか、それとも傷ついた人を切り捨てていくきびしい社会を選ぶのか……。

ボランティアやコミュニティという視点に共通しているのは、人と人とのヨコのつながりの大切さである。しかし今、被災地は「ハネムーン期」を終えて、「幻滅期」に入っている。すなわち「被災者の忍耐が限界に達し、援助の遅れや行政の失策への不満が噴出。(……)被災者は自分の生活の再建と個人的な問題の解決に追われるため、地域の連帯や共感が失われる」(ロモ)。この「幻滅期」を越えて、私たちは再建へと向かわねばならない。それは〈心の傷〉を見て見ないふりをして、我慢して前進することではないだろう。多数派の論理で押しまくり、復興の波に乗れない〝被災の当事者〟でありつづけている人たちを忘れ去ることではないはずである。

世界は心的外傷に満ちている。〃心の傷を癒すということ〃は、精神医学や心理学に任せてすむことではない。それは社会のあり方として、今を生きる私たち全員に問われていることなのである。

あとがき

悪夢のような大地震から数日後、産経新聞文化部（大阪）の河村直哉さんからお見舞いの電話をいただいた。以前、新聞のコラムを書かせていただいた縁でお付き合いがあったのだ。

「どうですか、ご家族はお元気ですか。大変なことになりましたね。何か必要なものはありませんか」

「うちは全員無事です。不自由ですけど、なんとかやってます。混乱して、何がなんだか整理がつかないというのが、正直なところです」

そんなやりとりがあって、翌々日くらいにふたたび電話をいただいた。

「被災地の状況を内部から書いてほしいんです。今の報道はぜんぶ外側からの取材でしょう。精神科医として見たことを、内側から書いてほしいんです」

私は考え込んだ。「ＰＴＳＤ状態」の混乱した頭で文章が綴れるとは思わなかった。それと同時に、〝被災地のことを文章にする〟ということがひどく不謹慎に思われたのである。私は災害の中で全力で〝医者として〟働くべきだと思った。この非常時に〝書く〟という行為に時間を割くことは、現場を放棄することのようにも感じられた。文章なんか書いている場合ではないと思ったのだ。おそらく、多くの被災者と同様に私もハイな気分になっていたのだろう。

私はいったんお断りしたが、しかし迷ったすえに、結局お引き受けすることにした。私もこの「異常な体験」を書き留めておきたい気持ちがあった。それに震災報道のされかたに違和感を感じていた。河村さんの言うように、「被災地内部から」だれかが書く必要があるだろうと思ったのである。だが、書くことはつらいことだった。さまざまな情景が頭をよぎり、ワープロの画面を前に放心してしまうこともたびたびだった。

被災者の心のケアの問題は、その後大きな注目をあび私のもとにも多くの取材があったが、この段階では物的な被害ばかりが報道され、心の問題には関心が払われていなかった。いちはやくその重要性に注目したのはまさに河村さんの卓見であった。

連載は「被災地のカルテ」と題され、第一回は、九五年一月三〇日(月)からはじまった。最初の八回分は、九五年三月に刊行された『1995年1月・神戸――「阪神大震災」下の精神科医たち』(中井久夫編、みすず書房)に採録された。

いつまで続けられるかわからないまま五里霧中の状態で出発したが、結局、連載は断続しながら、九六年一月二十日、三一回まで続いた。医者としての本業があまりに忙しいため、執筆の時間は深夜しかなかった。文字どおり体力の限界であった。

本書の第I部・II部は、その連載をもとに全面的に改稿・加筆したものである。第III部は新たに書き下ろした。なお、本書に登場する被災者の人たちはプライヴァシー保護のため事実関係を変えさせていただいている。

私がここに示したのは、阪神・淡路大震災による人々の心の傷つきである。この途方もなく大きく複雑な災害は、間違いなく歴史に残る特別な事件であり、また災害における心のケアの問題がこれほど注目をあびたという点でもはじめての事例となるだろう。人々の心の傷つきははかり知れない。まだたくさんの人々が苦しんでいる。現在でも、診察の中で思わぬところに震災の影響があることに気づき、はっとすることがある。

しかしまた、心を傷つける出来事は、日常的に私たちの身近にころがっている。震災によって私たちは、改めて心的外傷の重要性に気づかされたと思う。震災体験は私たちに、「心の傷と癒し」という普遍的な問題を垣間見せたのである。奇しくも、震災は戦後五十年目に起きた。廃墟となった神戸の町は、終戦直後の風景を彷彿とさせるものであった。戦後社会の繁栄がなおざりにしてきた心の問題を、神戸の焼け跡は問いなおしているような気がする。

中井久夫氏は「存在してくれること」がボランティアの第一義であると述べた。また、雲仙普賢岳噴火災害で精神保健を実践した荒木憲一氏は「心の傷つきを癒すのは人と人との絆である」と折りに触れ語っている。裏返せば、「人と人とのつながり」の大切さは心の傷つきを体験して、はじめて実感できるものかもしれない。震災を体験する前に私がこの言葉を聞いても、きっと印象に残らなかっただろう。

私たちの活動も多くの人と人のつながりによって支えられ、助けられた。とくに、避難所でともに活動した神戸市西市民病院の看護婦さんたち、ボランティアに来ていただいた九州大学、久留米大学、長崎大学、帝京大学、京都大学、慶応大学、名古屋大学、東京大学、青木病院、また湊川中学校をはじめ避難所の先生がた、神戸大学医学部附属病院精神科の私の同僚たち、そして、私の師である中井久夫先生と山口直彦先生に心より感謝いたします。中井先生には過分な序文をいただいた。また中井先生は本書と前後して『昨日のごとく——災厄の年の記録』（みすず書房）を刊行される予定である。

連載に際し変わらぬご支援をいただいた産経新聞の河村直哉氏、連載時に掲載され本書の扉にも写真を添えさせていただいた金井勝氏（金井さんも被災者である）、カバーに写真を使わせていただいた奥野安彦氏、素敵な装丁をデザインしてくれた伊勢功治氏、そして本書の出版に際しご尽力をいただいた作品社の内田眞人氏に重ねてお礼申し上げます。
最後に、今なお被災の傷跡に苦しむ多くの方々の心の平安をお祈りいたします。

安　克昌

一九九六年三月十一日

〔参考文献一覧〕

▼災害に関するもの

『災害が襲うとき』ビヴァリー・ラファエル著／石丸正訳、みすず書房、一九八九年

『1995年1月・神戸――「阪神大震災」下の精神科医たち』中井久夫編、みすず書房、一九九五年

『心を蘇らせる』河合隼雄・日本臨床心理士会・日本心理臨床学会編、講談社、一九九五年

『現代のエスプリ別冊 被災者の心のケア』岡堂哲雄編、至文堂、一九九六年

『災害と心のケア』デビット・ロモ著／水澤都加佐監訳、アスク・ヒューマン・ケア、一九九五年

『阪神大震災 消防隊員死闘の記』神戸市消防局「雪」編集部・川井竜介編、労働旬報社、一九九五年

『黒い虹 阪神大震災遺児たちの一年』あしなが育英会編／副田義也監修、廣済堂出版、一九九六年

『災害救援』野田正彰著、岩波書店、一九九五年

『大震災 生かされたいのち』高木慶子著、春秋社、一九九六年

▼死別に関するもの

『愛する人を亡くした時』E・A・グロルマン編／日野原重明監訳／松田敬一訳、春秋社、一九九六年

『生と死を考える』曾野綾子・A・デーケン編、春秋社、一九八四年

『対象喪失』小此木啓吾著、中央公論社、一九七九年

▼心的外傷に関するもの

「特集・心の傷とは何か トラウマとコンプレックス／imago第五巻八号」青土社、一九九四年

『精神疾患の分類と診断の手引（DSM―IV）』高橋三郎・大野裕・染矢俊幸訳、医学書院、一九九五年

増補第Ⅰ部

被災地の復興と災害精神医学

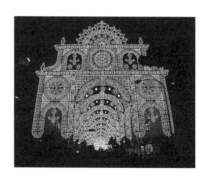

1995年12月15～25日、神戸の「復興」をめざして、神戸市中央区の旧居留地地区で、第１回「ルミナリエ」が開かれた。写真は、その第１回を、著者・安克昌が撮影したもの。大切な想いが込められている。

震災時の心の風景

（一九九五年三月発表）

学校関係者の方々へ

——震災後のこころのケア

この震災で多くの学校が避難所になりました。これまでの職場が震災を境に一変してしまった先生方のショックには計りしれないものがあるでしょう。

避難している人たちの中にはイライラしている人もいれば、身体の弱い人、お年寄り、子どももいます。また大勢のボランティアが入れかわりたちかわり学校にやってきます。毎日いろいろな問題や事件が発生し、先生方はその対応に目まぐるしく働いておられます。

一方、本来の教師としての仕事もなくなったわけではありません。授業は部分的に再開されていますから、生徒たちのケアや教育のことも考えなくてはなりません。

大きな被害を受けた子どもにどう接すればよいか、とまどわれることもあるでしょう。また避難所となった学校には子どもの目の触れるところにビールの空き缶やタバコが落ちています。いくら掃除しても防ぎきれるものではありません。生徒の非行も心配です。

また授業を平常に復帰させ、卒業式や入学式を行うために、どうやって教室を確保するのか、校長先生には頭を悩ませる問題でしょう。

つまり、先生方は次のような役割を二重三重に引き受けておられるのです。

(1)避難所を管理し運営する
(2)授業や学校の行事を復旧する
(3)被災した生徒たちを保護する。

現在、先生方がされていることは大変骨の折れるお仕事です。これだけの苦労が世間では認められていないと悔しい思いをされている先生もおられるかもしれません。まずその苦労をご自身に対して、また同僚の先生方に対してねぎらいましょう。マスコミに取り上げられなくても、被災地の人々の多くは先生方の働きに感謝しています。

そして、このような困難な状況下にある先生方もまた被災者の一員なのです。被災者なら誰でもが大なり小なり体験する心身の変化を、先生方は体験しておられませんか。たとえば心の変化として不安、いらいら、集中力の低下、虚脱感、疲労感など、また身体の変化として便秘、下痢、不眠、肩凝り、頭痛、動悸などがよくあります。

このような心身の変化はけっして恥ずかしいことではありません。被災したうえに上に述べたような大きなストレスの中で仕事をすれば誰だって心や身体が反応してあたりまえなのです。まだまだ先生方にはご苦労が続きます。ご自身と同僚をいたわり、何でも相談し協力しあいましょう。もしご自身の心身の変化や子どもたちのケアについてご心配がありましたら、お気軽にもよりの保健所や精神保健センターなどにご相談ください。

＊『ニューひょうご臨時号（第四号）兵庫県南部地震　復興への誓い新たに』（兵庫県広報課、一九九五年三月号）に発表された。

震災と死別のトラウマ
——「子どもと死別した親の会」（さゆり会）から教わったこと

（一九九六年発表）

はじめに

阪神・淡路大震災は六〇〇〇人を超える死者を出し、戦後日本最大の災害となった。家が倒れ、町並みが一変したことも、大きな悲しみであったが、やはりもっとも痛ましいことは、数多くの犠牲者を出したことであった。遺族は別れを告げるいとまもなく、大切な人の死を迎えた。遺族の受けた心の傷ははかりしれない。

たしかに死別は、とてもありふれたできごとでもある。毎日、たくさんの人が亡くなっている。知人の家族の訃報に接することはまれではないし、一年の間にはお通夜やお葬式に出席することも何度かある。

だが、子どもの死は天寿をまっとうしたお年寄りの死とは違った衝撃がある。それは「早すぎた死」「不条理な死」であると感じられる。震災はそうした「不条理な死」という問題を私たちに突きつけたのであった。

1……「子どもと死別した親の会」(さゆり会)について

実をいうと、私は、死別という心の傷についてとくに考えてみたことはなかった。だが、震災でおおぜいの人たちが亡くなり、私の家族は生き残った。もしかしたら私自身が死もしくは死別の当事者になっていたかもしれなかった。私は死別の問題をひとごととは思えなくなった。そんなとき、さゆり会を知ったのである。

さゆり会を教えてくれたのは、そのころ私の患者であったTさんである。Tさんはその二年前に娘さんを事故で亡くされていた。Tさんは深い悲しみに沈んでおり、その心の傷は容易には癒されることはなかった。

ところが、偶然にTさんは、震災後、新聞で「子どもと死別した親の会」を知った。Tさんは自分から会に参加し、その後で、会について私に話してくれた(後に、Tさんは会に参加することでずいぶん元気になられた)。

「子どもと死別した親の会」は通称「さゆり会」といい、数年前から神戸市灘区にある小百合児童館で月に一回開かれていた。会をはじめたのは、やはり子どもさんを亡くされたSさんという方だった。

私はさゆり会に出席させてもらえないだろうかと、Sさんにお願いした。そして、メンバーのみなさんにお許しいただいて、私は会に参加させていただくことになった。

実際、さゆり会で話されていることばのひとつひとつは、私がはじめて知ることばかりであった。当事者の語ることばを聞いて、私は死別の衝撃の大きさを実感した。

2……死別のトラウマとは

さゆり会のみなさんはそれぞれにかけがえのない体験を語られる。それは、借り物でない、ほんとうの自分のことばであると、私には感じられた。

死別の苦しみは「地獄」のようであるという発言がある。そのことばに重みがある。「こんなに苦しいのに、なぜ自分が生きていられるのかが不思議である」とある人が言う。「晴れたら晴れたで悲しく、降れば降ったで悲しい」と別の人が言う。

死別に直面したあとの何週間、あるいは何カ月かは、「気が狂った」ような状態だったと述懐される。それほど、いつもの自分とは違っていたそうである。混乱して何が何だかわからなかったという方もあれば、なぜあんなに冷静だったのだろうかという方もいる。

そして、死別の悲しみは、長年の間でかたちを少しずつ変えながらも、絶えることなく続くのだそうである。

会はけっして陰々滅々としているわけではない。涙に声を詰まらせることがある一方で、のどかにくつろいだ笑いが広がることもある。それはこの会という場所のもつ力なのだろう。

私はさゆり会のみなさんから、死別について多くのことを教わった。そして、患者さんの中にも、私の周囲の人たちの中にも、死別の影を引きずっている人がいたことに気づいた。私は自分の迂闊さに恥じ入る気持ちがしたが、それと同時に、死別を体験していない人がその問題に近づくことの難しさを感じた。

周囲から見れば、死別のトラウマには近寄りがたさがある。それは裏返せば、死別体験者がひじょうな孤独感にさいなまれることでもある。この溝は死別の悲しみが共有しにくいせいである。周囲の無理解が遺族への励ましという形を取ることがある。その励ましに遺族は傷つけられる。たとえば、「もうひとり子どもがいて良かったね」「いつまでも悲しんでいても仕方がない」「気持ちを明るく持って生きていきなさい」「もうそろそろ元気を取り戻す時期だ」という励ましである。

その励ましが当事者にとっていかに苛酷なものであるか、周囲の人にはわかっていない。なるほど、周囲の人が、死別に苦しむ人に「早く悲しみから立ち直って元気になってほしい」と思う気持ちは自然なことであろう。

だが、それを願うことと、それを遺族に強いることとは別である。たとえ善意の心遣いから発する励ましであっても、そのことばは遺族をむち打つことになる。

では、周囲の人たちはどうすればいいのだろう。まず、遺族の表現する考えや感情を受け入れるということではないか。死別に直面した人はさまざまな激しい感情に翻弄される。自分の感情を受け入れることがむずかしいのである。そんななかで、周囲の人が遺族の感情を否定しては何もならないだろう。遺族の感情を認めることが、遺族との心の接点を作ることになるのではないだろうか。

それぞれに子どもを亡くした事情は違っても、さゆり会の参加者の方々には共通する気持ちがあるようだ。それはたとえば次のようなものである。

まず、第一に「不条理な死」を受け入れられない気持ちがある。「なぜ、この子が死ななくてはいけないのか」「なぜ、他の家庭でなくて自分の家に起こったのか」「これはほんとうに現実なのだろうか」「何かの間違いではないか」などの思いである。これは精神医学では「否認」と呼ばれている心のはたらきである。

第二に、死に直面して自分を責める気持ちがある。

自分の行動によって死が回避できたのではないかという思いがはげしく胸に迫る。「〜していれば、あるいはしていなければ死なずにすんだのに」という思いに悩まされ、回避できなかった自分を責める。自分に罪深いところがあるから、こんな目に会うのだろうかとまで考えることすらあるそうだ。

遺族はこのように変えられない運命を、心の中で何とかして変えたいと願うのである。

第三に、死に関係した人々を責める気持ちである。これは自分を責める気持ちと対をなしているようだ。

「あのときあの人が〜してくれていたら、こうならなかったのに」という気持ちが沸き起こる。それは、たとえば事故の加害者などの直接に死に関わった人たちだけでなく、行政、医療などさまざまな対象に対する怒りの念である。

しかし、その一方で、人を責める自分を責める気持ちも出てくるのである。恨んでも仕方がないのに、人を恨んでしまう自分に対して自己嫌悪を感じる。自分の性格が悪くなったのではないか、と嘆くのである。

このように死別というトラウマをこうむった人の生きづらさや周囲からの孤立感は、第三者の想像をはるかに超えて大きなものである。人間ではどうしようもない大きさのトラウマに対して、人はどう対処するのだろうか。

その時、自然に「超越的なもの」への切実な関心が沸き起こってくるのだろうか。参加者のみなさんは、人間を超える存在について考えておられ、また超自然的な体験を語られた。

たとえば臨死体験であった。震災でみずからも生死をさまよったある参加者は、意識が回復してから、子どもを喪ったことを知ったという。だが、臨死状態の中で、わが子のたましいに出会ったという体験をしておられた。

そのほかにも、亡き子の思い出のなかに、まるで死のことが生前からわかっていたかのような出来事を思い出したり、また、死後にも亡き子の存在をひじょうに身近に感じたりするような感覚があるそうだ。こういう超自然的な符合があたりまえのように会で話されることに私は驚いた。

遺族は、死者がどこでどうやって存在しているのかという問いを問わずにはいられないという。悲しみをのりこえて生きるために、宗教的、哲学的な問いが必要なのである。私は、重大なトラウマをこうむった人たちのなかに信仰生活にはいる人がいることを、はじめて納得できるような気がした。逆に、トラウマを共有せず、この切実な問いを生きていない人にとっては、宗教は縁遠いものと感じられるのかもしれない。

3……精神科医にできること

さて、このようなテーマを前に精神医学や心理学の専門家のなすべきことはなんだろうか。率直にいって、大きなトラウマを受けた人の前では、専門家も無力であると私は思った。いや、むしろ無力であることから出発すべきなのだろう。安易に慰めたり、気晴らしを強要したりするのではなく、孤立を深めないように手の届くところに存在することが大切なのだろう。

また、死別体験者は悲しみの感情を表現することがひじょうに大切である。その感情を「分かち合う」ことができれば、なおよいだろう。だが、悲しみの分かち合いは、さゆり会のような当事者どうしの集まりでのみ可能なことである。みずからが当事者ではない治療者には、当事者と悲しみを分かち合うことはできない。治療者にできることは、それを「見守る」ことだけである。治療者は当事者が安心して感情を語れるような関係を築くことがまず大切である。そのなかで感情を表現するお手伝いをすることが、当事者を「見守る」ことになるのではないかと思う。

また、精神科医やカウンセラーがさゆり会のような当事者どうしが癒しあう場（自助グループ）を支援することも、別の意味で当事者を見守る仕事であろう。孤立を感じやすい当事者どうしを結びつけ、出会いの場を作るために、専門家の力は必要であろう。

さいごに

さゆり会はなぜか女性がほとんどの会である。男性にも死別のトラウマはあるはずなのに、これまで会ができなかったそうであるが、震災をきっかけに子どもを亡くしたお父さんの会ができたという話をうかがった。一般に、男性の方が感情の表現になれていないようである。文化的にも男が嘆き悲しむことはあまり歓迎されていないからだろう。

悲嘆が夫婦間の気持ちのずれにつながることも少なくないそうである。男性にも悲しめる場があればいいと思う。

将来は、さゆり会がますます発展して、もっといろいろなバラエティを持った自助グループが生まれてほしい。ひとくちに死別といってもその背景はいろいろである。それぞれの人が自分の行きやすい会を選べるようになればよいと思う。

地震によってやりきれないさまざまな悲しいできごとが起こってしまった。死別をはじめとするたくさんの心の傷が被災地にあふれている。そんななかで私はどこかに癒しを求めたかった。偶然知ったさゆり会の存在は私にはとても貴重な光と感じられたのである。

最後に、今なお死別の苦しみの下で生きている方たちに敬意を表し、こころの平安をお祈りいたします。

＊『生きる――大震災を体験しあらためて生と死を考える』（兵庫・生と死を考える会、一九九六年）に発表された。

阪神大震災メンタル・チェック・リスト（暫定版）

（公表日時不明）

1. 眠れない　（いつも、ときどき、めったに）
2. 食欲がない　（いつも、ときどき、めったに）
3. 食べ過ぎてしまう　（いつも、ときどき、めったに）
4. からだが緊張する　（いつも、ときどき、めったに）
5. 地面やからだが揺れる感じがする　（いつも、ときどき、めったに）
6. こわい夢を見る　（いつも、ときどき、めったに）
7. 閉じ込められる（トイレ、風呂、エレベーター）のが恐い　（いつも、ときどき、めったに）
8. 一人でいると不安になる　（いつも、ときどき、めったに）
9. テレビや新聞を見る気がしない　（いつも、ときどき、めったに）
10. 希望がもてない　（いつも、ときどき、めったに）
11. 人に会いたくない　（いつも、ときどき、めったに）
12. ものごとに集中できない　（いつも、ときどき、めったに）
13. ささいなことで家族や同僚にあたってしまう　（いつも、ときどき、めったに）

14. 涙もろい（いつも、ときどき、めったに）
15. お酒を飲み過ぎてしまう（いつも、ときどき、めったに）

1〜4：全般的なストレス反応
5〜8：とくに被災体験と結び付いたストレス反応
9〜14：うつなどの感情／気分の症状
15：問題飲酒

このチェック・リストは安のオリジナルです。ご意見をいただいたうえで改訂するつもりです。いまの時点で問題となることは、うつ状態と問題飲酒であると思われます。とくにうつ状態は内因性うつ病とは違い、ＰＴＳＤとの関連でみる必要があります。つまり、被災体験に結び付いた不安や情緒不安定に注目します。


どのあたりを要注意とするか、ですが、ひとつの目安として――

「いつも」が三項目以上、「ときどき」が六項目以上あれば、要注意。

もしくは、

「いつも」2点、「ときどき」1点、「めったに」0点として、6点以上は要注意、くらいでしょうか。あくまで印象ですが（根拠なし）。

＊公表媒体は不明。

自著を語る
――『心の傷を癒すということ』

（一九九六年四月二五日発表）

阪神大震災から一年三カ月が過ぎた。世間では今や震災は過去のこととして忘れ去られようとしている。神戸では今も更地が目立つが、建築物の復旧は着々と進められている。いずれは、どこに地震の被害があったのかすっかりわからなくなってしまう日が来るだろう。

だが、このまま震災を忘れていってよいものだろうか。今なお震災の影響に苦しんでいる人たちがおおぜいいる。どうしたら、そのことを被災地の外にいる人たちに理解してもらえるだろうか。

建物や高速道路などの物理的なものの復旧が進んでいくなかで、目に見えない心の問題は置き去りにされがちである。人々の苦しみを理解するためには、震災の影響を「心の傷」（トラウマ）という視点から捉えなおしてみる必要があった。

それは、被災した精神科医である私に課せられたテーマであったろう。私はこのテーマを客観的なレポートとしてではなく、被災地内部からのメッセージとして、その時々の自分の感情を織り込んで書かざるをえなかった。その際、あくまで当事者にできるだけ近いところから発言しようと思った。

そのうえで私は、阪神大震災における被災者の「心の傷」をできるだけ包括的に取り上げようと考えた。私の接した事例はできるだけ多く紹介することにした。

一口に心の傷といっても、あらわれかたにはいろいろな場合があった。震災の直後には、体が緊張したり、眠れなくなったり、神経が高ぶったりした人が多かった。これはひじょうに一般的な現象であり、「異常な状況における正常な反応」として知られている。震災後はまさに被災地全体がこのような雰囲気に包まれていた。私も例外ではなかった。

より個別的な心の傷も数多くあった。家族の死、家の喪失、失業、避難所や仮設住宅における生活上のストレスなど、その一つ一つが深刻な重みをもっていた。

このような心の傷はさまざまな心身の不調を引き起こすが、その中でも典型的なものにPTSD（心的外傷後ストレス障害）という病気がある。これは強烈な精神的ダメージを受けた後、恐怖感や気分の落ち込みが激しくなる病気である。これは元来、ベトナム戦争で心的外傷を受けた兵士によく見られたことから、米国で認められるようになった病気である。

たとえば、ある女性は地震直後、部屋のドアが開かなかった。なんとか脱出したところ、外は火災が広がっていた。夫と逃げまどったが、倒壊した建物が行く手をはばんだ。

彼女はその時の恐怖に悩まされるようになった。緊張して夜が眠れず、食事もできなくなった。「助けて！」という声が耳元でこだました。

では、このような心の傷をどうやって癒していけばよいのだろうか。狭い意味で病気になった人は、専門的な治療が必要である。だが、心の傷を受けた人の全員が病気になるわけではない。その場合、専門的な治療はかならずしも有効ではない。

心に傷を受けた人にはある種の「生きづらさ」の感覚が生じる。それは自分が理解されないという気持ち、社会との齟齬の感覚、ものごとが楽しめない気分といったものである。回復のためには心の傷について語ることが大切である。だが、安心できる人間関係でなければ、自分の心の傷について話をすることはできない。その意味で、人と人との関係をはぐくむような「心のケア」が必要であろう。

今までの日本の社会は、心の傷を隠すことを美徳にしてきた。武士道や演歌ややくざ映画には、心の傷に人知れず耐えるという美学がある。悲しみや苦しみを表現することははしたないこととされた。まして、傷ついた人に対する「心のケア」を考えることなど思いもよらないことであった。だが、阪神大震災や地下鉄サリン事件をきっかけに社会も変わりつつあるのかもしれない。本書によって少しでも震災や心的外傷に関する理解が深まれば、著者としてこれ以上のことはない。

＊『東京新聞 夕刊』（一九九六年四月二五日付）に発表された。

震災から四年目の神戸
——虚無感と希望

（一九九八年一月一四日発表）

現代日本を象徴する神戸
——虚無観をこえて

一九九七年暮れ、神戸・三宮は、ルミナリエのためにたいへんな人出だった。これは震災の年に始められたイベントである。たくさんのイルミネーションで街路を光のトンネルのように飾り、観光客はその下を通り抜けるという趣向である。

しっくりとこない部分が

今、神戸を訪れる人に、神戸の街はどのように映っているのだろうか。新神戸駅周辺には、今では震災を思わせるものは何もない。震度7地帯だった三宮駅周辺には、さすがに更地や工事現場が残っているが、それもバブル経済時代の建設ラッシュを知っている人には、珍しい風景ではあるまい。

どうやら自治体や大資本による表玄関の復興は一段落ついたようである。神戸は観光都市の風情を取り戻している。外来者はもう震災をほとんど意識することはないだろう。

だが、住民感情としては、しっくりこない部分がある。みな、当時の惨状を忘れてはいない。新しい街並みを見ても、ふと震災直後の光景が脳裏をよぎる。きれいになってよかったという思いよりも、こんなふうに変わったのかという感慨のほうが強い。そして、一見りっぱに復興したようでも、仮設住宅や半壊した個人住宅はまだ多数残っており、負債を抱えた人も大勢いることを知らない人はいないのである。

この、「しっくりこない部分」とはなんだろうか。

震災の影響が見えにくくなっているのは、物質的なものだけではない。人々の心への影響もまた、とらえにくくなっている。私が、精神科の診察室で耳にするのも、震災当時のことではなく、「今」の話である。震災のダメージは、日々の生活のストレス中に溶け込んでしまっているのである。

もちろん現在の困難には震災から始まったこともある。だが、人々が直面しているのはつねに

「過去をひきずった今」なのである。

生きづらさ深める人たち

たとえば、ある中年男性の患者さんは、仮設住宅に暮らしている。はじめはその環境に慣れようとしていたが、日がたつにつれ、憔悴《しょうすい》の色が濃くなってきた。長年、下町に住んできた彼には、寂しく活気のない仮設住宅の暮らしが何にもましてつらい。だが、仮設住宅からはどんどん人が出ていき、住環境はますます殺風景になっていく。

彼は震災時のできごとをはとんど話題にしないが、それは震災体験を消化したからではない。自宅が倒壊した衝撃は、今も変わりはない。ただ、それよりも彼には三年の歳月を生き抜くことが大変だったのである。

私は、「過去をひきずった今」に対する人々の思いのなかに、「虚無感」があるのを感じる。個人にとって大切な人やものを、地震は無残なかたちで崩壊させた。喪《うしな》ったものは二度とかえらない。生活の再建につまずいた人は、さらに生きづらさを深めている。

人間は運命の前に無力であり、社会は不公平であり、すべての営為、すべての価値は無駄であるという虚無感が、個人の被災の程度にかかわらず、うっすらと被災地を覆っている。表玄関の復興を歓迎する半面、それがどうしたという気持ちもそのあらわれであろう。ひょっとすると、酒鬼薔薇事件の少年もこういう虚無感を少し共有していたかもしれない。

私は、この虚無感は、戦後体制崩壊をむかえた現在の日本社会全体に静かに広がりつつあるように思えてならない。社会の上層にいる人たちの不正、少年犯罪の増加、風俗産業の流行には、虚無感を背景にした節度の喪失があるのではないか。震災に見舞われた神戸は、ある意味で現代日本を、先取りし、象徴する存在でもある。

虚無感を癒すのはモノではなく、人との結びつき

虚無感とたたかいながら、自暴自棄にならず、あせらず、正気を保ちつつ生きていくのは、大変な忍耐を要することである。だが、悲観論をこえて、はじめて手にする楽観もある。

たとえば、それにつながるのは、震災直後の隣人どうしで助け合ったことの記憶である。多くのボランティアや救援チームが被災地に駆けつけた。それは幻のような、ほんの数カ月のことであったが、そのときに人と人とのつながりの大切さを実感した人が多かっただろう。そして、今も地道にボランティア活動を続けている人たちがいる。虚無感を癒《いや》すのはモノではなく、やはり人との結びつきである。それは古くて新しい価値の発見であった。

個を尊重しながら、人との結びつきを大切にする社会のありかたが、今こそ問われていると私は思う。

＊『中日新聞 夕刊』（一九九八年一月一四日付）、『東京新聞 夕刊』（一九九八年一月一九日付）に発表された。

阪神淡路大震災、四年目の課題
——多様なケアの実現を

（一九九八年五月一一日発表）

先日、私の近所のある商店主が自殺されたというニュースを聞いた。その方は私の友人の友人であった。震災で店も自宅も失い、負債を抱えながら働いて、お店の再興に努力されていたそうである。厳しい現実の前に、精根尽き果ててしまわれたのだと思うと、やり切れない気持ちになる。

一方で、もし、この方が精神科医である私のところに相談に来られたとして、私に何ができただろうかと思う。彼の心は傷つき、苦悩していただろう。だが、それを「治療」や「心のケア」という方法でいやすことができただろうか。

ここで改めて、震災による心の傷について考えてみたい。

阪神大震災による死者は六千人を超えた。民家やビルなどの多くの建造物が倒壊し、大火災も発生した。あまりの惨状に、日本中の人々が胸を痛めた。人々の目は、物的な被害のみならず、心理的な被害にも向けられ、「心のケア」の必要性が説かれた。そのため、多くの電話相談窓口が開かれ、避難所への巡回相談が行われた。大勢の専門家と非専門家が、ボランティアとしてそれらの活動に加わった。

ところでひとくちに被災者の心のケアといっても、震災直後と今では内容が変わってきている。震災直後の心のケアの目的は、まず突然の大災害に対する住民の精神的動揺を鎮めることであった。当時の被災地にいて、不安と緊張を感じなかった人はいないだろう。街は荒れ果て、多くの人が避難所生活を強いられていた。水道もガスも鉄道も使えなかった。

あの環境で住民の間に暴動や混乱が生じなかったのは、さまざまな支援活動の成果であるかもしれない。ボランティアによる炊き出しや芸能人の慰問、芸術家の活動なども、人々を力づける心のケアであったと私は思う。

それでは、今、心のケアをどう考えればよいのだろうか。

第一に、深刻な心の傷（トラウマ）を受けた人たちのケアが必要である。ひん死の目に遭う、家族を失う、悲惨な光景を目の当たりにするなど、圧倒的な体験は大きな心の傷になる。その結果、心的外傷後ストレス障害（ＰＴＳＤ）という病状に至る人もいる。過去のつらい体験に悩まされて神経過敏になり、ふさぎ込み体調を崩して、社会生活に支障をきたすような状態である。

ＰＴＳＤに対しては、精神安定剤を用い、精神療法（カウンセリング）を行うなどの専門的な治療がされる。治療は時間と労力を必要とする。だが、問題は治療によって症状が改善しても、その人の苦悩が消え去るわけではないということである。

たとえば、震災で子どもを失ったある女性は一年以上ふさぎ込んでいたが、今ではすっかり元気に振る舞っている。友人からも立ち直ったと思われている。

しかし、彼女は亡くした子どもと同じ年代の子どもを見るたびに、また、子どものことが友人と話題になるたびに、過去の重苦しさに引き戻される。苦悩は彼女の胸のうちに渦巻いている。ただ人には気づかれないだけである。

第二に生活再建の行き詰まりという問題がある。何回もの転居、仮設住宅での暮らし、失業などが、大きなストレスとなってその人を苦しめている。とくに日本全体をおおうこの不況は、負債を抱えて立ち直ろうとする人たちにとって過酷な向かい風となっている。冒頭に述べた商店主さんもその一人だっただろう。

いずれにせよトラウマと生活再建の行き詰まりという現在の問題は、どちらも長期的で解消、解決の難しい問題である。苦悩は、華やかな復興の陰に隠れ、個人の人生に重くのしかかっている。

このような苦悩はたんに心のケアの技術論で解消できないと私は思う。少なくとも被災地に住む人は、どれだけ復興が進んでも、苦悩する人たちの存在をけっして忘れてはならないだろう。専門家の心のケアを超えて、政策の立案という次元から隣人への気遣いという次元まで、さまざまなレベルでの「ケア」を考え、実現することが必要なのだと、私は考えている。

＊『朝日新聞（大阪版）』（一九九八年五月一一日付）に発表された。

震災後の「心の傷」を癒すということ

――いまなお大震災の光景が蘇る、深刻な「心的外傷後ストレス障害」

（一九九八年六月発表）

心の傷はパーソナルな問題

ＰＴＳＤ（Post Traumatic Stress Disorder＝心的外傷後ストレス障害）ということばが、阪神・淡路大震災をきっかけに一挙に普及しました。それだけ震災が大惨事であったことを物語っているのでしょう。何十万という非常に多くの人々が悲惨な状況におかれたことのインパクトの強さが、物的被害だけでなく、いわゆる心的外傷にも社会の目を向けさせたといえます。

もちろん地震災害以外にも心的外傷は日常にいくらでもあるわけです。ただこの震災は、もっと個々の人間の、パーソナルな部分に関わる心的外傷を、いままで以上に社会に強く意識させたのです。地震のすぐ後にサリン事件があったことも手伝って、最近問題視されている交通事故やストーカーとか家庭内の虐待、犯罪の被害とかいったことも、外傷体験という視点から認識されるようになったと思います。震災がきっかけで、社会の中に、外傷体験を意識するという流れが形作られたと言えるのではないでしょうか。「心の傷」の問題は、ある意味では時代を象徴しているようにも思います。

阪神・淡路大震災では、個人差があるにしても非常に大量の人が、同時に災害を体験したという、ひとつの共通項がありました。そのため隣人同士が互いの苦労にも目がいくようになったことも、この震災の一つの特徴であり、以後も、災害の被害者の心の問題を語るときの、重要な視点となっています。

一般に、心の傷というものは体験した人同士でしか共有できないものですから、周囲の人は気の毒だと思っても、しばらくすれば忘れ去ってしまい、当人だけが取り残された形になり、個人がそれぞれの苦しみから逃れられないでいるものなんです。

サリン事件では、村上春樹さんが『アンダーグラウンド』という作品を書かれました。さまざまなインタビューを通して、被害者たちは共通体験によって各々が打撃を受けたけれど、個人的な傷つき方はそれぞれ違っていたことを見事に表現されていました。

ストレスホルモンが出て

ＰＴＳＤの症状について概略を説明します。

まず、大きなダメージを受けたときに、人間はそれに対処すべく警戒態勢に入ります。体からストレスホルモンが出て、何かあったら身構えて対処できる状態になるわけです。

その後、危険が去ればほっとして、落ち着いて、元の状態に戻るんですが、ただ、衝撃があまりにも大きいと警戒した状態が続くようになります。つまりストレスホルモンが出っぱなしの状態になる。身体的にもかなり緊張して、気分的にはイライラして、ものごとに過敏になって、という状態が続きます。程度次第では、がまんして生活できる人もいます。ところが現実にはすでに原因となる衝撃がなくなっているにもかかわらず、いつもストレスを受けているような状態——たとえば脈拍がものすごく速くなったり、動悸が止まらない、それから震災を思い出すようなヘリコプターやサイレンの音に条件反射のように過敏に反応する——といった症状が出る人もいるんです。

こうした状況が一ヵ月以上続くとPTSDと診断されるわけです。

病院での治療は、こういう過敏な状態を落ち着ける役割があります。薬物療法も試されてはいますが、確立されているわけではありません。なぜストレスホルモンが出続けるのかについても諸説があるんですが、体験の記憶がなまなましく脳に焼きついていて、それがストレスホルモンを出させるように何回も反復して作用しているとも考えられています。

PTSDの特徴に、外傷的な出来事についての記憶がいろんな形で意識に侵入してくる、という現象があります。それが悪夢という形をとることもあるし、突然、いわゆるフラッシュバックの状態で戻ってくることもあります。

たとえば地震のときに天井が落ちてくるという恐怖を味わったとします。その落ちてくる映像を思い出すのではなく、そのときの恐怖感だけが、たとえば石につまずいたとかいった、何かのはずみに出てくることがあるんです。そのときは具体的な映像が出てこないから、本人にとってそれが震災のときの外傷記憶とはわからない。断片的、要素的な記憶としてしか戻ってこないんですね。

フラッシュバックは通常は視覚的イメージで体験されることが多いといいますが、震災では本人にはわからないような印象とか感情とか、といった形で戻ってくるケースも多かったんです。地震のときに多くの人が睡眠中だったということも関係あるでしょう。

そして、もうひとつさらに深刻な問題があります。患者は外傷体験が心の中に侵入したり、ストレスが高まるのを恐れ、つねに身構えているから、できるだけ刺激を避けようとします。回避行動ですね。体験を思い出すような場所に行かないとか、地震の話題が出そうな人と会わないとか、地震そのものを思い出さないようにするとか。そして気をまぎらわすためにお酒を飲んだり、家に閉じ込もるといった行動をとるようになるんです。深刻な問題というのは、これらの回避行動が、その人の人生の選択の幅を狭めていくことにつながっていくことなんです。

例を挙げますと、震災で子どもを亡くした母親には、登下校時に子どもたちの声を聞くのがいやだと、外に出ないようにする人がいるんです。PTA関係者に会いそうな時間も外出しない。亡くした子どもに関連する要素をできるだけ避けて、自閉的な個人生活を送る。まさに自分で自分の人生をさまざまな可能性から遠ざけてしまうようになるんですね。

治療では心は癒せない？

PTSDを実際に精神科の病気としてだけで扱うかどうかについては、私はずいぶん異論があるのではないかと考えています。災難に出会うこと自体、だれにだってあることです。今日の帰り道に交通事故にあうかもしれません。そういう災難にあった人たちはこれまでにもいっぱいいたわけですが、その人々をみんな「治療」という観点で、そして「精神障害」という形でくくってしまっていいのか、そういう目で見られるのかということに、議論の余地がまだまだあると思うんです。

災害にあった人たちは、そのこと自体でダメージを受けており、その上にまた精神障害者として見られるということは二重のハンディを負うことになります。それがひとつ。

それから、ふつう、精神的なダメージを受けた人は、精神的には困っているけど、援助が受けられないままで耐えている。それでも日常生活を続けているうち、かなり異常な行動、問題行動が起き、それが継続します。酒を飲みすぎるとか、体の不調がいつまでも続くとか、ひどくなると落ち込んで自殺を考えるようにもなります。それで本人や周囲の人がとうとう手に負えない状態となって初めて病院に来て、うつ病なり、神経症なり、心因反応という形で治療が施されてきました。

つまりこれまでは、衝撃を受けた後のダメージが病的な形で現れ、本人が自分でやってきた場合と、周りの人が連れてきた場合にしか患者を診てこなかったわけです。でも震災をきっかけに、実際に病院に来なかった、来られなかった人の中にも、いろんな症状と言いますか、心身の不調が潜んでいて、癒しを必要としている人が大勢いることを新たに認識しました。

さまざまな症状が日常生活に支障をきたすようになって、初めて病気として認められ、状況がそこまで悪化していない場合は病気とは認められない。この現実が大きな問題であると思います。

ここで「治療」と「癒し」が同義であるかどうか、という非常に難しい問題を考えなければいけません。

精神科医なり、臨床心理士なりの専門家は、たしかに治療はします。ところが、その治療行為が即「癒し」につながるかどうかといえば、そうだとは言い切れない。たとえば薬や、簡単なカウンセリングででも、患者は癒された「感じ」はするでしょうが、本当に癒されているかどうかは別問題なんです。治療は一時のテクニックですが、心の傷を癒すというのはテクニックではありません。心的外傷体験を自分なりにどう捉えるか、どう乗り越えるか、という問題は、その人がこれからどう生きていくか、つまりは人生そのものの問題であるわけです。治療と癒しとでは次元が違うのかもしれません。

狭いＰＴＳＤの診断基準

現在のＰＴＳＤの診断基準の内容はかなり狭く決められているんです。

まず原因になる外傷体験の基準ですが、本人が死ぬかどうかというような恐ろしい体験――戦闘、殺人、レイプ、災害など――をした場合とか、身近で誰かが死ぬのを目撃したとかいうことに限定されています。しかし、学校でずっといじめられている子なんかも慢性的な外傷で、ＰＴＳＤとまったく同じような状態になるんですね。

つまり診断基準としてはＰＴＳＤには当たらないにしても、考え方を広げると、該当する人も大勢いるんです。心に傷を負うかどうかにも個人差があります。加害者が明らかな交通事故の場合などはＰＴＳＤが問題となりますが、中には相手と口論しただけでＰＴＳＤになったとかいう主張だってありうるわけです。それが原因として認められるかどうか、どこかで線を引かないといけないんですが、とくに社会的な保障の問題も関係してくるので、定義はとても狭く決められているんです、

これにはもちろん本人の気の弱さが指摘されることもあります。大きな衝撃に対してはだれに

でもＰＴＳＤが認められますが、衝撃が小さくても気の弱い人はＰＴＳＤになるということも事実でしょう。判断は大変難しいものです。

またＰＴＳＤから立ち直った、ということが、何によって証明できるかとなると、これも難しいんですが、ひとまずは人を取り巻く社会に復帰することです。心的外傷を負った人は、ある意味で周囲とのつながりを断ち切ってるわけで、その人が新たに自分と自分が属している社会の結びつきを感じるようになることが〝とりあえず〟のゴールだといえます。

でもＰＴＳＤがいったいどの程度重大な病気なのか、それからその治療にどういう効果があったかは、数字で表わしにくいもので、プライベートなことでもあり、調査して実態を把握するのもなかなか難しいものです。

社会的な理由から傷を深める

震災から三年経ちましたが、結局生活が再建できた人は精神的にも安定しています。逆に借金や仮設住宅に取り残されたままの状態でいる人には症状が残っているんです。

商店主の方などはとくに大変ですね。営々と築き上げてきた自分の店を失った喪失感は大きい。その上、店の再建ができず、どんどん借金が増えている人も多いんです。こうした心理社会的ストレスは、地震直後とは内容的にはかなり変化してきています。家族が無事であっても、新しい住居に移ったり、余裕のなくなった親が育児に手が回らなくなるなどの理由で家庭内のストレスが増大する。失業、転職などの生活の変化や新しい環境に対する不適応もまた、心の傷になります。要するに人間を安定させるリソース（資源）、たとえば家族、友人、会社、地域社会といった要素をいくつも失っているわけです。地震後はこうした原因で神経症になる人が多いんですね。

実際、震災直後から続々と患者が病院を訪れたわけではありません。むしろ後になってから少しずつ増えているんです。

そして、病院に来ないけどもＰＴＳＤ的なものを持って社会で生きている人たちも、当然地域には増えたわけです。社会全体として数字にはできませんが、ちょっと荒れたような、ギスギスした感じがありますね。

これからの神戸では、多少犯罪は増えるんじゃないかと心配しています。一部で、ちょっと心を凍らせている人が増えているということが、何か全体として「良いリソース」を減らしているという状況を作っているようにも思えるんです。

こうした問題は、個人の病というよりは、社会的問題としての側面から見る目も重要なんです。

希望につながる意志を持て！

ふたたび治療と癒しの問題になりますが、外に出られなくなったとか、緊張が解けないとかいった、症状として現れている部分は治療によってある程度緩和はできますが、ただそれによって本人の気持ちが楽になるかどうかはまた別の話なんです。というのは、ある種の人たちは罪悪感を持っていて、症状が軽くなるということは「罪悪」だと感じるんです。自分は苦しまないといけないと思っている。たとえば、子どもをなくした母親が、子どもが死んだのに、自分が浮き浮きした気分になったりしてはいけない、と思っているわけです。

結局、治療でできることは、その人が「癒される方向に自分を持っていく」か、あるいは「癒されなくてもいい」と気持ちを固めるのかを、自分で考えるようになれるまでの部分です。そうした気持ちが芽生えてくるだけの〝余裕〟を作ってあげようというだけであって、自分は癒されてはいけないと思ってる人は、薬を飲んだりちょっとしたカウンセリングを受けるといった程度の治療で楽になれるはずはないんですね。

そんなことから、わたしは心的外傷の治療を「癒し」とまでいってしまうのは、何か非常におこがましい気がしています。

癒しを必要としている人にとって、大切なことは、本人に前向きの意志を持ってもらうためのケアなんです。

阪神・淡路大震災ではボランティアなどの支援もずいぶんあったわけですが、被災者がおんぶにだっこできるような支援ではなく「自分の力で再建した」と思えるような形の支援をすることが重要なんです。もちろん支援なしにはなかなか這い上がれないものだというのも確かなことです。ただ被災者の方が受動的になるのではなく、そのときの本人の「意志」が重要なんです。

ところが精神医学や心理学の世界では、意志の問題ってあまり扱わないんです。すべてを「原因と結果」で考えますから、人の意志の部分までは考えにくい。結局、これからも被災者が何か「希望を失わないような意志」とでもいうか、精神的に虚無に走らないように支える活動が必要だと思うんです。

（構成・久島篤）

＊『望星』（一九九八年六月号、東海教育研究所）に掲載された。

災害精神医学と心的外傷

阪神大震災は人々の心をどう変えたか
——臨床の語り

（二〇〇〇年八月発表）

はじめに

阪神大震災の衝撃について思うとき、忘れられない「声」がある。大地震は未明に起こり、その後、夜が明けた。当日の朝のラジオ関西の放送で、男性レポーターが、路上にて、腕から血を流していた初老の男性に声を掛けた。その人は、淡々としたようすで自分の家が全焼したと述べた。レポーターが家族の安否を問うと、こう言った。

息子が一人、もう死んだ思うね。下敷きになって、出されんかったんですわ（中略）そうそう。そのうちに火がきたもんだから、親父逃げてくれいうて……（中略）目の前で見殺しですわ。だから、この火事だけなければ助かったんやけど。

（三条、九五～九七頁）

この被災男性の淡々とした語り口には、今にもわあと叫び出しそうな、何ともいえない感情が押し殺されているように感じられた。いや、叫びたくなったのは聞いていた私のほうだった。まだ、私も地震の揺れの後で、興奮していた。その声は、私を心底戦慄させた。

震災は大きな衝撃だった。少なくとも二〇〇万人といわれる被災者は、人生に何がしかの影響を受けたにちがいない。震災に関わった人たちは、それぞれに震災の持つ意味を考えずにはいられないだろう。ここで私は、震災体験が人々の心に与えた影響について論じてみようと思う。

1……阪神淡路大震災の衝撃

阪神淡路大震災は、一九九五年一月一七日午前五時四六分に起こった。震源地は、明石海峡の北端であり、そこから活断層に沿って、被害は帯状に淡路島から阪神地域に広がり、西宮、伊丹、宝塚に達した。とくに、神戸市須磨区から西宮市までの地域と宝塚市では、家屋の三〇％以上が倒壊し、新たに震度七という基準が設けられたほどであった。激震地では堅牢なはずのビルも数多く倒壊したが、木造家屋はさらにもろく、多数の住宅、アパートが一瞬にして瓦礫の山となった。鉄骨建物の損傷は一〇〇〇棟、全半壊した住宅は、被災地の約二一%、二五万一〇〇〇戸であった。また、二九九件もの火災が発生し、長田、兵庫、須磨の三区を中心に、一〇〇ヘクタールが焼けた。

震災による死者は六〇〇〇人を超えた。神戸市では七一%が即死といわれる。多くは倒壊した建物の下敷きとなった窒息死や圧死であった。

地震発生直後の体験

地震は未明に起こったため、ほとんどの人はまだ眠っていた。眼が覚めたときはすでに地震は始まっていたのであり、何の予測も準備もしていなかった。多くの人は、ドーンという地鳴りを感じた後、激しい縦揺れと横揺れに見舞われたことを記憶している。揺れている最中はほとんど身動きはできず、避難といってもせいぜいふとんにもぐる程度であった。

地震に揺られながら、多くの人は、タンスや冷蔵庫などの重量物が倒れ、ガラスや陶器が割れる音を聞いた。家が倒壊した場合は、梁や柱が折れ、家が壊れるすさまじい音がした。

揺れがおさまると、周囲は一変していた。明るくなるに従い、室内の状態が分かってきた。ピアノが一メートルも移動し、テレビ、電子レンジが床に落ち、冷蔵庫、本棚、食器棚は倒れ、足の踏み場もないほどに荒れていた。両側の壁から倒れた本が、床に散乱していた。キッチンの床はガラスの破片が飛び散り、冷蔵庫の中のものがこぼれ落ちていた。

（地域情報紙ANてな編、八〇〜八一頁）

揺れの収まったあとの物音一つしない、不気味な静けさ。「お母さんいる」娘が私に声をかけた。「大丈夫」と返事しながら、まだ寝床にいる主人と息子の名を叫んだ。二人の声が闇の中から聞こえ、皆無事だったとほっと胸をなでおろした。

（前掲書、一〇五頁）

家が倒壊し、生き埋めになった人もいた。自力で脱出した人もいたが、死の恐怖と戦いながら、救助されるのを何時間もまたなくてはならなかった人もいた。また、家族が生き埋めになり、やり場のない不安にさいなまれた人もいた。

真っ暗で中の状況が分からず、身動きもできなかった。わずかに動いた右手で辺りを触ると、頭の上が天井で、横にはぐちゃぐちゃになったタンスがあるのが分かった。生き埋めになった。死ぬかもしれない。怖さの余り、悲鳴をあげた。起き上がろうとしても体はビクとも動かないし、数一〇センチ上は天井だし、大きな釘が目の上辺りにあったしで、「助けて」と泣きじゃくって叫ぶしかなかった。

（前掲書、一〇一頁）

母は梁の下敷きになっていました。わたしは助けられたものの、母は生き埋めのままです。近所の人がしっかりせんとあかんよと励ましてくれるのですが、「ママが死んだら生きていけない」と、ただ泣いていました。足がすくんで、その場に行けないのです。

（長征社編、四八頁）

あちらこちらで火災が起こった。冒頭に述べたように、瓦礫の下で、脱出することができず、焼死した人もある。逃げるにも、地震で倒壊した建物が道路に横倒しになり、行く手をさえぎった。瓦礫のなかから大切な記念の品々を取り出すことができぬまま、家は焼けていった。自分が逃げるのに精一杯で、助けを求める声を振り切らなければならなかった人もいた。

それから必死の思いでタンスを乗り越えて、ベランダに出たら、家はなくなってるし、まわりは火の海。空が異様に明るかった。駅の南の青木市場は、揺れた瞬間に火が出たって、主人はいうんだけど、パチパチ燃える音が聞こえて、火の粉がうちまで降ってきた。近くの団地も火の海で、まわりのつぶれた家のほうでは、だれだれちゃーん！って埋まってる人の名前を呼んで泣いてる声があちこちで聞こえた。

（前掲書、一八九～一九〇頁）

人は生身で災害の渦中に投げ込まれた。地響きやガラスの割れる音、震動で身体が揺さぶられる感覚、暗闇のなかで家具が倒れてくる光景。それらは五感をとおして身体に刻印されたのである。そのため、震災の衝撃についての記憶は、身体的記憶であった。たとえば、多くの人は、後に地面が揺れる錯覚に何度も襲われることになった。

同時に、人々は、恐怖、戦慄、不安、当惑、混乱などの感情を味わった。これらの感情は、身体的記憶と深く結びついていた。後になって記憶が呼びさまされるとき、感情とともに身体感覚もよみがえるのだった。

だが、一人一人の体験は違っていた。建物は倒れなかったが、家具に直撃された人がいた。同じ家に住んでいても、寝ていた部屋によって、助かった人と亡くなった人がいる。近隣に顔見知りが多く早く救出された人もいれば、生き埋めになったことになかなか気づかれなかった人もいる。

ほんの少しの違いが明暗を分けた。地震体験は人それぞれに、さまざまな条件、運不運に彩られていた。生き残った人々は運命について考えざるをえなかった。「もしかしたら死んでいたかもしれない」「自分は何かに生かされている」という感慨を抱いた人も多かっただろう。この日をさかいに、「生きる」ということに、災害で生き残ったという意味が付け加わることになった。

愛する家族の死

死は、震災におけるもっとも悲しいできごとであった。激震は、予想もせず、睡眠中に始まり、一瞬にして建物を崩壊させた。すぐそばにいた家族でさえ、十分に守ることはできなかった。

救助隊の人が来てくれたときも私は泣きわめいていました。すぐに聴診器を当ててくれて、心臓マッサージをはじめてくれたから、もしかしたらって、希望を持ったんですよね。だけど病院についたら、先生がちょっと診ただけで、あっち、安置室のほうにね、そこに連れて行くように、って。あのときは、腹が立って、くやしくて、注射でも何でもいいからしてほしかった。何もせえへんかったら、助かるもんも助からへんやないか、あかんと分かっても、親やもの、何とかしてほしかった。あきらめきれへん。

（前掲書、一三三〜一三四頁）

時間と共に悲しみが押し上げてきます。でも、〝今は泣きたくない〟〝母や息子の死を認めたくない〟声にならない悲しみで、涙だけが流れ落ちてくる。ふと、息子の足に手をやった。どんどん冷たく、固くなってくる。どうしたらいいのか分からず、ただ一生懸命さすり続けました。

(地域情報紙ANてな編、二八九頁)

突然の災害による死を遺族は受け入れることができない。呼吸や心拍が止まっていても、家族は交通網の麻痺した中を、なんとか病院に連れていこうとした。だが、その病院も被害甚大なのであった。病院であわただしく死亡告知をされると、遺体は、仮設の安置所に置かれることが多かった。混乱した被災地の状況では、火葬や葬儀も、平常時のようには進めることはできなかったため、遺族は悲しむ暇もなく、奔走しなくてはならなかった。

遺族は、亡き家族を助けられず、自分が生き残ったことの罪悪感を感じて自分を責める。また、もう少し救援活動が早ければ救えたのではないかと考えて、病院や行政を責める気持ちも起きる。

愛する家族を喪った悲しみはこうして何年も、何十年も続く。それは震災による死別にかぎらない。当初の激しい感情がたとえ薄れてきても、悲しみは一生続くといっても過言ではない。死別の悲しみがこれほどまでに強烈なものであることを、周囲の人たちはなかなか理解することができない。

私の知る、震災で子どもを亡くしたある母親は、よその子どもを見ても亡き子を思い出して、苦しくなると言った。彼女は、近所の学校の登下校の時刻には、外出しないのだった。「なんで、ウチの子が亡くなったのに、元気で生きている子がいるのだろう」と考えてしまうが、一方でそういう自分の考えは非人間的だと自分を責めるのであった。

だが、彼女の友人たちは、平気で自分たちの子どもの話をするのである。子どものことが話題になるだけでも、彼女の胸は張り裂けそうなのだが、彼女はつとめて冷静を装っている。こうして、親しい人の間にも溝ができてしまい、死別を抱えた人は孤立しやすくなる。

溝は家族間にもできる。亡くした子どもについての話題を夫婦は避けるものである。悲しみを深めあうことを避けたい気持ちが働くのだろう。その結果、配偶者のようすを見て、「なぜもっと悲しまないのだろうか」と感じたり、反対に、「悲しみに溺れて、生きている家族をないがしろにしている」と考えたりする。悲しみは配偶者との間ですら、共有がむずかしいものなのである。

家族を亡くした人にとって、震災は終わることがない。

救援者の奮闘

地震発生直後から、救援活動は始まった。最初は、隣近所同士で家の下敷きになった人を助け出す作業であった。多くの人は、さしたる道具もなしに、素手で重量物を除き、壁に穴をうがった。災害直後の被災者は、自己中心幻想をもつという（ラファエル、一九八九）。それは、災害の全体像がわからないために、自分だけが被害を受けたのだと思い込むことである。多くの人が、警察、消防、救急隊の助けが得られないことに憤りを感じたが、それは被災地全域の事情がわからない時点では当然の心理であった。

一方、警察、消防、救急隊もまた大きな打撃を受けていたのだった。それでも多くの職員は、家族を後にして、救援活動に飛び込んでいった。救援者は自分も被災者であったのだが、住民にはそれを理解する余裕がなく、逆に彼らに罵声をあびせる住民すらいた。


青木六丁目は炎上中で、東灘一三小隊がかろうじて使える消火栓を水利とし必死に消火活動していた。火点東側から放水活動するものの、

「こっちへ水まかんかい」

「お前らしっかりせんかい」

と、罵声が背中に浴びせられ、自らの無力さを痛感した。

（神戸市消防局『雪』編集部他編、二二一頁）


駆け込んできた市民は、我先に救助を求め、

「一人でもいいから来てくれ」

「お願いだから助けてください」

と、私を引っ張っていこうとした。（中略）

「必ず救助に行きますから、受付で住所、生き埋めの人数を書いて下さい」

と、いう以外になく、消防職員として歯ぎしりするほど悔しい思いだった。

（前掲書、三〇頁）

彼らはあまりに悲惨な光景をいやというほど目にした。その体験は、彼らを打ちのめした。このような中で、自らの職務を全うした彼らは、まさに英雄的であったといってよいだろう。だが、彼らの心情はヒロイズムとは程遠かった。それは彼らの決死の活動にもかかわらず、亡くなった人、燃えた家があまりに多かったからである。なによりも災害の規模が大きすぎたからであるが、道具の不足、貯水槽の被害による水不足などのために、救出活動・消火活動が思うように行かなかったことも、彼らに大きな後悔を残した。

後に、消防士の面接調査を行った岩井圭司は、震災時に被災地内消防本部に所属していた者にその後のストレス症状が多いことを指摘している。そして、「不幸にして救出・救命が果たせなかった場合や市民からの非難を受けたときには、職業的救援者は、任務に忠実で職業的プライドが高い者ほど強いストレスをこうむる」と述べている（岩井他、一九九八）。

このような救援者のストレス、そして彼らもまた被災者であるという事実は、忘れられがちであるため、ここに特記しておきたい。

2……覚醒と興奮

大地震の最初の衝撃が訪れた後、生存した人々は、安堵とともに高揚感に包まれていった。これは災害後の「覚醒と興奮」（ラファエル、一九八九）といわれるものである。不意の災害によって引き起こされた戦慄が冷めやらぬままに、災害後の状況を克服していくための底力が奮い起こされたのであった。

とくに災害発生直後の救援活動にはこの覚醒と興奮が如実に現れている。最初の救援活動とは、隣近所の人たちによって、瓦礫の下敷きになった人を助け出すことであった。それは自発的な行動であった。考えるより先にひとりでに身体が動きだすようにして、行われた。

まもなく、泣きさけぶ女の人の声、

「わたしの子があ、タンス……の下……じきに……。」

と聞こえた。みんないっせいに救助に走った。みんな、みんな助けに行った。残ったのは子どもだけだ。子どもはみんな大人を見送るばかりだった。

(神戸市小学校教育研究会国語部編、一九〇～一九一頁)


こういう助け合いは、震災後の混乱の中では随所に見られた。災害によって、人と人との間の敷居が低くなり、見知らぬ人にも気安く声を掛けた。少しでも顔見知りの人と出会うと、生存を喜び、声を掛けた。配給の列に並ぶとき、店で買い物をするとき、人々はことばを交わした。そこには同じ災害を生き延びたという連帯感もあった。災害の後にはこのような過剰適応状態がしばしば出現し、これを「ハネムーン期」(ラファエル、一九八九)と呼ぶことがある。

阪神淡路大震災の場合、このハネムーン状態は被災地全域を包み、ある「共同体感情」を形づくっていた。それは、被災地となった神戸への愛着、神戸人であることの誇りにも連なっていた。それは「手に触れうる具体物」(中井、一九九五)といってよいほど、確かな実感をもっていた。

その間、普段はそんなに付き合いのないマンションの人たちと言葉を交わすことが多くなり、食事に呼ばれたりと今までは考えられないような交流があった。

（地域情報紙ANてな編、一四四頁）

何だか、普段見られなかった心の一部を、全身で感じたような気がした。こういう心の温かさ、心の触れ合いを、これからの人生のために大切にしていきたいと思った。

（前掲書、二七〇頁）

だが、覚醒と興奮がすべてよかったわけではない。身体の緊張や行動の抑制低下が起こり、ほとんどの被災者は、神経が高ぶって夜が眠れなくなった。敏感になっていて、余震があると飛び上がって驚愕した。家の倒壊を免れた人も、第二、第三の災害に備えて、気を緩めることがなく、夜も服を着替えず電灯を付けたまま床についた。心身が警戒体制にあった。

またそれとともに、ある種の高揚感があった。それは生き残ったことの安堵感にも関係があった。各地で行なわれていた救援活動、撤去作業、復旧作業などは、文字通り不眠不休であった。被災地全体に「何かをなさなくてはならない」という雰囲気がただよっていた。この気分にあおられるように、行動がますます過剰となり、かえって周囲とのトラブルを起こす人もあった。極端な場合には、躁状態となって、精神科の治療を要する場合もあった。実際、災害後の四週間での精神科入院患者は、躁病がもっとも多かった(山口他、一九九五)。

3……復興と幻滅

興奮と覚醒の中で人々の友愛を感じたハネムーン期は、せいぜい一、二カ月のことであった。その後、被災者は、生活の再建という現実的な課題に直面した。高揚感は薄れ、疲労と焦りが募っていった。ハネムーンは幻滅へと変わった。政治や行政に対する不満が噴出した。

四年半を経過した現在、自治体や大企業による都市の復興は順調に進み、神戸の中心部では新しいビルやマンションがまばゆく立ち並んでいる。

だが、物質的な復興の影で、被災者の心の問題がすべて解消したわけではない。少なくとも、被災者の長期的な心の問題には二つある。第一に、震災による家族との死別体験である。前述したように、これは、当事者の心を一生苦しめることすらある。(1)

第二に、復興の格差の問題がある。(2)今、目に見える町の復興は、震災で生活に窮した人の復興ではない。家を失った被災者の生活は元に戻ることはなく、避難所、仮設住宅、復興住宅と次々に新しい環境に投げ込まれ、その暮らしに適応していかなくてはならなかった。加藤寛のいうように、現状の生活に耐えることに加え、「見通しのなさ」が大きな不安の源であった。(3)

避難所

大地震の衝撃が去った後に、住まいを失った三〇万人もの人たちが、「避難所」で避難生活を送ることになった。災害時に避難所と指定された学校や公園だけではなく、ほとんどありとあらゆる公共建築物に住民は殺到した。区役所、病院のロビー、公民館、集会所などであり、ピークには一〇〇〇カ所を超えていた。その規模も、十数人程度の小さなものから二〇〇〇人を超えるところもあった。

もっとも一般的な避難所は学校であった。体育館、講堂、教室に、人々は、集団生活をした。スペースといえば、体一つをなんとか横たえられる程度のものしかなかった。もちろんプライバシーはまったくなかった。震災直後は真冬であり、とても寒かった。

避難所生活は大きなストレスであった。それは日一日と疲労が積み重なる消耗戦だった。だが、苛酷な環境にもかかわらず、大勢の人々が何カ月も避難所にとどまらざるをえなかった。根こそぎにされた生活の基盤を再建することは、心理的にも物理的にも容易なことではなかった。商売を再開するためにどうしても地域を離れられないという事情の人もいたし、次の住居を探して住むだけの経済力のない人も多かった。とくに年金暮らしの老人たちにとって生活の再建は難事業だった。

生活再建が困難な人たちにとって、避難所生活はいつまで続くかは予想もつかないことであった。出口の見えない状況で、じりじりと焦りながら、人々は避難所生活のストレスに耐えねばならなかった。

仮設住宅

そのような中で、自治体が被災者のために建設した仮設住宅は、希望の星であった。避難所に住む人たちは、次々に仮設住宅入居の抽選に応募した。当選して、避難所を出ていく人は他の人たちに申し訳ないと感じ、また、落選した人は当選した人を羨んだ。

しかし、仮設住宅が輝いて見えたのは、避難所との落差に過ぎなかった。仮設住宅は避難所よりもましであったが、苛酷な環境であることに変わりはなかった。仮設住宅は約四万八〇〇〇戸建設された。

仮設住宅は、文字どおり一時的な住まいのために作られたプレハブ住宅である。隣の生活音が筒抜けであり、夏は暑く、冬は寒かった。ほとんどの人が元の住まいから離れた仮設住宅に入居したため、仮設住宅群は見知らぬ人たちの集まった仮設コミュニティとなった。仮設住宅の多くは、旧市街から離れた、不便で殺風景なところに立っていた。人々はそこで、新たなコミュニティと新たな生活パターンを作っていかなくてはならなかった。

仮設住宅に住む人々の大半は、公的恒久住宅への転居が促進された。仮設住宅で生まれた仮のコミュニティは再び解体された。新しく公的恒久住宅に住む人たちは、また、そこで新しく地域社会を作っていかなくてはならない。

だが、避難所、仮設住宅、公的恒久住宅と移り住んできた人たちの多くは老人であった。その結果、老人の比率の非常に高い集合住宅ができてしまった。高齢者には、新たな人間関係をつくっていくよりも、隣近所とトラブルなく静かに暮らしたいという気持ちが強く、近隣との交流は難しいのが現状である。

県外被災者

震災後、被災地を離れた人たちを、県外被災者と呼ぶ。彼らは決して被災地に見切りをつけて出ていった人たちではない。彼らはむしろ被災地に新しい住まいを見つけることができず、行きる場所を求めて移動していった人たちである。

どうにもならない「個人の、家庭の事情があるから」ということなんです。ですから、私が今一番言いたいことは、「戻りたい、でも戻れない、だから戻らない」という、そういうような言葉になるんです。

（ソクラテスプロジェクト、一二頁）

県外被災者たちは気持ちの上で震災を引きずっている。被災地を離れても、震災について、その後の街の復興についての関心は、薄れるどころか、かえって高まるのである。被災地にいれば、震災についても街の復興についても、人々は自然に話題にするものである。街の変化とともに、自分の心境の変化を自覚することができる。

だが、彼らのまわりには、同じ被災者として共同体感情を共有できる人がいない。どんなに暖かく迎えられても、震災を体験しない人との間にはギャップがあった。

だから、「私たち神戸から来ました」と言っても、向こうは「あ、そう」っていう感じで、その「神戸から来た」ということの重み、どれほどの過去を引きずって来たのかということが伝わらなくて、むしろその「神戸から来た」と言うこと自体で自分自身が惨めになっていくような、そんな感じがしているのです。だから、私はもう一切「神戸から来た」とか「被災しました」ということは言わないんです。（前掲書、六五頁）

県外被災者がどの地方にどのくらい住んでいるかは明らかではない。再び、阪神地域に戻ってきた人もいれば、周囲とのギャップを感じながらも、新しい土地に根をおろしている人もいる。災害はその発生した場所において報道される。人々の意識のなかで、県外被災者の存在は、忘れられやすい。だが、災害は遠い異国の物語ではない。あなたの隣人は、県外被災者かもしれないのである。

さらにいえば、阪神大震災だけが災害ではないのだ。日本中でつねにさまざまな災害が起きている。その被害者の数も相当の数になる。われわれの隣人の中には、種々の災害の被害者がいる。そのことに思い至るだけの想像力をわれわれは忘れてはならないだろう。

4……災害と暮らし

以上、阪神大震災が人々の心に投げかけたものを、時間の経過に沿って見てきた。最後に、それが社会の中でどういう意味をもつのかを考えてみたい。

「抱え環境」の崩壊

ほとんどの人は自宅で被災した。地震の発生が早朝であったからである。災害はまさにそれぞれの個人的な生活空間の中で起こった。すなわち、被災した人々の身体を傷つけたのは、自分の住まいの壁、梁、柱、天井、家具などであった。小林俊三が指摘するように、「私たちが本来守られてくつろぐ『抱え環境』であるはずの家が、自分を圧殺してくる対象に一瞬にして変貌した」(小林、一九九五、一八七〜一八九頁)のである。もっとも安全であるべき場所で、もっとも危険な目に遭ったのである。

安全という点で考えてみるなら、文明は生活の安全を目指して進歩してきたといえる。われわれは、一〇〇〇年前の人々よりはるかに安全な生活をしているはずである。阪神大震災に耐えられなかった建造物も、たいていの大雨や風に対しては、おおむね大丈夫であろう。その中で生まれ育ったわれわれは、生活が安全であることに油断していたかもしれない。

ある程度の安全が確保されたなら、次には少々の安全性を犠牲にしても、人々は快適さと豊かさに向かうだろう。快適さを求めてモータリゼーションを推進した結果、道路は交通戦争の場になった。また、豊かさを求めて、たくさんの物品を買い込んだ結果、人々は部屋を狭くし、ゴミの問題に悩まされることになった。

ところが、震災を体験した人々は、快適さや豊かさ以上に、その根底にある安全というものの大切さに目を向けさせられた。多くの被災者が、物への執着がなくなったと述べ、今までの価値観を修整したようだった。これは極端には、何をやっても無駄といった虚無主義へと連なっていった。

一方、物質的な「抱え環境」を損なった人々において、それを補うかのように心理的な「抱え」が随所に見られた。すなわち、震災後の助け合い、家族の絆、共同体感情である。おおぜいのボランティアが被災地で活動したことも、被災地全体を包み込む、心理的な「抱え」となった。前述したように、これは災害後の「ハネムーン期」に特有のことかもしれないが、そのすべてを一時期の感情の高ぶりと片づけることもできないだろう。人間は、困難な中で、なお愛他的に人を助ける存在でもある。

つまり、震災を体験した人は、自分の心の中に、虚無主義と愛他主義という相反する二つの方向を感じただろう。虚無主義をただ否定するのではなく、むしろこの葛藤の中に、われわれは悲観論を超えた楽観論を見出していけるだろうか。

露出した「内臓」的現実

震災は、日常生活の底にあってふだんは見えないものを露呈させた。快適な都市生活を支えているのは、電気、水道、ガスであり、交通網であった。商業活動がなければ、お金は無価値であった。人々の多くは助け合ったが、なかには自己中心的ではしたない行動をする人もいた。

私は、倒壊したたくさんの建物を見た。それは家の「死体」だった。崩れた屋根から、カレンダーや人形や刺繍した敷物や子どものランドセルなどが散乱している。見てはならないものを見た、と私は思った。そこに住んでいた人の生活を想像させる品々に、私はどうしても「内臓」を連想してしまった。

被災者の瞥見したものはある種の「真実」かもしれないが、誰もこういう形でそれを知りたくはなかっただろう。いかに大切なものであっても、いや大切なものであるからこそ、秘すべきものがある。それは世界という劇場の舞台裏であった。

このような「内臓」「舞台裏」は日頃われわれの意識から排除されたものである。こういう光景は普段は暗黙の領域であり、どこか「死」と「破壊」につらなるものである。前項で、抱えの崩壊による安全保障感喪失がある種の虚無主義を生み出したと述べたが、この、繰り返し思い出される「死」と「破壊」のイメージもまた、被災者に虚無的な感情を引き起こす。この虚無感は、日頃話題にされることはないが、多かれ少なかれ被災市民全員の心の底を流れていると私は思う。

神戸では、震災の二年後に、須磨区で小学生連続殺傷事件が起きた。事件の周辺地域では厳戒態勢がしかれ、住民は外出を避け、町はひっそりと静まりかえった。人々の生活における安心感はまたも脅かされた。犯人が捕まってまだ中学生の少年であったことが、世間を驚かせた。この事件は震災には直接関係がないが、犯人の少年の行った殺傷行為に、震災で見た「死」と「破壊」のイメージを重ね合わせた人は多いと思う。

少年は、震災がしたように、生身の人間を解体しその「舞台裏」や「内臓」を暴こうとしたのだろうか。少年自身も、震災によって「死」と「破壊」のイメージを喚起されたのだろうか。

また、被災地に今もうっすらと残留する「死」と「破壊」のイメージを、われわれは乗り越えることができるだろうか。

居場所とコミュニティ

地震で一瞬にして住まいを失った人たちは、どこかに居場所を求めなくてはならなかった。ほとんどの人たちは、まず避難所に来た。

だが、避難所にあらかじめ用意された場所があったわけではない。人々は、学校の備品を移動させ、そこに自分たちの居場所をつくった。避難した人が多すぎて、廊下にまで人がはみ出した避難所もあった。

そこから、「居場所」というものの性質が見えてくる。居場所とはあらかじめ用意された空間ではなく、すでにそこにある何かを排除して、そこにできるものである。そしてその居場所を確保しておくためには、自分の居場所に侵入する他者を締め出さなくてはならない。避難所で見られたように、たとえ段ボール箱ひとつであっても、人はそこに他者との境界線を作った。その囲いの中がかろうじて居場所になる。

こういう居場所の問題は、仮設住宅、公営恒久住宅においても、また県外被災者の場合にも引き継がれている。仮設住宅も、公営恒久住宅も、希望者がおおぜいいるために、そこへの入居は抽選で決められた。他人を排除してはならない、ものは分け合わねばならないという倫理も当然あるだろうけれども、だからといって、自分の居場所を持たないまま、すべての機会を人にゆずっていくわけにもいかない。自分の居場所を確保することとは、エゴイズムと公共性の相克でもある。

以上は物理的な居場所の話であるが、それに対し、心理的な居場所というものもある。心理的な居場所とは、他者から受け入れられ、しかも他者から侵害されず、そこにいることが安全に感じられるような環境である。安全な対人関係があって、ある集団や地域社会（コミュニティ）の中で自分の位置が確保されているということである。

被災者にも心理的な居場所の問題がある。避難所にいる間はまだコミュニティの痕跡が残っていた。だが、そのコミュニティを離れて、仮設住宅や県外へ移転しなくてはならない人たちも多かった。移転先の土地に心理的な居場所はなかった。彼らは、そこで心理的居場所を作っていかなくてはならなかった。それには、他者と交わり、他者と関わっていくことがどうしても必要であった。

この心理的居場所の問題は、震災に関わらず、しばしば精神科診療で取り上げられるテーマの一つである。それは特定の精神科疾患にかかった人だけの悩みではない。学校に行けない子どもたち、同居家族との間に強い葛藤のある人たち、リストラで職を失った人たち、社会的なマイノリティの人たちなど、居場所のなさを訴えるクライエントはたくさんいる。人はさまざまなストレスやトラウマによって容易に居場所を失ってしまう。人から居場所を奪うことは簡単である。だが、失われた居場所は決して人から与えられて得られるわけではない。いかに理不尽に居場所を奪われた人であっても、その居場所は自分の手で取りもどさなくてはならないのである。そのことを震災時の避難所は如実に表していたと私は思う。

一方、震災を契機に避難所でボランティア活動をした中学生、高校生のなかには、逆の感想を抱く人もいた。すなわち、学校で受動的に与えられた課題を行うことよりも、避難所のなかでそのとき必要とされている仕事を手伝うことに、強烈なやりがいを感じたのである。彼らは、一時的にでも、震災によって心理的居場所を見出したのだった。(4)

被災地にコミュニティを復興していく際に、この、居場所の問題を考えていかなくてはならないと私は思う。震災前から、われわれは心の居場所を失いがちな暮らしをしていなかっただろうか。被災者がただ生かされているというのではなく、自分の居場所を見出せるようなコミュニティとはどのようなものなのだろうか。

おわりに――心のケアを超えて

阪神大震災がわれわれの心に残したインパクトはあまりに大きく、ここで触れたのはその一端に過ぎない。

震災後、マスコミによって、被災者の心の傷の重大さが注目され、それに対して、心のケアの必要性が叫ばれた。それは、日本の精神医学にとっても、今後の災害対策においても、エポックメーキングなことであった。物的被害だけでなく、精神的な打撃にまで、人々の関心が及ぶようになったことは、社会の成熟のあらわれといってよいだろう。(5)

だが、心の傷や心のケアという言葉が一人歩きすることによって、「被災者の苦しみ＝カウンセリング」という短絡的な図式がマスコミで見られるようにもなったと私は思う。その図式だけが残るとしたら、この大災害からわれわれが学んだものはあまりに貧しい。人生を襲った災害の苦しみを癒すために、精神医学的なテクニックでできることはほんとうにささやかなものでしかない。

ここで私が試みたことは、多くの被災者が感じていながら言葉にしにくい、被災体験の心理的側面を明らかにすることだった。それは心の傷や苦しみだけではない。「なぜ他ならぬ私に震災がおこったのか」「なぜ私は生き残ったのか」「震災を生き延びた私はこの後どう生きるのか」という問いが、それぞれの被災者のなかに、解答の出ないまま、もやもやと渦巻いているのだ。この問いに関心を持たずして、心のケアなどありえないだろう。苦しみを癒すことよりも、それを理解することよりも前に、苦しみがそこにある、ということに、われわれは気づかなくてはならない。だが、この問いには声がない。それは発する場をもたない。それは隣人としてその人の傍らに佇んだとき、はじめて感じられるものなのだ。臨床の場とはまさにそのような場に他ならない。そばに佇み、耳を傾ける人がいて、はじめてその問いは語りうるものとして開かれてくる。これを私は「臨床の語り」と呼ぼう。

その意味で、私は、被災という「個人的な体験」に関心を持ち続けたいと考えている。

[注]

（1）それが、震災によるものであろうと、その他の災害、事故、病気によるものであろうと、死別体験はどれほど圧倒的な苦しみであるだろうか。「子どもを亡くした後の人生は余生だ」と語った人の言葉を私は忘れられない。震災と喪失については、高木慶子（一九九六）を参照されたい。

（2）麻生克郎はこう書いている。「家を失い県外や仮設住宅に避難をした人々に、分譲マンションを購入することはもちろん、新築されて家賃が倍以上になった賃貸住宅に入居することもできないだろう。一〇〇〇人が命を失い、三〇〇〇〇人が避難し（神戸市灘区のこと――引用者）、去った人々の多くは帰ってくることはなく、まったく新しい人の住む町になる、という構図が現実のものになりつつある。街にとってこれ以上ない癒しかもしれないが、素直には喜べないという気持ちになる」（麻生、一九九七）

（3）加藤寛（一九九八）。震災後、復興基金を財源として、被災者の精神保健をあつかう「こころのケアセンター」が設立された。加藤は、センターのスタッフとして、多数の仮設住宅を訪問し、さまざまなケアを行った。

（4）たとえば、ボランティア活動についてこのように書いている中学生がいる。「塾は行かなくていいし、ひまでもないし、仕事もあるし、そこは学校よりはるかに楽しいところだった。このままずーっと、学校もなくなってしまったらいいのにと思った」（神戸市立中学校「阪神・淡路大震災記録作文集」編集委員会編、一八〇～一八一頁）。彼は、震災ボランティアに心の「居場所」を見つけたのだろう。

（5）震災による「心の傷」とそのケアは、震災直後からわれわれ精神科医の課題であった。その実践については、安（一九九六）をご覧いただきたい。その中で、震災という心的外傷による人生観の変化を、私は「リアル病」と名づけた。本稿の目的は、人生観の変化というテーマをより深めることでもあった。

【参考文献】


麻生克郎、一九九七、「阪神・淡路大震災から二年半」『精神医療』（第四次）、一二号。

安克昌、一九九六、『心の傷を癒すということ』、作品社。

岩井圭司ほか、一九九八、「災害救援者のPTSD――阪神・淡路大震災被災地における消防士の面接調査から」『精神科治療学』一三巻八号。

加藤寛、一九九八、「仮設住宅におけるストレス要因とメンタルヘルスケアの実際」『精神医学』四〇巻八号。

神戸市小学校教育研究会国語部編、一九九五、『地震なんかに負けない――神戸市小学校「阪神・淡路大震災記録作文集二』、二期出版。

神戸市消防局『雪』編集部・川井龍介編、一九九五、『阪神大震災消防隊員死闘の記――もっと多くのいのちを救いたかった』、労働旬報社。

神戸市立中学校「阪神・淡路大震災記録作文集」編集委員会編、一九九五、『地震なんかに負けない――神戸市立中学校「阪神・淡路大震災記録作文集二』、二期出版。

小林俊三、一九九五、「被災と抱え」、中井久夫編『1995年1月・神戸――「阪神大震災」下の精神科医たち』、みすず書房。

三条杜夫、一九九六、『いのち結んで――その時、被災放送局AM神戸は』、神戸新聞総合出版センター。

ソクラテス・プロジェクト、一九九八、『三年――関東在住被災者13名の座談会記録集』。

高木慶子、一九九六、『大震災――生かされたいのち』、春秋社。

中井久夫、一九九五、「災害がほんとうに襲ったとき」、『1995年1月・神戸――「阪神大震災」下の精神科医たち』。

山口直彦ほか、一九九五、「震災直後の入院症例　ある被災地自治体病院からの報告」『精神医学』三七巻七号。

ラファエル、ビヴァリー、一九八九、『災害の襲うとき』、みすず書房。

地域情報紙ANてな編、一九九六、『街がかわった心がかわった――阪神大震災220人の証言』、Memorial 95117。

長征社編、一九九六、『大震災・市民篇　1995』、長征社。

＊『越境する知2　語り――つむぎだす』（東京大学出版会、二〇〇〇年八月刊行）に発表された。

災害精神医学と心的外傷について

（没後二〇〇三年六月発表）

第1章　災害精神医学入門——阪神大震災の経験を中心に

1……社会的なトラウマとしての災害

これから三章にわたって、「解離と心的外傷」というテーマでお話しします。人間の心の傷とは何か、心が傷つくとどうなるのか、人は心の傷をどのように抱えて生きていくのか、そういった問いをめぐってお話ししていこうと思います。第1章は、災害精神医学の話です。

災害には、天災も人災もありますし、大規模な災害も、個人的な災害もあります。たとえば、地震、火災、戦争、犯罪などです。どの災害の被害者も心に大きな打撃を受けます。そういう意味で、災害精神医学は人びとの心の傷（心的外傷、psychological trauma）を扱う学問でもあります。私は神戸で震災を経験しているので、震災を例に、主に社会的なトラウマの諸相について、論じていきたいと思います。

2……災害の物理的被害

これは『緊急出版　阪神大震災』[1]（写真1）という題で神戸新聞社から出された本です。倒れた建物や避難所のようすを撮った写真がたくさん収録されています。写真で見るだけでもずいぶんインパクトがありますけど、それでもあの衝撃的な感覚は写真では伝えることができませんね。写真で見るのと生で見るのとはかなり違います。その意味で、災害精神医学は現場の学問です。

阪神大震災についての基本的なデータをここで申し上げておきましょう。一九九五年の一月一七日、午前五時四六分です。震源地は明石海峡の北端。そこから活断層に沿って被害は帯状に淡路島から阪神地帯に広がり、西宮、伊丹、宝塚に達しております。ことに、神戸市須磨区から西宮、宝塚地域の家屋の倒壊は三〇％以上で、新たに震度七という基準が設けられました。鉄骨建物の損傷は一〇〇〇棟、全半壊の住宅は被災地の約二一％で二五万一〇〇〇戸とされています。火災は二九九件、長田、兵庫、須磨の三区を中心に一〇〇ヘクタールが焼けました。死者は六三〇〇人。神戸市では七一％が即死といわれています。窒息死とか、圧死とかです。

ひどい災害ですが、これが史上最悪というわけではありません。たとえば、広島、長崎の原子爆弾被爆です。戦争ですから人災なんですけれども、広島で一一万人、長崎で七万人の方が亡くなられています。自然災害としては、一九六八年五月の十勝沖地震は、マグニチュード七・八で死者五二人。長崎大水害では、集中豪雨で河川が氾濫して死者二六二人。奥尻島津波災害では死者が二〇一人、行方不明二八人です。雲仙普賢岳噴火災害では死者四四人で、三年間に火砕流が九三九七回、土石流が三五回あったといいます。これらはいわば物理的な被害ということができます。

3……被災者の心理のプロセス

こういう大きな災害に見舞われたら、いろいろなショックな出来事が起こるわけです。だから、物理的な被害だけではなく、心理的な被害ということも当然あるわけです。しかし、日本では従来、心理的被害の調査については不十分な形でしか行われてきませんでした。ようやく雲仙普賢岳や奥尻の災害の頃から、心理的被害についての調査やケアが行われるようになってきました。本章でお話しするのは、もちろんこの心理的被害のほうです。

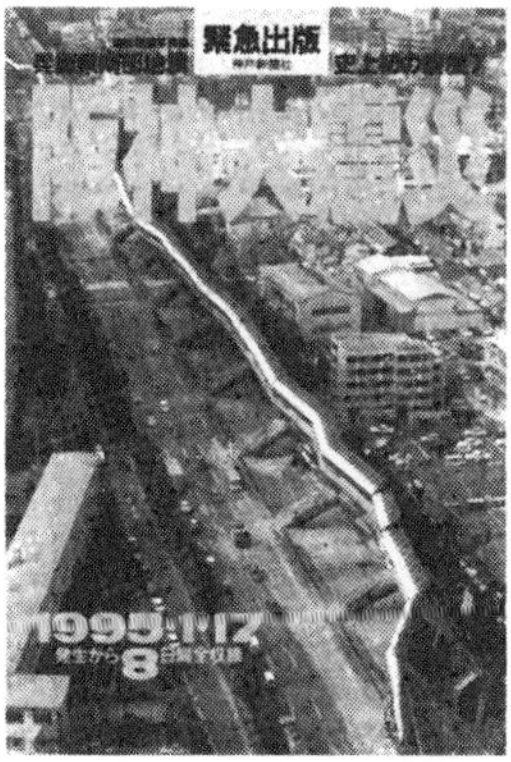

写真１『緊急出版　阪神大震災』(1)

災害に対する急性反応

ひとくちに被災者といっても、災害の影響は一様ではありません。それでも、被災者が災害の影響を受け止め、それを乗り越えていく過程には、共通する段階があります。古くは、タイハースト(Tyhurst, J. S.)が、衝撃期、反動期、心的外傷期というふうに分けています。地震でいえば、揺れが始まって終わるまでがだいたい衝撃期です。それから地震を体験した後の興奮や衝撃が治まっていく時期を反動期、そして少し冷静になって自分の失ったものの大きさとか、被害の大きさに直面するのが、心的外傷期です。

ラファエルによる災害反応の経過分類

その後、ラファエル(Raphael, B.)は、もう少し詳しい分類をしています。このラファエルの分類に即してお話したいと思います。ラファエルは『災害の襲うとき』[2]という本を書いていますが、これはいい本です。災害精神医学に関心のある方はぜひ読んでみてください。くわしく網羅的に書いてあります。ラファエルが書いているのは、警戒期、衝撃期、ハネムーン期、幻滅期、再適応期という区分です。それを彼女は図にしています(図1)。山形を示していまして、横軸が時間経過ですね。縦軸が反応の状態で、上にいくほど神経が高ぶって興奮している状態です。

「警戒期」というのは、災害が迫ってくるという予感に満ちた準備状態ですね。ある種の災害においては、こういう警戒期があります。たとえば、台風ですね。台風の接近は気象情報でわかるわけですから。警戒期のなかで災害を待ちかまえていると少しずつテンションが高くなってくるわけです。

衝撃期の体験

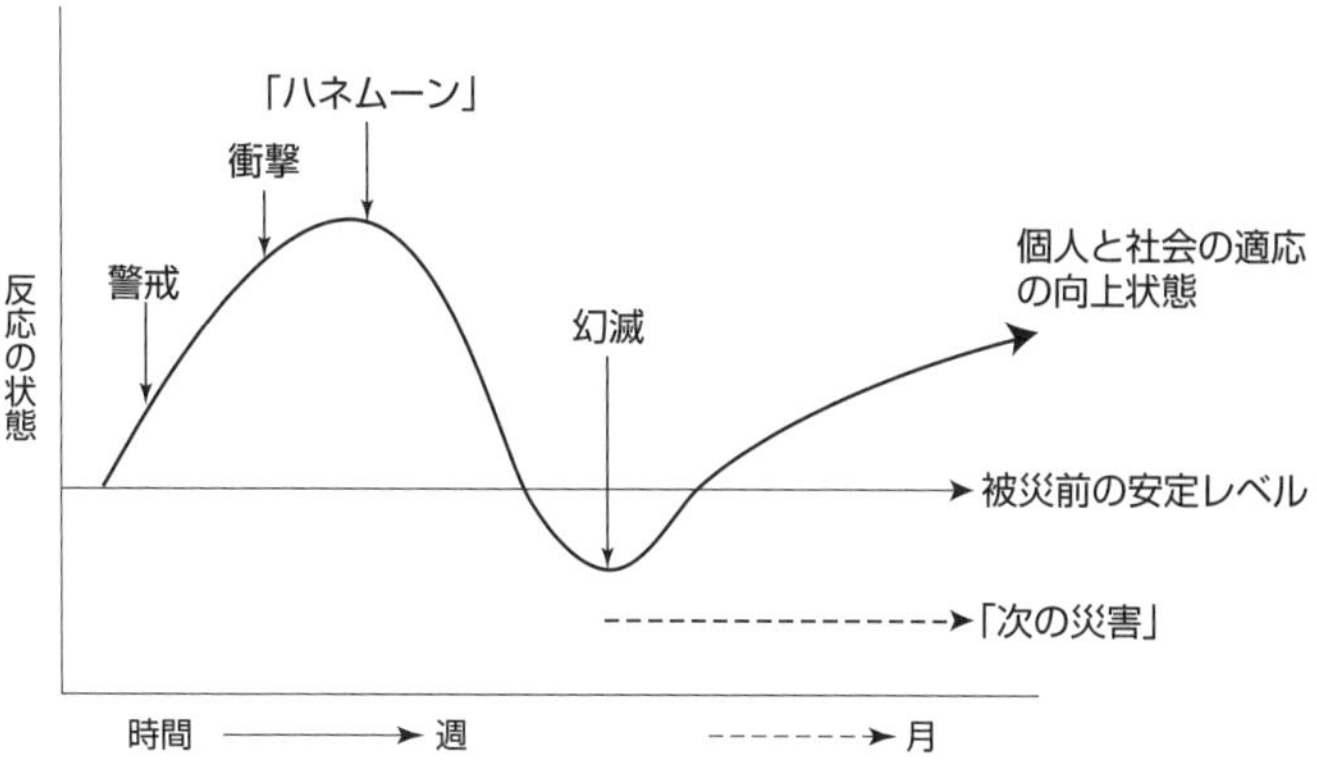

図１　災害反応の経過[2]

阪神大震災のときには、この警戒期がなく、地震は突然、午前五時四六分に人びとを襲いました。明け方ですから、ほとんどの人は寝ていて、地震で目が覚めたのです。つまり、いきなり「衝撃期」から始まったわけです。地震の揺れの体験はどうだったでしょうか。私の見聞きしたところ、ドーンという地鳴りを感じた後、激しい縦揺れ横揺れに見舞われたという人が多いようです。また、そのとき暗闇の中で、物が倒れる音、ガラスが割れる音などが聞こえてきます。地震の揺れは尋常ではなくて、建物が倒れて下敷きになった人もたくさんいますけど、それほどでなくても、部屋の中で、タンスが倒れたり、大型テレビが移動したりしました。いろいろ不思議なことがありましたね。私の友人は、電子レンジが風呂場にあったと言っていました。電子レンジがどうやって風呂場のドアを開けて入ったのかは謎なんですけれども。僕の家では、冷凍庫に入っていたものが、下の野菜室に入っていました。たぶん、上のドアが開いて、下のドアも開いたときに、落ちて蓋が閉まったということなんでしょうね。もちろん、現場は見ていません。見るどころじゃなかったんですけれども。

衝撃期の体験が、阪神大震災の被災者の手記にどう書かれているのか、少し見ていきましょう。たとえば、こういうふうに書いている人がいます。

三階で寝ていた私は、下からつきあげられ北に南と大きく揺れると、後は振り回された。ピアノ、タンス、鏡台が倒れ、CD、テレビ、掛け時計が飛び、耳元で花瓶や人形ケースが割れる。「大丈夫か」という主人の声。二階に二人で駆け降りる。無事な子供と父の姿にほっとする。枕元に天井から引きちぎられた電器の傘が、粉々に散っていた。[3]

次のは小学生の男の子の文章です。

ドーンドーンとすごい音がした。信じられないぐらいにゆれた。気が付いたらタンスが上に乗っているみたいだった。まっくらで何も見えなかったが少しだけ身動きができた。となりにねていたお母さんは「重い、早く助けて。苦しい」とうめいていた。となりの部屋にねていたお父さんが書だなをこわしたりしながらタンスをどけてくれた。三人であわててマンションの一〇階から階段をかけおりた。[3]

地震の衝撃の直後に無事だった人たちの体験はこのようなものです。しかし、この時点でですね、瓦礫の下敷きになっている人もいます。生き埋めになった人で、助かった人はこんなことを書いています。

真っ暗で中の状況が分からず、身動きもできなかった。わずかに動いた右手で辺りを触ると、頭の上が天井で、横にはぐちゃぐちゃになったタンスがあるのが分かった。生き埋めになった。死ぬかもしれない。怖さの余り、悲鳴をあげた。起き上がろうとしても体はビクとも動かないし、数一〇センチ上は天井だし、大きな釘が目の上辺りにあったしで、「助けて」と泣きじゃくって叫ぶしかなかった。(3)

また、自分が生き埋めになったのではなくて、家族が生き埋めになってそれを外で見ているっていうこともあったんですね。そういうことを書いている人もいます。

母が梁の下敷きになっていました。わたしは助けられたものの、母は生き埋めのままです。近所の人がしっかりせんとあかんよと励ましてくれるのですが、「ママが死んだら生きていけない」と、ただ泣いていました。足がすくんで、その場に行けないのです。(4)

阪神大震災の恐怖体験の　つは生き埋めですが、もう一つは火事でした。黒煙がもうもうとしている映像をごらんになった方は多いと思いますけど、それは大規模な火災でした。

それから必死の思いでタンスを乗り越えて、ベランダに出たら、家はなくなってるし、まわりは火の海。空が異様に明るかった。駅の南の青木市場は、揺れた瞬間に火が出たって、主人はいうんだけど、パチパチ燃える音が聞こえて、火の粉がうちまで降ってきた。近くの団地も火の海で、まわりのつぶれた家のほうでは、だれだれちゃーん！って埋まってる人の名前を呼んで泣いてる声があちこちで聞こえた。(4)

地震の影響で消火活動はスムーズにできなかったようです。そのため火は大きく燃え広がりました。また、路地は倒壊した建物のため、あちこちで通行できなくなっていたので、火災から避難しようとする人たちは、脱出路がなくて逃げ惑うという体験をしました。なかには、生き埋めになって生きていたんだけれども、火事で焼けてしまったという人もかなりあります。

衝撃期の体験とはこういうものです。このときの感情には名前がつけられませんけど、恐怖、戦慄、それからあとは混乱ということができます。こういう衝撃的体験の記憶はその後、外傷性記憶として被災した人のなかで何度も蘇ってきます。震災という状況は終わっているのに、その記憶に悩まされるのです。それは外傷後ストレス障害（Posttraumatic Stress Disorder）と呼ばれていますが、これについてはこのあとくわしくお話ししましょう。

このように災害時には、ほんのちょっとした違いで明暗が分かれます。一階だから下敷きになっちゃったけど、二階に住んでた人は助かったとか、たまたまその日はこっちの部屋で寝てたから助かったとかですね。ほんのちょっとしたことで生死が決まってしまいます。こういう体験をすると、運命というものについて深く考えさせられますね。

ハネムーン期の「覚醒と興奮」

衝撃期の後、生存した人はホッとした安堵とともに高揚感に包まれます。家族が亡くなったとか、自分が大けがをしたという人はホッとした気持ちにはなれませんが、それほど被害を受けていなくて、災害をサバイバルしたという人は、高揚感に包まれ、興奮した気分になるのです。ラファエルはそれを「覚醒と興奮」と表現していますけれども、この時期がハネムーン期と呼ばれる時期です。

当時のことは私もよく覚えていますが、一種の躁状態といっていいんじゃないでしょうか。皆よくしゃべっていました。夜が眠れなくなって、あてもなく安否情報の番組を一晩中テレビで見てたりとかですね。道を歩いていると声をかけられることもよくありました。ふつう、知らない人にはなかなか声をかけないですよね。何かの勧誘だったら別ですけど。震災の後の数日間というのは、非常によく声をかけられました。

この興奮状態は、人間の生存のためにはきっと必要なものなのでしょう。昔から人類は災害に遭い続けてきたわけですが、災害の後に安否を確かめ合って、ホッとして興奮して助け合う。そのときに縮こまっていないで、躁状態になっていると「ちょっとうちにおいでよ」とか、「要るものがあったら持って行ってあげようか」とかいうふうに声をかけられるし、そのことにまた非常に人情を感じたりするわけです。

たとえば、こんなふうに書いている人もいます。「その間、普段はそんなにつきあいのないマンションの人たちと言葉を交わすことが多くなり、食事に呼ばれたりと今までは考えられないような交流があった」[3]「何だか、普段見られなかった心の一部を、全身で感じたような気がした。こういう心の温かさ、心の触れ合いを、これからの人生のために大切にしていきたいと思った」[3]。私も日頃挨拶もろくにしなかったマンションの隣近所の人たちと声をかけ合ったことを懐かしく思い出します。それは震災体験の中で日だまりのような明るさをもっています。

実際、自発的な助け合いはたくさんありました。人が生き埋めになっている現場に救助隊が入ってくるのには、少し時間の差がありましたが、災害直後は住民だけで素手で、あるいはそのへんの木ぎれやスコップとかを使って、隣近所の生き埋めになった人を助けるということがあったわけですね。そういう意味で、共同体感情というんでしょうか、連帯感というものが非常に高まって、人間って素晴らしいな、というような喜びに包まれたときでもありました。すごい困難に打ち勝ってよかったという英雄的な感じもあるわけです。

一方で、興奮は、不安や警戒につながっています。被災地に住んでいた人は皆、震災後しばらく夜は服を着たまま、電灯を点けたまま寝ていました。それから、生き埋めになった人がいるという話をたくさん聞くので、ドアとか窓とかを少し開けて寝ていました。もし、第二、第三の地震が来たときに逃げられるようにということですね。地震学上は、そんなに大きな地震が続けて起こることはないと後で聞きましたが。つまり、共同体のなかで人間性を再発見するような体験も、一方では非常な不安に裏打ちされている、そういう構造があるんです。

この後、救援活動や撤去作業などの、いろんな復旧作業が不眠不休で行われました。被災地全体にも「何かしなきゃいけない」という雰囲気がいっぱいで、「頑張れ神戸」という幟があちこちに立っていました。どんどん自分で自分を煽っていくようなところが、このハネムーン期にはあったのです。これは、先ほどいったように、躁病の心性に似ています。実際、この時期に、躁状態のために精神科に入院した人がたくさんいました。

幻滅期を超えて

高揚したハネムーン期は長くは続きません。この後、人びとはだんだんと現実に直面していきます。生き残ったことの喜びよりも、これから生きていくための労苦が重くのしかかります。愛する人との死別、住居や財産の喪失、失業、再建のための二重ローンなど、人びとは、個別の問題に直面することになります。ハネムーン期に感じられた連帯感は薄れ、早く生活を再建した人といまだ問題を抱えている自分とのギャップを強く意識するようになります。これが幻滅期です。幻滅期にある人は、過去に対する後悔、将来への不安、怒り、罪悪感、憂鬱な気分などのあいだを揺れ動き、身体的にも疲れを自覚するようになります。

この幻滅期を超えて、新たな希望を抱き、生活の再建へと向かう時期が再適応期です。この幻滅期から再適応期は自然に進んでいくプロセスではありません。災害の打撃が大きい人ほど、幻滅期を超えていくためには、大きな力を必要とします。とくに老人やもともと障害をもつ人にとって、生活の再建は難事業でしょう。その意味で、復興の困難な人たちに対しては、何らかの社会的サポートが必要なのです。

4……災害によるPTSD(外傷後ストレス障害)とは

阪神大震災ではどのくらいのPTSDが発生したか

ところで、阪神大震災ではPTSDということばがマスコミをにぎわせましたね。このPTSDについて、少しお話したいと思います。PTSDというのは、Posttraumatic Stress Disorderという言葉の略です。日本では「外傷後ストレス障害」と、訳されています。外傷後ストレス障害っていうのは、別に災害ストレスに特有のことではありません。犯罪被害でも起こりますし、交通事故でも起こります。戦争でも起こる。逆に災害のなかで起こる精神障害がすべてPTSDというわけでもありません。ただ、PTSDは、心的外傷とその人の障害というものが非常に密接に結びついた典型例といえますから、そういう意味でこの病態が注目されるわけですね。

このPTSDという病態が被災者にどのくらい起こったのかということが、さまざまな災害においてしばしば調査されるんですけれども、これは災害によってずいぶん値が違います。阪神大震災でどのくらいのPTSDが発生したかということですね。芦屋市の住民では二割くらい[2]、兵庫県の仮設住宅の調査[6]では五割くらいの人がPTSDの症状を示したという調査結果が出ています。

調査結果が出るまでは、阪神大震災では、PTSDは比較的少なかったといわれていたのですが、面接やアンケートによってくわしく調査するとかならずしも少なくはなかったようです。ただ、ＰＴＳＤの症状のために、病院を訪れる人はあまり多くないようですね。おそらく、ＰＴＳＤはまだ病気とは認識されていないのでしょう。

阪神大震災でのＰＴＳＤの発生を多いと考えるか、少ないと考えるかはさておき、条件が違えば、もっと多くの人がＰＴＳＤになっていた可能性があります。そのような不幸中の幸いと思われることの一つは、朝の五時に震災が起こったということです。新幹線は走っていなかったし、車の数も少なかったし、工場の機械も止まっていたし、家庭でもまだ火を使っていないところが多かった。これがすべて活動中であったら、もっと大きな惨事が起こっていたかもしれません。

また、たいていの人が、家族と一緒でした。これがもし日中だったら、外出している人が多いでしょうから、自分の家族がどうなっているかがわからないところでした。自分の親きょうだいが生きているかどうかも確かめられません。そうなると多くの人がもっと大きな不安と恐怖を感じることになったでしょう。

余談ですが、愛人の家で被災して家族に発覚してしまったという、人間臭い、みっともない話もあります。震災となると、非常に厳粛な話が多いですけれども、そのなかでそういうみっともない話もたくさんあるんですね。あまり不謹慎なので、本にも書かれることはありません。たとえば、震災が起こったときに、夫が枕を抱えて飛び出して行った。残った家族が、「あんなお父ちゃんはもういらん」ということになり、その後離婚してしまったということもありますね。そういうふうに、災害ということがあることによって、それまであいまいにすませていたいろんなことが、浮き彫りになってしまうこともあるのです。

震災のＰＴＳＤの事例

ここで、震災のＰＴＳＤとはどういうものかについて、具体的に事例をご紹介したいと思います。これは私が震災について書いた本のなかにも登場する[7]、Ｊさんという女性の方です。この方はマンションの七階で被災されました。ご主人と二人暮らしの五〇歳くらいの方だったと思います。震災のときにマンションは半壊状態で、ドアを開けて玄関を出たところ床に穴が空いて、下が見えていたといいますから、そのマンションもひどい被害にあったようです。そのマンションの周りは火の海だったそうです。それで、マンションの下にやっと降りたんだけれども、逃げ道が倒壊した建物で塞がれていて、ずいぶんさまよったそうです。さまよっている間にも、焼けている家の前で「助けてー、助けてー」と叫んでいる人たちがいる。この人たちは、自分たちの家族がまだ家のなかに生き埋めになっていたり、家具の下敷きで逃げられなかったりしているのです。火が迫っているから早く助けたいのに人手がなくて、そばを行く人に必死に助けを求めているのでした。彼女はそういうのを聞きながらも、自分が逃げるのに必死で、他の人が「助けてくれー」と言うのを断念して避難したのでした。

彼女はある小学校に避難し、しばらくはその避難所で生活していましたが、身体が緊張し、表情は堅く、食欲もなく、夜も眠れず、ほとんど人と会話することもできないようすでした。避難所の巡回診療をしていたボランティアの精神科医が彼女を診察し、ＰＴＳＤと診断しました。それで私が紹介されて会いに行って、それから治療が始まったということです。

彼女は、避難所で物も言えなくなって、顔は能面のような状態で、カチカチになっておられました。食事も喉を通らないし、夜も寝られないし、ずーっと小刻みに体が震えているような状態です。私が会ったときもほとんど話ができなくて、事情があまりよくわかりませんでした。でも、何回か会ううちにだんだんとぽつりぽつり話してもらえるようになりました。それで震災のときにとても恐ろしい体験をしたということが少しずつわかってきたんですね。

トラウマとは何か

こういうふうにPTSDという病気は、大きな外傷体験（トラウマ）によって起こります。ここでトラウマとは何かという定義を厳密にしようとすると、いろいろ難しい問題があります。というのは、外傷体験について論じるさいに、その人の主観を無視することはできないでしょう？ある出来事にどれだけの恐怖を感じたかを、客観的に判定することはとても難しいですよね。しかし、もし外傷体験の定義を主観的な判断だけに頼ると、不都合な面が出てきます。たとえば、失恋はどうですか？　夜、好きな彼女に電話をかけたら「これからはお友達でいましょう」といわれて、とてもショックだったとしましょう。確かに主観的には大きな衝撃であったかもしれませんね。しかし、そのためにPTSDになったという診断書を書いていいものでしょうか。失恋によって何らかの症状が出たとしても、それはPTSDとは呼びません。ですから、どこからをトラウマと呼ぶかという判断は難しいことがありますけれども、まあ、一般的には死ぬような目に遭うような衝撃的な体験をトラウマと考えてください。

ＰＴＳＤの症状

さて、ＰＴＳＤの症状について説明しておきましょう。ＰＴＳＤの症状は大きく三つに分かれます。一つは「覚醒亢進（hyperarousal）」です。これは心身が非常に緊張し興奮している状態ですね。意識が研ぎ澄まされて、体中のストレスホルモンが出てとても緊張した、一種の警戒状態です。こういう状態は、車で事故を起こしそうになって、急ブレーキを踏んだときとか、ジェットコースターに乗った後とか、ホラー映画を観ているときとかを考えるとわかりやすいかもしれません。ハラハラして、心拍数が上がってきてドキドキして、身体が緊張して硬くなってきます。こういうとき何かがあると飛び上がるくらいすごくびっくりします。身体が警戒状態にありますから、いろんなセンサーが敏感になっています。バタンという物音だけで飛び上がるとか、紙のこすれるガサガサという音がすごく耳障りになったりします。それから、夜が眠れなくなります。普通は、こういう覚醒亢進はそのうちにもとのリラックスしているレベルに戻ります。ところがＰＴＳＤの人はそれがなかなかもとのレベルにまで下がらない。ずっとある程度の緊張状態が続いているわけです。こういうのが覚醒亢進の症状です。

二番目の症状は、「再体験（reexperience）」ですね。外傷体験にまつわる記憶が頭の中に蘇ってくることを再体験といいます。体にも蘇ってきます。外傷体験は、体の記憶としても刻み込まれるのです。外傷性記憶というのは、昨日の昼飯を思い出すのとはちょっと違います。非常においしくて感動した昼飯だったら、その味を思い出すかもしれませんけど、一日もたてば、あまり鮮明な映像も浮かばなくなっていますね。でも、トラウマの記憶っていうのはそういう日常的な記憶とは違って、強烈な感情や感覚を伴っています。感覚をもった記憶というのは、たとえばＪさんの場合、頭のなかに「助けてー」という声が幻聴のように響くんですね。火事の真っ赤なシーンが頭に浮かぶということもありますね。非常に感覚的で発作的に思い出される場合、それをフラッシュバック（flashback）といいます。

外傷性記憶は睡眠中に悪夢という形で思い出されることもあります。一般に夢の内容はへんてこで、意味があるのかないのかわからないことが多いですけど、心理学者はそういう曖昧な夢を無意識のあらわれとして読み解こうとします。ご存じのように、フロイト（Freud, S.）やユング（Jung, C. G.）は、夢の解釈という分野を切り拓いた人たちですね。ところが、ＰＴＳＤの人は、割合、直接的な夢を見ることが多いようです。体験したことがそのまま反映したような夢ですね。逃げている夢とか、火事で焼かれている夢とか。児童虐待に関連してのちほど話しますが、性的虐待を受けた人は、たとえば上に誰かがのしかかっている夢を見たりします。ですから、解釈の必要のないような、直接的な夢は外傷体験による夢の特徴かもしれません。もちろんＰＴＳＤの人の夢がすべてそのような直接的な夢であるわけではなく、象徴的な複雑な夢もたくさん見るので、そこは誤解しないでくださいね。このようにフラッシュバックにせよ悪夢にせよ、再体験は、思い出したくない記憶が「侵入（intrusion）」してくることです。

この再体験は、何かちょっとしたきっかけで引き起こされます。思い出させるものという意味で、リマインダー（reminder）といいますね。よくテレビドラマなんかであるでしょう。ちょっとしたきっかけで、過去の外傷体験を思い出して、パニックになってしまうというシーンが。ああいうことも実際に起こるんですね。今日、最初にお話したように、被災体験の打撃が大変だった人は、こういう話を聞いていられないことがあります。子どもを亡くした方は、震災の〝震〟という字を見るだけで、凍り付いてしまうといっておられましたが、どんなきっかけで、いつ再体験が始まるかわからないんですね。

ですから、ＰＴＳＤの患者さんは、このリマインダーをできるだけ避けよう、生活の中で遠ざけようとするわけです。少しでも再体験の苦痛を減らすためです。その結果、回避（avoidance）という症状に陥っていくわけです。なるべくその記憶について考えないようにする。リマインダーに出くわしたら嫌だから、事件の現場に近づかない、新聞は見ない、テレビは見ない、人と話をしない、外に出ない。そういうふうに刺激をシャットアウトしていくと、だんだん社会が狭まっていくわけです。その意味で、これを狭窄（constriction）という専門家もいます。行動がどんどん狭まっていく、閉じこもっていく、未来や可能性がどんどん狭まっていく、ということです。これらは行動面での回避ですね。外面的にリマインダーを避けるとそうなります。

それから内面的に刺激を避けるっていうことも同時に行われるんですね。簡単にいうと心を凍らせるということですね。何も感じない人間になって、それに対処する。心を揺さぶられないわけです。感情を麻痺させるということです。また、関心を狭めて、将来のことを考えなくなります。

ＰＴＳＤの代表的な症状は以上のようなことです。治療については、次章でお話ししたいと思います。

5……災害による死別反応

次に、災害の場合には、PTSDと切っても切れない関係にある、死別の話に移りたいと思います。

生き残ったことの罪悪感

たとえば、あるお母さんは、小学生の女の子とその日はたまたま一緒に寝てたんですね。タンスが倒れてきて、この子の方に落ちたんです。その子は即死じゃなくて、病院に運ばれて、一か月後ぐらいに亡くなったんです。そのお母さんというのは、PTSDの症状が全部揃っているような状態にあります。死別のときに起こってくる感情というのは、また特有のものがありますね。一つは生き残ったということに対する罪悪感、これをsuvivor guiltといいます。「自分がなぜ、生き残ってしまったのか」、「なんで一緒に死ななかったんだろうか」という気持ちですね。また、「いつものように別々に寝てたら助かってたのに、どうしてあのとき一緒に寝たんやろか」というような、いろいろな後悔もあります。

理不尽な死への怒り

そういう罪悪感が、攻撃に変わることもあります。「もっと早く救出してくれたら、助かってたかもしれないのに」とか、「もっとちゃんとした病院に運ばれてたら、生きてたかもしれないのに」というような怒りの感情です。この怒りはどこに向くかわかりませんが、怒りの矛先をどこかに向けている自分というものを感じ始めると、そういう自分に対して自己嫌悪を感じます。怒りと自己嫌悪は苦しい往復関係になるんですね。たとえば、こんな手記を書いている方がいます。

救助隊の人が来てくれたときも私は泣きわめいていました。すぐに聴診器を当ててくれて、心臓マッサージをはじめてくれたから、もしかしたらって、希望を持ったんですよね。だけど病院についたら、先生がちょっと診ただけで、あっち、安置室の方にね、そこに連れて行くように、って。あのときは、腹が立って、くやしくて、注射でも何でもいいからしてほしかった。何もせえへんかったら、助かるもんも助からへんやないか、あかんと分かっても、親やもの、何とかしてほしかった。あきらめきれへん。(4)

医者から見ると、もう即死で助からない状態なのでしょうけど、それでも「何にもしてくれなかった」という怒りの感情がここには書かれています。

子どもを亡くした親の会

神戸には、子どもを亡くしたお母さんのグループがあります。「兵庫・生と死を考える会」の活動の一つとして震災の前から開かれているのですが、この「生と死を考える会」はもともと上智大学の哲学教授であるアルフォンス・デーケン先生が始められたものです。

「子どもを亡くした親の会」には、震災後、私も参加させていただいたことがありました。[8] やはり災害でお子さんを亡くされたお母さんが何人か来られていました。一般に、共通のトラウマをもつ人同士でグループを作ることは、とても支えになるといわれています。というのは、ひとたびトラウマを体験すると、対人関係がとても難しくなるからなのです。先程、PTSDを受けた人はリマインダーを避ける結果、社会から引きこもってしまうという話をしましたね。そのことも対人関係を難しくする原因の一つです。

もう一つは世間と自分との間に溝ができてしまうことです。同じトラウマを経験していない人に、こんな話をしてもわかってもらえない、という気持ちが生まれます。たとえば、震災で子どもを亡くしたお母さんは、昼間も買い物に行けないんですね。昼間スーパーに買い物に行くと、知り合いのお母さんたちに会うわけですよね。そして声をかけられて、子どもに関係する話題に触れると、それだけでもつらいのです。ですから夕方の閉店間際に行って、そそくさと買い物をする。それから、集団登校とか下校とかの、子どもの声が道に溢れている時間には絶対外に出ない、というふうに閉じこもっていきます。社会的に孤立していくんですね。

だいたい、「子どもを亡くした親の会」に集まって来られているのは、主にお母さんが多いんですけど、ご主人との仲がうまくいかなくなるといわれる方がいます。どちらかが非常に悲しんでいると、どちらかが生活を支えなければならないから、非常にがんばるわけですね。そしたら、悲しんでる方が、がんばってる方に、「あの人は悲しんでないのじゃないか。子どもが死んでるのに、なんであんなふうに仕事に行けるのか、おかしいのではないか。私が悲しんでるのに、なんであんなふうにできるのか」と感じるわけですね。逆にがんばってる方は、「他にも子どもがいるから、自分も悲しいのをこらえて一生懸命がんばってるのに、どうして一人悲しみに暮れて何もせんと逃げてるんだ」と、悲しんでる方のことを思ってしまうことがあります。子どもを亡くすというトラウマは、夫婦という関係にも大きな打撃を与えるのです。

ですから、批判されずに話し合える場所が本当に少ないわけで、そういう意味で当事者の集まれる場所は非常に貴重なんです。そこに来られているお母さんが——それはある事故で子どもを亡くされたお母さんでしたが——「一〇年経ってやっと一くぎりという気がします」といわれていました。もちろん悲しみがなくなったわけでも、それを乗り越えたわけでもありません。少し冷静な自分を取り戻すことができるようになってきたということでしょうか。それだけ、長い時間がかかるということです。私たちはこのような当事者の言葉に学ばなくてはなりませんね。

親を亡くした子ども

ここまでは、子どもを亡くした親のことですけど、親を亡くした子どももいます。あしなが育英会は、交通遺児やガン遺児に奨学金を出すなどの、支援活動をしている団体です。あしなが育英会の交通遺児で、奨学金をもらっている人たちがボランティアになって、このときに災害遺児になった人たちを訪問して、慰めたりとか、一緒に遊んだりとか、家族の気持ちを聞いたり、などの活動をしました。あしなが育英会はこれらの活動を通して『黒い虹』(9)という本を出版しています。阪神大震災ではいろいろな本が出ましたけど、この本はぜひ一度読んでいただきたいですね。

この本にも描かれているように、子どもたちというのは、大人ほど、悲哀の感情がストレートに出てきません。全然関係ないように明るく振る舞っている子どもも多いんですね。ですから、「意外に子どもは元気や」というふうにいわれることも多いんですけれども、小学生くらいの子どもは大人以上に、チャンネルの切り替えが早くできてしまうという性質があるんですね。感情を急に切り替えられなくなるのは、だいたい思春期以降でしょうか。小学生のときはけんかしてもすぐ笑ったりとか、昨日「絶交や！」と言ったのに、次の日にすぐ、キャーキャー言って遊んでたりとかいうことがありますね。ところが思春期の中学生ぐらいになると、一度恨みに思ったらもう絶対に口をきかないこともあります。子どもというのは、そういうふうにまわりに合わせて、気持ちを出さずに閉じ込めることが意外にできてしまうということがあるんですね。これは児童虐待を受けた人も同じなんですけれども、これはまた、子どもの話をするときに触れたいと思います。

6……救援者のトラウマ

では、その次の救援者の外傷というところに話を進めたいと思います。阪神大震災ではたくさんのボランティアの人たちや、警察とか消防など、日本中からいろんな人が神戸に集まって、一種、お祭りにも近いような興奮に包まれていた時期がありました。でも、誰かを災害のときに援助するということは、思っているほど簡単じゃないんですね。

私が子どものときに『サンダーバード』という人形アニメのテレビ番組が流行っていました。主役は国際救助隊という組織なんですけど、世界の各地で災害や事件が起こると、ロケットか何かで飛んでいって、そこで困っている人を助けて感謝されて、「じゃあ、さよならー」とか言って帰って行くんですけど、実はそんな簡単なものじゃないんですね、災害救助というのは。

災害救助に携わった人は、そんなにすっきりと「いいことをした」という気持ちで帰れないんです。なぜかといえば、救援者は帰って行くけれど、トラウマをもった被災者というのは、ずーっとそこにいるわけです。そういうことがわかってくると、自分のやっていることが本当に役に立っているのだろうか、邪魔になっているんじゃないか、こんなことしてよかったんだろうかとか、だんだんそんなふうな気持ちになってくるんですね。だんだん、当事者的になってくるわけです。そうなると、感謝されて「ありがとう」「さよならー」というふうに幸せに帰って行けなくなってくるんですね。そういうわけで、災害救援する人のトラウマやストレスというのも、非常に大きな問題としてあります。

ちなみに、アメリカの赤十字は、災害救援を行う大きなボランティア組織です。日本では赤十字というと献血や病院というイメージが強いですけれど、アメリカ赤十字は病院をもっていなくて、災害ボランティアを組織しているそうです。どこかで災害があったというと、赤十字が行って、そこで救援活動をするということです。避難所の経営、避難生活の支援、行政への各種申請手続きの援助などだそうです。ボランティアとして登録している人は次つぎに派遣されて、一定期間活動すると、交代していくそうです。あまり長期間救援の仕事に携わると、被災地の感情に飲み込まれて、救援者自身の精神衛生が悪くなってしまうために、ボランティア同士で救援活動の内容やそのとき感じた感情などについて、語り合い、気持ちを整理するようなやり方が取られています。これをデブリーフィング（debriefing）といいます。

救済者の精神衛生をも考えなければならないと気づいたことも、この震災でわれわれが学んだことの一つだと思います。『阪神大震災　消防隊員死闘の記』[10]は、『黒い虹』と並んで私が歴史に残ると思う手記です。阪神大震災で消火・救援活動に携わった消防隊員の手記です。これは阪神大震災で消防隊員の人たちがどういう体験をしたかということのまとめです。

そのなかに、消防隊員たちが住民から、「こっちへ水まかんかい」「お前らしっかりせんかい」といった罵声を受けたことが書かれています。また、住民から生き埋めになった人を助けてほしいと頼まれたのに、人手も道具もなかったことの悔しさが書かれています。

ここで大切なことは、阪神大震災においては、救助している人も地元の人間で、被災者なんですね。彼らはサンダーバードのようにどこか安全な場所からやってきたわけではなく、まさに被災者としてそこにいたわけです。なかにはたまたま当直中に震災に遭って、そのまま救援活動をしていて、後で家に帰ったら、家族が死んでいたという話もあるそうです。ですから、いってみれば同じ被災者同士だったんだけれども、やはり被災住民としては、そのとき水のでないホースの筒先をもってうろうろしている消防隊員を罵倒する以外になかったのかもしれません。でも、された方の消防署員は非常につらかったでしょう。

機能が麻痺していたのは消防だけじゃありませんでした。私は病院に勤めていますけど、病院もほとんど、機能が麻痺しているところが多かったですね。まずは水が来なかったんで、人工透析が全然できないし、検査ができません。レントゲンも撮れない。そういう病院がほとんど大半でした。ですから、包帯巻くようなことしかできなかったわけです。大災害の経験のある人などいませんから、まさか病院がそんな状態になっているとか、消防署がそんな状態になっているとか、そんなことはわからないわけです。無傷であると思っていた医療や防災のシステムが機能しなくなったこと自体がショックなことです。しかも、そのなかで救援活動をしなければならないという事態を誰が予測したでしょうか。

もとより救援活動は災害が起こってから始まるのですから、すでに被害者は出ているのです。救援活動は被害を最小限にするための活動ですが、被害をゼロにすることはなかなかできるものではありません。その意味で、いかに優れた災害救援であっても、起こってしまった不幸についてはどうしようもないのです。この救援の事後性は、救援者に無力感を抱かせる事実なのです。

7……被災者の生活のなかにあるストレス

ここでまた被災者の問題に戻りましょう。災害のストレスは、災害そのもののインパクトだけではありません。その後、二次的な影響が長く尾を引きます。

住みかの問題

まず、住みかの問題です。震災の被害はさまざまでした。住居が全壊の人、半壊の人、住居は無事なんだけど、電気が来ないし水も来ないので、もう住める状態じゃなくなっていたという人、エレベーターがとまってマンションの最上階に行けない人がいました。そういう人たちが避難所というところに集まっていったわけです。阪神大震災の場合、ありとあらゆる公的な建造物が一時的には避難所として利用されたのですが、通常は最寄りの学校が避難所になるのが普通で

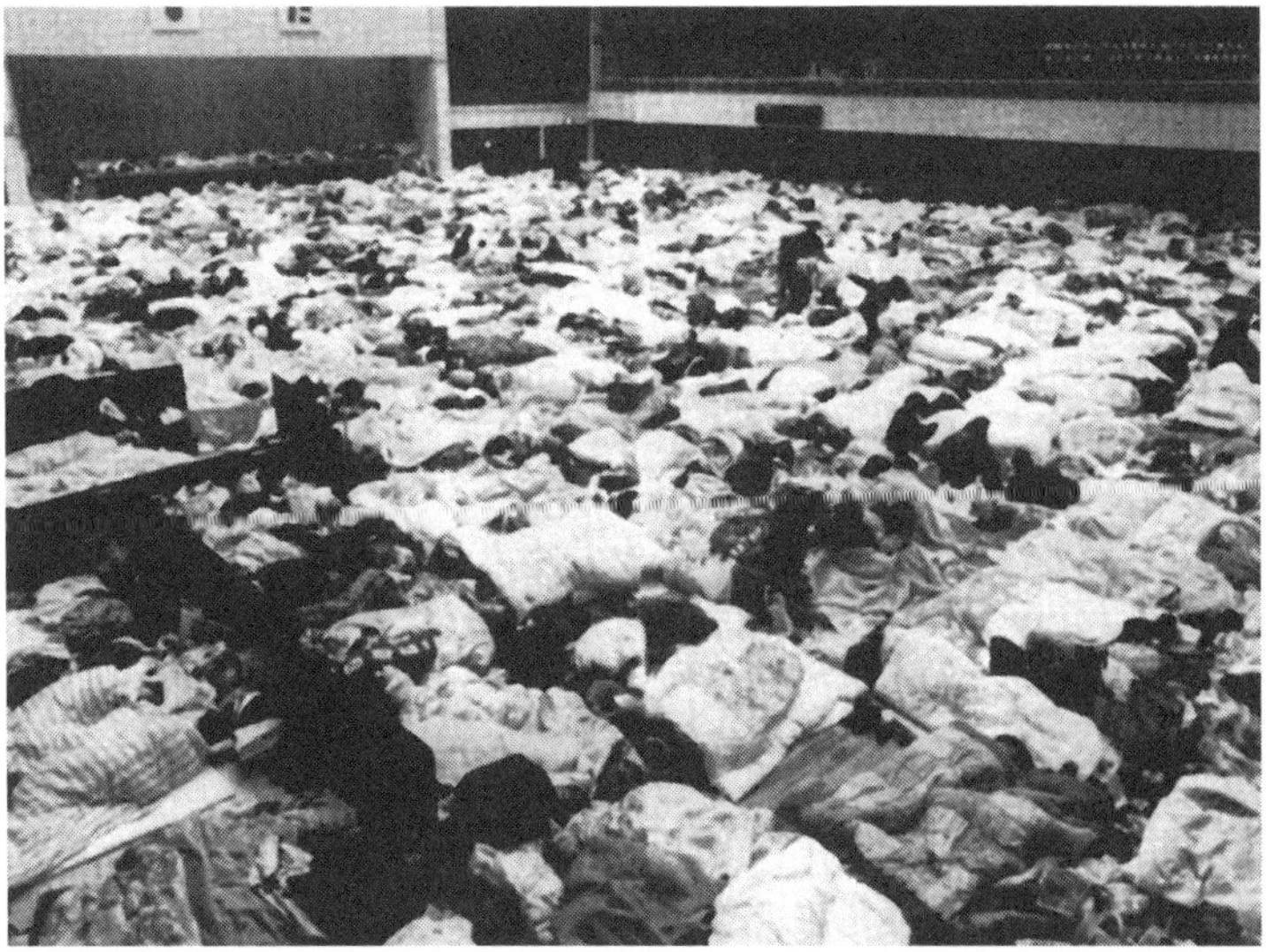

写真２　避難先の西宮市立中央体育館を埋め尽くした被災者[1]

す。

　たとえば、この写真を見てください[1]（写真2）。写真では何のことかわからないかもしれませんけど、これは全部寝ている人たちです。こんなふうに体育館や講堂、教室なんかに蒲団や毛布やダンボールを敷いたりして暮らしていたんです。阪神大震災では、ピークで三〇万人くらいが避難したといわれています。三〇万というのは、考えてみたらものすごい数ですよね。大阪でいえば、八尾市や茨木市の人口よりも多いのです。その全人口と同じくらいの人が、避難所にいたということです。

　避難所というのは、プライバシーというものがまったくないところでした。私も避難所の巡回診療をしていました。たとえば、ここが避難所だとしたら、みんなそのへんに寝ているわけですね。その人の生活にすごく根ざしたものがそこに置いてあるわけです。うかつに中には入れない、入ったら、いろいろなものが見えてくるわけです。入り口で立ち止まってしまって、なかなか入れない気持ちになります。そんなことをよく覚えています。避難所はそこが学校であったことが思い出せないような様相を呈していました。そんななかで、長い人は半年近く、避難所生活をしたわけです。

その後、避難所から自宅に戻れた人もいるし、別の住居に移った人もいますが、それができなかった人たちは、避難所から仮設住宅に移り、さらには復興恒久住宅に移っていったわけです。そういう変化のなかで、幻滅、それから、再適応ということが少しずつ、住民の課題としてのしかかってくるのです。

避難所にいたとき、みなの関心は仮設住宅に入ることでした。当時は仮設住宅の抽選に当たるかどうかは大問題で、どうやって仮設住宅に応募するかとか、できるだけ近くの住宅に当たりたいとか、避難所にいる人たちは非常に強い関心をもっていました。

ところが、いざ、仮設住宅に移ってみると、仮設住宅はそんな希望の地でもなんでもなかったんです。仮設住宅自体が非常に大変な場所だったんです。仮設住宅はプレハブ住宅で、だいたい六畳と四畳の二間ぐらいで、ちょっと床が高いんですね。しっかりした基礎を作っていませんから、入るとミシミシと家が揺れるんです。前をトラックが通ったら、家全体が揺れます。上がトタン屋根ですから、夏は五〇度を越すそうです。隣の話し声は丸聞こえです。隣で見ているテレビの音や会話が、まるで同じ部屋の音のように聞こえてしまうのです。仮設住宅もピークには五万戸近く作られていて、一部は大阪の方にもできたりしました。そういう仮設住宅のなかでも新しいコミュニティを作ろうということで、自治会長の人たちが活躍してイベントをやったりとか、ボランティアの人たちが来て、そこで活動したりとかいうことがありました。仮設住宅でやっとコミュニティができたなと思うと、今度はそこから転居しなくてはならなかったんです。現在の仮設住宅六〇〇〇戸ぐらいといいましたけれども、来年の夏ぐらいには全部解消しようという話になっています（注：仮設住宅は二〇〇〇年三月にすべてが撤去された）。高速道路で神戸を通られたら、すごく巨大な集合住宅が見えているのをご覧になった人がいるかもしれませんけど、あれも災害復興住宅ですね。総じて高齢者が多いのが特徴です。

転居ということでいえば、精神医学には「引っ越しうつ病」という言葉があります。それくらい、引越しはストレスになるものなんですね。ですから、まず避難所、仮設住宅、それから恒久住宅と、三年間に三回も引越しをした人も少なくないのです。ひどい人は仮設内で引っ越すということもありました。仮設住宅もだんだん人が減っていきますから、一棟に一人しか住んでいないということになって、こちらにかたまって住みましょうということになったりとか、仮設住宅どうしで移るわけです。ですから、転居を何回もしている人がいるのですね。

県外被災者の問題

それと、もう一つの問題は、県外被災者です。震災後、他府県に移って、そこで暮らしている人たちです。この県外被災者を支援するボランティアもあります。たとえば東京の方ではソクラテス・プロジェクトというボランティアがあります。そこで関東在住の被災者の座談会を行い、その記録を小冊子にまとめたものがあります。そこで、被災者は、「戻りたい、でも戻れない、だから戻らない」という複雑な気持ちを語っています。

ある意味で、県外に出てしまうと、災害当時のインパクトがそのままずっと心の中で保存されているようなところがあって、被災地にいて周囲の復興とともに気持ちも変化していくという人よりも、かえって気持ちの整理がつかずに悩むということがあるのですね。また、逆に地方にいる友人が、自分の家の近くに神戸で被災して引っ越してきた家族がいるけど、どういうふうに声をかけたものかよくわからない、といっていました。トラウマ的な体験をしたかしなかったかで、これほどまで、人と人との交流に溝ができてしまうことがあるのです。

しかし、まあ、こういうなかで人間はそれでも希望を見つけて、なんとか新しい人間関係を作って生きていくわけです。

被災者の心をケアするとは

そこで、災害の被災者に対して、私たちは、社会はいったい何ができるのでしょうか。何をしなくてはならないのでしょうか。

阪神大震災の後、マスコミでは「心のケア」という言葉が頻繁に語られました。「心のケア」とは何なのかということは皆知らずに、とにかく「ケアせないかん」ということだけが前面にあってやってたんですね。ここで、その「心のケア」について考えてみたいと思います。

私は精神科の医者なので、病院で診療しているわけなんですけれども、こういうトラウマを受けた被災者全部を患者というふうに考えてよいものでしょうか。そうではないですよね。人生において非常に不幸せなことにあった、難儀なことを体験した、運命としかいいようのないことを体験して人生観が変わった、ということがいろいろあっても、それがすなわち病気であるわけではありません。そのなかで生活に非常な支障をきたすような、ある種の「症状」が前面に出た人が、医療機関を訪れてそこではじめて「患者」としての医療が始まるのです。

ですから、治療とは別のかたちで、もっと人間社会の中での相互の心づかいに根ざした、平凡な営みとしての「ケア」を考えなくてはいけないと思います。そういう意味では、心のケアは精神医学や心理学の専門家の仕事だというよりは、むしろ、子どもに対しては学校の先生がまず一番のキーパーソンかもしれないし、お年寄りには隣近所の人が一番のキーパーソンかもしれないし、ある場合には親戚や友人かもしれないということです。

そこで、まず大切なのがその人の生活です。生活を抜きにして、何か抽象的な「心」を考えてもうまくいかない。心のケアというのは、その人の生活を支援するなかで、メンタルヘルスについての心づかいがそこに含まれるというふうに考えなければいけないんですね。

たとえば、子どもを亡くしたお母さんに、「あなたの心のケアをいたしましょう」というふうに近づいていったら、それはとても失礼なことですよね。被災者に限らず一般にトラウマを受けた人というのは、自分の尊厳を深く深く傷つけられていますから、そのなかでメンタルとか、精神とか、心とかといったことで近寄ってくる人に対して、とても嫌な感じがするものなのです。これは日本の犯罪被害者学の草分けである小西聖子先生があるとき言っておられたことですけど、「心のケアをしたいという人はたくさんいるけれども、心のケアを受けたいという人はいない」。名言だと思いますね。それは、心のケアを受けるということは、被災者にとってとても恥ずかしいことだからです。だから、「心のケアにきました」という看板を振りかざして、住民のなかに入っていっても、絶対にうまくいかない。むしろ、精神とかメンタルとかを表に出さない、その人の生活に沿って、その人が困っていることに即して、そのなかでメンタルヘルスを考えていくことが大事なわけですね。

次に大切なことは、被災者の主体性を損なわないということです。これは被災者のプライドを大切にするということとつながっているんですけど、援助を受けるかどうかは、その人の主体性で判断すべきことなのです。黙って援助を受けなさいという姿勢は、傷ついた人をもう一度傷つけることです。苛酷な運命に対して受け身の立場に立たされた人にとって、何か外からの「テクニック」のような援助で自分が回復するという考えは屈辱的なことです。被災者自身が、困難を乗り越える自分の力を回復していくよう応援することが大切なのです。

生活に根ざし、主体性を損なわないようなケアがどのように可能か、という問いに対しては、共通の解答はありません。その人、その状況において、関わる人が行動のなかで考えていかなくてはならないのです。

さて、最初のほうで、心のケアは治療とは区別しなくてはならないといいましたね。でも、ある意味で、治療もまたこのようなケアの思想を根底にもたなくては、単なる技術論で終わってしまいます。また、実際には、病院での治療と市民社会でのケアとの中間的な活動もあります。

たとえば、兵庫県に「こころのケアセンター」という、災害後のメンタルヘルス・ケアをするための機関ができました。これは震災後五年間を限度とするもので二〇〇〇年にはなくなります。(注)そこのスタッフは、皆、精神保健のプロですけれど、スタンスとしては、生活支援のなかで黒子的に被災者の精神的支援を行うことをモットーにしています。彼らは、また、アウトリーチ活動をたくさんしていますね。これは、出かけていこう、ということですね。外に出かけていく、待っているのではなくて、出かけていこうということです。病院で待ってたら、患者さんしか来ません。それは当たり前ですよね。病院に来るのは、自分が病気だと思うから来るんですよね。ですから、病院で待ってたら、心のケアというのはあまりできないわけです。彼らは絶対に心のケアに来ましたということはいわないんですね。ですから、何かのイベントのときに、健康相談というかたちで相談を受けるとか、ボランティアと一緒に訪問したときに、ついでに「何か困っていることはありませんか」と尋ねて相談にのるといった形をとっています。

（注）計一五カ所。限度期間経過後は、県の外郭団体の中に「こころのケア研究所」が設けられた。また、一五カ所のうち一カ所は、西宮市に運営が移管され、「西宮こころのケアセンター」として、より広い範囲の精神保健福祉活動を担う機関として存続している（初出編者注）。

以上、本章では災害を中心に主に社会的な次元でお話ししたわけですけど、次回は心的外傷一般について家族と個人の次元でお話ししようと思います。

〔引用文献〕

（1）神戸新聞社、『緊急出版　阪神大震災〈兵庫県南部地震　特別報道写真集〉』神戸新聞社、一九九五年
（2）ビヴァリー・ラファエル『災害の襲うとき』石丸正訳、みすず書房、一九八九年
（3）Memorial 95117編『街がかわった　心がかわった　阪神大震災二二〇人の証言』Memorial 95117、一九九六年

(4)長征社編『大震災・市民篇　一九九五』長征社、一九九六年
(5)武川公・森村安史・永野修・市田美佐子「阪神・淡路大震災が兵庫県芦屋市の住民の精神に及ぼした影響」『医療情報学』一七巻三号、一九九七年、三四五～三五三頁
(6)兵庫県『平成9年度　被災世帯健康調査報告書』一九九八年
(7)安克昌『心の傷を癒すということ』作品社、一九九六年
(8)安克昌「死別体験の分かち合いの集い『さゆり会』から教わったこと」兵庫・生と死を考える会編集『生きる』兵庫・生と死を考える会、一九九六年、三〇九～三一六頁
(9)あしなが育英会編、副田義也監修『黒い虹』広済堂出版、一九九六年
(10)神戸市消防局『雪』編集部・川井龍介編『阪神大震災　消防隊員死闘の記』労働旬報社、一九九五年

第2章　心的外傷とは何か

1……心的外傷における「被害」と「加害」

前章では災害精神医学ということで主にトラウマの社会的な側面についてお話ししましたが、本章では家庭と個人という側面について、お話ししていきたいと思います。前章のおさらいをしながら進みましょうか。

心的外傷とは何か、ということなんですが、心的外傷を定義することは難しいという話をしましたね。現在、アメリカには、精神障害の診断基準のマニュアルがこんな分厚い本で出ていまして、それに当てはめれば何らかの診断ができるようになっています。そこにＰＴＳＤ（外傷後ストレス障害）という診断基準があって、そこで心的外傷が定義されています。その定義は二つに分かれています。一つはまず客観的にそれが瀕死の体験、死ぬか、またはそれに値するような強烈な体験である、もしくはそれを目撃する体験であるというものです。二番目は、主観的なことです。つまり、その体験によって戦慄、恐怖を感じた、ということですね。

なぜこういうふうにトラウマの定義を決めておかなくてはいけないのでしょう。それにはいくつか理由がありますが、一つは訴訟や補償の問題ですね。アメリカは訴訟社会ですから、ある人が被害者としてトラウマを受けてＰＴＳＤになったということで裁判を起こし、加害者を訴えることもあります。そのときトラウマの定義が問題になります。

たとえば知人と口論をして、とても怖かった、私の気持ちは傷ついた、だからその人は私に賠償責任がある、といえるでしょうか。また、事故にあって身体にケガはなかったが、恐怖で心が傷ついた。それに対する補償は受けられるでしょうか。難しい問題です。精神的なダメージを客観的に評価することは難しすぎる問題です。ですから、トラウマの定義が必要になってきます。

また、心的外傷を扱う際の難しさとして、被害－加害の問題があります。どちらが加害者でどちらが被害者なのか、あるいはどちらも被害者なのか、どの程度どちらに責任があるのか、それは医学では判定することができないですね。実際に、たとえばストーカーの場合のように、加害者であるのに自分の方こそ被害者であると主張することもあります。ですから、加害－被害をすぐには決められない場合も出てきます。そうなるとトラウマについても評価が変わってきます。被害者だと思って、話を聞いていたら、むしろ加害者であるということになると、その人のトラウマをどう考えたらよいのか。

ということで心的外傷の定義は難問なのです。このあたりの曖昧なものをひっくるめていうときに、外傷性ストレス（traumatic stress）ということもあります。ストレスというのはトラウマよりもっと幅の広い言葉で、たとえばカゼをひいているのに講義をしなくてはならないというのもストレスですし、みなさんのように、一時間半座っていなくてはいけない、これもストレスです。いろんなストレスがあります。そういう広いストレスの中の強烈なものがトラウマであるというふうにとりあえず考えていただいてもいいと思います。ただ何をトラウマとするのかについては議論があるということは覚えておいてください。

2……PTSDの発見

戦争というトラウマ

さて、心的外傷によるものの代表的な精神疾患は、前回お話しした外傷後ストレス障害（PTSD: Posttraumatic Stress Disorder）ですが、この疾患概念が登場するにはいろいろな歴史がありました。古くは戦争神経症から始まります。第一次世界大戦において「砲弾ショック」（Shell Shock）という診断名が誕生しました。戦闘を体験した兵士が感情や記憶の障害を示し、非常にびくびくして夜も眠れなくなって、神経質になってしまい、戦闘能力がなくなってしまう。そういうのを砲弾ショックといいました。ところが当時の治療法は非常に恐ろしいもので、そういう軍人は怠け者である、だから電撃をかけたり、「恐くありません」というまで打ちのめしたり、非常に強烈なストレスを与えて、前線に復帰させたりしたそうです。

この砲弾ショックは今の診断に照らせば、ほとんどPTSDといってもかまわないものです。ですから、トラウマ体験によってこういった症状が出現することは知られていたんだけれど、それは精神医学を変えるには至っていなかったわけです。

それに、この二〇世紀はホロコーストの時代でもありました。ナチスの強制収容所も広島長崎原爆被災も、言語を絶するトラウマ体験ですね。それを生き延びた人たちにはPTSDの症状を示す人がたくさんいました。しかし、これも一つの普遍的な症候群として取り上げられるには至りませんでした。

このようにPTSDの症状は何回も発見されているのだけれども、近年になるまで、それに診断名を与えて、一つの精神障害として独立させるには至らなかったのでした。それをPTSDという概念にまとめていく、一番の原動力になったのは、ベトナム帰還兵症候群とレイプ・トラウマ症候群の二つです。

ベトナム帰還兵症候群というのはご存じのようにベトナム戦争から帰ってきて社会復帰が難しくなった人たちのいろいろな精神症状を総称していいます。このベトナム帰還兵（Vietnam veterans）をテーマにした小説や映画はたくさんありますね。ティム・オブライアンの小説『本当の戦争の話をしよう』（村上春樹訳、一九九八年）も出ていますし、シルベスタ・スタローン主演の

『ランボー』（一九八二年）もベトナム帰還兵ですね。『八月のメモワール』（一九九五年）というケビン・コスナーの出ている映画もごらんになった人がおられるかもしれませんね。これはケビン・コスナーがベトナム帰還兵でＰＴＳＤになって入院します。帰ってくると家族はもう貧乏極まりない状態になっている。そういうストーリーが描かれているんですね。

ベトナムに派遣された兵士は戦闘のなかで怖い目に遭ったり、同僚の死を目撃したりという心的外傷を体験しました。アメリカに戻ってきてからも、その体験が忘れられず、神経が高ぶったり、気持ちが落ち込んだりして、うまく社会復帰できなかった人たちがたくさんいたわけです。しかも、みんな好きで行ったわけではない戦争から帰ってきたんだけれども、反戦運動が盛んになっていて、ベトナム戦争から帰ってきた人は非難にさらされた。何という残虐なことをして帰ってきたんだというように全然英雄視されずに、むしろベトナムでの残虐行為を批判されることもあった。そういう背景のなかで、ベトナム帰還兵の示す精神障害を社会的にまた精神医学的に認知し、それに対する補償と治療を行うべきだとの気運も高まりました。これが一つ。

レイプというトラウマ

もう一つはレイプ・トラウマ症候群です。レイプ・トラウマ症候群というのは、一九七〇年代にアメリカではウーマン・リブが盛んになりましたけれども、そういう女性の権利拡張の運動のなかで、注目されるようになりました。

『リップスティック』（一九七六年）という映画を観た人はいますか？　これはヘミングウェイのお孫さんのマーゴ・ヘミングウェイという女優さんがレイプされる少女の役で出ていましたけれ

ども、レイプ犯人が法的な裁きを受けなかったので、結局、自分も被害者である少女のお姉さんが犯人を射殺して復讐するというストーリーでした。

　アメリカでもレイプ問題というのは大変なようです。歴史的には、フェミニズムの人たちはレイプの被害者のシェルターを作ったり、その人の弁護活動に携わったり、取り調べのシステムを変えていったり、そういう具体的な草の根的な運動をしていって、そのなかでレイプの精神的後遺症をもつ人たちの救済を何とかしようという話になっていったようです。そうやって見ると、レイプ・トラウマ症候群もまたPTSDそのものだったわけです。

　つまり、男性が戦争、女性がレイプということで、もともとトラウマ体験としては異質なものなんですけど、それが同じような症状を示すということで、それらの症状がPTSDという概念にまとめられていきました。そして、それが公式の診断名として登場したのが、一九八〇年ですから、PTSDが市民権を得て、まだそれほどの年月はたっていないわけです。

　ところで、レイプは米国で一九九一年に一〇万件以上の報告があります。ちなみに日本ではどのくらいの数かといいますと、警察庁の統計では一九九七年の一月から一一月までの一〇《ママ》カ月間の統計で、一三一九件、強制猥褻《わいせつ》が三六六三件、足して五〇〇〇件くらいです。一九九八年でも大体同じような数で、レイプが一四五四件で強制猥褻が三四〇二件。これは警察に訴えのあったものだけでこのくらいの数字ということなんですけれど、一〇万件と五〇〇〇件の間にはかなりの開きがあります。実際にはレイプはもっともっと多い。暗数といいますか、表にあがっていないレイプの数というのは非常にたくさんあります。

　ここで一つ、レイプといった場合に、皆さんは、インターコース（性器結合）したものだけをレイプと思っていませんか。レイプの定義はいろいろあって、インターコースしていないものもレイプに含めている場合もあります。日本の法律は厳密にはインターコースのみを強姦とし、それ以外を強制猥褻としているようですけれど、じゃあ、アナル・セックスやオーラル・セックスはどうなるのか、ということですね。実際に性的暴行の被害者が受ける精神的打撃は、インターコースの有無にかかわらず、強烈なものです。ですから、レイプという言葉の定義がどうであれ、性的な攻撃はすべてがトラウマとなりうるのです。

もう一つ重要なことは、デート・レイプという問題です。これは顔見知りによるレイプです。アメリカのあるカレッジの調査によると女子学生の実に三〇％がデート・レイプを受けたことがあるというようにアンケートに答えています。顔見知りによるレイプは告発されにくいものです。アメリカのある州では、夫婦間であっても、暴力による性交の強要をレイプとする法律を定めているところさえあります。また、男性側には誤った思いこみがあって、それは女性が性交を嫌がっても、それはノーではないという考えです（嫌よ嫌よも好きのうち）。この俗信がデート・レイプにつながる場合もあります。

日本でもレイプ問題への取り組みは始まっています。警察でも、レイプ被害者が相談に来る場合、専門の婦警さんが応対するようになってきています。ですから、こういう心的外傷の話をするときにはこれは人事《ひとごと》ではないので、本書の読者にもそういう体験があるかもしれないし、また身近な人にそういうことがあったということがあるかもしれないと思いますけれども、もし仮にレイプ被害があれば、今は警察に専門の窓口がありますから、まずはそこに相談するのがいいと思います。それと、もし可能ならば、産婦人科医に性器の外傷などを診てもらっておくことです。そういう証拠をとっておくことが役に立つことがあります。後で訴えるかどうかということは別として、とにかくそういうことを覚えておいてください。

レイプ問題のもう一つの大切な点は、セカンド・レイプです。これはレイプの被害にあったということが、社会的なスティグマになって、さらに周囲の人から二次的に傷つけられることをいいます。たとえば、「用心が足りなかったのだ」「挑発的な格好をしていたからいけないのだ」「本気で抵抗したら、逃げられたはずだ」などの、被害者に非があるかのような発言をする人が少なくありません。これでは、被害者は加害者を訴えるどころか、社会への嫌悪と恐怖を覚えて引きこもらざるをえないですね。

配偶者間暴力(DV)

レイプと関連する問題としては、配偶者間暴力(domestic violence)があります。これは日本語に直訳すると、家庭内暴力になってしまいますが、もちろん子どもが親を殴るといった日本でいう家庭内暴力とは違います。配偶者間といっても、ほとんどは男性がパートナーの女性を殴ることをいいます。ぴったりの言葉が日本語にないので、最近は、英語の略語をそのままにDVといいます。われることが多くなっています。暴力をふるわれる女性にはしばしばPTSD症状があります。

米国ではこのDVが二〇〇万〜一二〇〇万家庭あるというふうに教科書には書いてありますけれども、大変な数です。日本にももちろんたくさんありますが、実数は定かではありません。

そのほかにも、先ほど少し触れた、いわゆる日本でいう「家庭内暴力」というのもあります。これは子どもが親にふるう暴力ですが、ときには半殺しということもあります。この場合、親に

ＰＴＳＤの症状が出ていることがあります。

レイプ、ＤＶ、家庭内暴力は、いずれも、とくに公にされにくいトラウマですね。トラウマが秘密となって心の奥にしまわれると、それはますますその人をむしばんで暗い後遺症を残すことになります。

3……外傷性記憶の性質

外傷性記憶というのは、トラウマ体験の記憶のことですが、つまり、トラウマというのはその時にあったことで、その状況は終わったらもうここにはないんですよね。その人はその外傷的な体験をしてその時にとても怖かった。戦慄した、死ぬかもしれないと思った。しかし、その後、もうその状況にはないわけです。その状況にはないけれどもその人の心の中に残っているということ、それは記憶なわけですね。ですから心的外傷の後遺症というのは、実は外傷性記憶の問題でもあるわけです。

そこで、外傷性記憶の性質というものについてお話ししますが、その前に、これはシミュレーションして皆さんに体験してもらおうと思うんですけれど、何か、……あまり大きなトラウマを思い出さないでくださいね。あの、家に帰れなくなってしまうから。最大限を一〇として三ぐらいの体験、一番最高のあまり思い出したくない身の毛もよだつ恐ろしい体験を一〇として、全然へっちゃらを〇点としてだいたい三点くらいの体験をちょっと思い出してみてもらえませんか。……その記憶は何か映像、静止画面であるとか、臭いだとか、手ざわり、触感であるとかそういう感じではないですか。そういうふうに外傷体験というのは何か感覚的なものなんです。五感のどれか。音であったり、画像である、臭いそれから味みたいなもので感じられるかもしれない。それに伴って感情が何かあるでしょうか。例えば恥ずかしいだとか腹が立つとか、悲しいだとか、苦しいとか、痛いとか、そういう感情を伴っていますか。もう一つその感情は身体のどこかで感じませんか。たとえばそのことを思い出すとすごくさびしい感じがするとか、胸がスースーする感じだとか、頭に重くのしかかってくる感じだとか、背中が逆立っている感じだとか、足が重い感じだとか、そういうふうに体感的な感じがないですか。もう一つ、頭の中に否定的な考えやある言葉やフレーズが出てくることはないですか。自分は最低だなとか、なんて自分は醜いんだろうとか、もう生きてるのが嫌だなとか、みじめだなとか、情けないなとか、生きててもしかたないなとかそういうのです。ハイ、思い浮かべたものを消してください。このくらいにしておきましょう。

今ちょっと思い出していただいたようにですね、外傷性記憶というのは、まず第一に、何かの要素的、断片的なものが多いんです。フルな、全体的な記憶ではないのです。一連の体験の中のある一部分だけを突出して思い出します。なぜか知らないけどそこだけ、それは事件の一番怖いところではないかもしれないけれど、なぜかそこだけを思い出すということがあります。たとえば、レイプに遭った人が、レイプそのものではなくて、そのとき壁に貼ってあったカレンダーの絵柄を思い出したり、交通事故に遭った人が、ぶつかる瞬間に見たガードレールの落書きを思い出したりするようなことです。

それから第二に、外傷性記憶は非言語的です。これは言葉にあらわしにくいということです。

外傷性記憶が断片的であるからでもありますが、それを言葉にして話すのはとても難しいんです。それはしばしば感覚的で、視覚、聴覚、嗅覚、味覚、触覚、深部知覚などのかたちをとります。たとえば、火事の赤い火の映像を思い出すとか、助けてーという声を思い出すというようなことですね。

第三に、外傷性記憶には、ある種の感情がつきまといます。悲しみとか怒りとか恨みとか恥とか、そういうような否定的な感情です。けっしてニュートラルな記憶ではありません。また、そのような感情はしばしば体感と結びついていますね。悲しみは胸に感じたり、怒りはお腹に感じたりするものです。

第四に、外傷性記憶には、否定的な考えが結びついています。それはしばしば自己に関する否定的な信念ですね。自分がダメだな、みじめだな、無力だな、情けないな、死にたいな、などの思いです。外傷体験から時間がたつと、このような否定的なフレーズがしばしば自動的に脳裏に浮かんで、その人の否定的な信念を形成していることがあります。

第五に、こういうような外傷体験というのは全体として島状になっています。それは他の記憶とはあいいれず、溶け込まず、区画化されたものです。自分というものに溶け込まないものですから、それは自我違和的で、異物であるという感じがします。時間感覚は、通常の記憶においては一定に流れている感じがしますが、外傷記憶の部分では時間がそこだけ止まったような感じになります。そこだけが淵のように流れから、分離している感じがします。

第六に、外傷性記憶には、侵入性があります。つまり、外傷性記憶は自己と関わりのない場所に、異物としてひっそりとしまわれているわけではなく、往々にして自己を苦しめるかたちで想起されます。外傷性記憶は、それを思い出したくなくても、自己のなかに、あるいは意識のなかに侵入してくるのです。

第七に、外傷性記憶は島状に自己から分離していながら、別の外傷性記憶とリンクしています。共通点を持った記憶が芋づる式にリンクしているのです。たとえば、ずっと片思いだった彼女に告白したらふられた。すごくみじめになった。恥ずかしい。その恥ずかしい記憶をたぐると、ふと昔、小学校時代に学校で先生にたしなめられたときの、恥をかいたときの光景が出てきたりするというように結びついています。それは感情のレベルでも結びついていることもあるし、否定的な自己認知という点で結びついていることもあります。それから体感として結びついていることもあります。ですから一つ嫌なことがあるとずるずると芋づる式にいろんな嫌なことが出てきます。

外傷性記憶というのはこういう性質をもっているんです。ですから、そんなに大きなトラウマがない人でも、ちょっと嫌なことを思い出したらワーッと叫びたくなるとか、布団をかぶって寝てしまいたくなるとか、穴があったら入りたくなるとか、そういうことがあるでしょう。そういうとき、心に浮かぶことをよく観察してみると、小さな外傷性記憶がいくつも次つぎに芋づる式に侵入してきているかもしれません。

逆に、外傷性記憶が消えていくときは、今、言ったような性質の一つ一つが薄れていくのです。それは、言語で表現できるようになり、不快な感情や体感を伴わなくなります。それからそれを思い出しても自分がみじめになったり、否定的な考えが出てこない、それから自分の体験の一部と感じられるようになる。全体の中に感じられる、統合される。うまくいけばこうなるわけです。ですから、PTSDの治療は、外傷性記憶の治療ということもできます。

ここで少し話を戻して、外傷性記憶の性質のうち、体感的ということと自我違和的ということの関係について振り返っておきましょう。以上のような外傷性記憶の性質はそれぞれが独立したものでなく、もちろん相互に関連をもっています。たとえば外傷性記憶が甦ってくると、ものすごく頭が重くなる、胸がむかむかする、背中が冷える感じがするなどのように、どこかに不快な体感が出てきます。これは身体のどこかに違和感を感じることです。つまり、体感も自我違和的であるわけです。このように自我にとって違和的か親和的かということは体感のレベルにも関係してきます。

自分の身体が自分の身体でないという感覚は離人症ともいいますが、トラウマの後にこの離人症状になることもよくあります。この一種の麻痺した感じは、自我違和的な身体感覚といってもいいと思います。これは、身体感覚を意識から排除することであり、自分が身体から切り離されるということです。外傷体験の後、自分が社会から切り離されて孤立するということを前章で話しましたけど、社会のレベルだけではなく、自分の身体のレベルにおいても自己疎外があるということを覚えておきましょう。

4……子どもの心的外傷とはどういうものか

ＰＴＳＤ概念に収まりきらないこと

ＰＴＳＤの症状は前章でお話ししたように、三つの特徴があります。一番目が覚醒亢進、二番目が再体験、三番目が回避と麻痺ということでしたね。これはとても単純な例です。大人であって、大きな一過性の外傷体験をした後に出てくる症状です。

ただ、トラウマというのはそんなに単純な形であるとは限りません。たとえば何回も何回も反復して起こるとまた違うし、子どものときに体験するか、成人で体験するか、老人で体験するかで違いますね。それからもう一つ大切なことは身体的な外傷か性的な外傷かで違います。性的な外傷というのは人間にとってとりわけ破壊的なものが多い。それから人為的な外傷か、偶発的な外傷かということもあります。たとえば犯罪や交通事故の被害だったらそれは明らかに加害者がいるわけです。地震だとそれは加害者は神様だということになりますけれど、神様に補償してもらうわけにはいきませんね。ですから天災か人災かというのはとても大きなことです。

外傷が複雑化してくると、あらわれ方も非常に複雑になってきます。まさにその複雑さが、子どもの心的外傷の特徴であります。子どもの外傷体験の話にいく前にちょっと本を紹介したいと思います。

『心的外傷と回復』(1)はジュディス・L・ハーマンという人が書いた本です。日本で心的外傷に関する書籍はだいたいアメリカの輸入物が多いですが、これは推薦できる本だと思います。この人は先日日本にも来ていましたけれども、非常な秀才です。ハーヴァードのメディカルスクールを首席で卒業したらしいですけれど、その後フェミニズム運動なんかもしていて、理論だけでなく、実践派でもあるんですね。興味ある方は読んでみてください。これは、大人の心的外傷だけではなくて、これからお話しする子どもの外傷についてもずいぶんくわしく書いてあります。

また日本のジュディス・ハーマンといわれる小西聖子先生の『犯罪被害者の心の傷』[2]という本もあります。小西先生は東京医科歯科大学の難治疾患研究所というところで被害者学を専攻していらっしゃって、犯罪被害者のために、二四時間の電話相談を組織しています。この本もとてもいい本です。

文化の中での心的外傷概念

ここから子どもの話に入りましょう。子どもの外傷の話はとても複雑です。児童虐待というのはそんなに珍しくないものだから、ここにいる皆さんのなかに児童虐待を体験した人がいるかもしれないと思います。

ところで、子どもの虐待という事実は、昔からあったのですが、児童虐待という概念は近代のものです。というのは、そもそも子どもという概念自体が誕生したのも近代になってからといわれています。子どもという概念が誕生すると同時に、大人とは違った子どもの心性や能力というものも一般に理解されるようになってきたのです。それではじめて、子どもが大人と違った傷つきやすさをもっているということが、理解されてきたのです。

たとえば、子どもの権利条約では子どもは働かない権利をもっている、学ぶ権利をもっているということを謳っていますが、これは新しい考えなのです。子どもの権利や自由という考え方はごく最近になってからです。日本でも昔は、小学生くらいの年齢で丁稚奉公にいったり子守をしたりしていたものです。今でも発展途上国では子どもは重要な労働力として働いている場合がありますね。こういった子どもの暮らしのなかには、今の目で見ると、虐待といえるようなものもありますが、もちろん、当時はそれは虐待とは思われていなかったわけです。

そういう意味では、外傷や虐待も、その時代、その文化のコンテクストなしには語れません。子どもが働く暮らしのすべてを虐待とは呼べないけれど、中には虐待といえるものもある。その区別はそれほど単純な話でもないわけです。日本の基準を当てはめて、別の国に行って、そこの子どもたちがみんな虐待されているとか、いないとかいうことを単純にいうことはできないのです。

少し話は戻りますが、ベトナム帰還兵症候群はアメリカですごく問題になったわけですが、じゃあ、ベトナムの人たちのＰＴＳＤはどうなっているのかということになりますよね。実際に空爆を受けたり、枯れ葉剤の被害にあったりしているベトナムの人たちは、ベトナムから帰還した米兵より、大きな外傷体験を受けているかもしれません。でも、ベトナムでＰＴＳＤが話題になっているかというと話題になっていない。ですからある一定の社会の豊かさとか、人権思想とかいうのがないと、ＰＴＳＤや子どもの虐待の問題は取り上げられないわけです。

そういう意味で、日本で最近虐待が増えているといわれますが、それはそうではなくて、たぶん増えていないと私は考えています。実数が増えたというより、目につくようになった、みんながそれを虐待として認知するようになった、ということではないかと私は思います。

ある程度豊かにならないとＰＴＳＤが問題にならないというのは、貧しい社会ではＰＴＳＤ

になる人が少ないということではありません。PTSDという病名がつけられるようになったのは、すでにお話ししたように最近のことですが、人類は太古の昔から心的外傷を受け続けているのですから、当然、PTSDの症状を示す人も珍しくなかっただろうと思います。これは人間としては普遍的な一つの反応であると考えてもいいと思います。

児童虐待の歴史

さて、子どもの心的外傷が医学的に最初にとりあげられるようになったのは、ケンプ（Kempe, C.H.）という小児科医が一九六二年に発表した論文で「バタード・チャイルド・シンドローム」という症候群を提唱してからです。以前から、小児科外来を受診した子どもたちの中には、原因不明の骨折だとか、火傷だとか、外傷だとか、るいそう（やせ）とかそういうのが非常に目立つ一群の謎の症候群があるというようなことがいわれていました。実はこれは親が子どもを殴ったり、ご飯を食べさせなかったりした結果でした。そのことをはじめて指摘したのがこのケンプという人なんです。

翌年には、アメリカでその児童虐待の報告義務の法制化が行われます。たった一年です。アメリカは早いですね。これは学校の先生だとか、歯医者だとか医者だとか、とにかくそういう公的な業務に就いている人が、この子は児童虐待を受けているんじゃないかということを感じたらそれを通報しなくてはならないというものです。これは義務なのです。通報しなかったら通報しなかった人が罰則を適用される、という法律です。

日本では、児童虐待の通報義務に罰則はありません。ですから、関わりたくないとか、確たる証拠がないなどの理由で、児童虐待と思われる子どもを見ても、通報されない場合が多いようです。もし、通報して、それが児童虐待ではなかったら、両親をひどく傷つけるのではないか、そのような行動が地域社会の中で非難されるのではないか、という恐れから、多くの児童虐待が見逃されています。保育園の保母（注：一九九九年四月より「保育士」に名称変更）、学校の先生、小児科のドクターなど、児童虐待と思われるケースを見ても、慎重に対処しようとしすぎるあまり後手に回ってしまうことが少なくないのです。そのうちに、子どもが虐待死してしまうケースもあります。

しかし、児童虐待についての意識も、ずいぶん向上してきましたから、今後はもっと積極的に子どもを保護する方向への介入が行われていくでしょう。そのためにも通報義務に罰則を設け関係者が見過ごさないようにすること、また万が一、間違えて児童虐待と通報してしまった場合にも通報者の過失を問わないことなど、法律の整備が早く進んでほしいですね。(注)

（注）二〇〇〇年に、「児童虐待の防止等に関する法律」が制定された。関係職種にある者の早期発見の義務や、虐待の発見者の通告の義務が規定されている。また、本文で言及されているような、通告と守秘義務の間の拮抗関係については、刑法の秘密漏示罪の規定やその他の法律の守秘義務の規定はこの通告の遵守を妨げるものと解釈してはならない、とされている。しかし通告義務に違反した場合の罰則についてはまだ規定がない（初出編者注）。

児童虐待の分類と統計

虐待は大きく四つに分けられることが多いです。第一が身体的虐待（physical abuse）、第二が性的虐待（sexual abuse）、第三が情緒的虐待もしくは心理的虐待（emotional or psychological abuse）で、第四がネグレクト（neglect）、ネグレクトは養育放棄と訳されたりしますが、最近はそのままネグレクトといわれることが多いですね。

それでは、だいたい日本でどのくらいの児童虐待があるのでしょうか。あまり調査がされていませんので、児童相談所などに挙がってきた件数で見るしかないわけですが、一番古いのが全国の児童相談所を対象とした一九七三年の調査で、この時は被害者が三歳未満の虐待、遺棄、殺害の事例が四〇一件です。

ちなみに、これらの統計は養育者からの虐待に限っています。日本の統計は、定義上、見知らぬ第三者からの暴行を虐待と呼ばないので、それは統計の中に入ってきていません。それでも一九八三年には全国で児童相談所に報告のあった虐待は四一六件です。内訳は、身体的な暴行が二二三件、性的暴行四六件、心理的虐待三四件、保護の怠慢ないし放棄が一一一件、その他二件というふうになっています。その後一九八九年に発表された統計があります。これは八八年度の四月から九月までの上半期の半年間で一〇三九件です。一九九五年の通年で二七二二件、一九九六年は上半期だけで二〇六一件。現在は、報告には上がってこない数も入れて、推定で年間一万件くらいであろうといわれています（注：右に述べた法律の制定後、二〇〇一年度には、二万三二七四件の相談処理件数があった）。でもね、なんとアメリカでは児童虐待の事例は一年に一〇〇万件だといわれているんです。途方もない数ですね。

それで、具体的に身体的虐待というものにはどんなものがあるか、ということですが、いうまでもないことですけれど、殴る、蹴る、骨折させるなどの暴力によるものが、身体的虐待の種類です。

性的虐待ですが、これも先ほどレイプのところでお話ししたように、インターコースに限らず、オーラルによるものとか、性器に触れること、触れさせること、裸にすることなどすべてを含みます。日本では、インターコースだけが性的虐待だと思われがちですね。

それから、情緒的虐待あるいは心理的虐待なんですが、これは定義がさらに難しくなってきます。だいたい誰しも親子の葛藤というのはあります。親というのも単なる一人の人間ですから、ときどき理不尽なこともするでしょう。さきほどのトラウマの定義をどうとるかというのとちょっと似てくるんですが、この心理的な虐待というのをどんなふうに客観的にあらわすかというのは本当に難しいですよね。ただここまでいったら虐待だろうということをいくつか申し上げると、一つは監禁、閉じこめることです。車のトランクとか、穴を掘って埋めるとか。また、大事にしているものをこわす、それから大事にしているペットを目の前で殺す。友達との仲を裂く。友達が遊びに来たら追い返すとか、悪口を言うとか、友達の家に遊びに行かせないとか。あと非常に強迫的な儀式的なものにつきあわせるということもあります。たとえばお母さんが非常に潔癖な人で、不潔なものは家に持ち込まれたくないというので、入口で子どもをスッポンポンにして、風呂に入ってからでないと家に入れないとか、そういうようなことが行われていることがあります。そういうのはある種の客観性があるので、これはもう情緒的な虐待だな、大変だなということがわかるんですが、家庭内の問題というのは外部からはなかなかつかみきれません。親が非常に支配的である、威圧的であるとか、常に脅迫している、常にバカにする、恥をかかせる、などの行動については、証拠をつかむことが難しいですね。

四番目のネグレクトなんですけど、ネグレクトもどこまでとるかという問題があるんです。長期間学校に行かせない、あるいはご飯を食べさせないというのはわかりやすい例です。以前に小学生の女の子がずっと家で寝たきりで餓死してしまったという新聞報道がありました。家族は、この間まで返事していたからまだ生きていると思ったなどと語っていて、親もきょうだいもいるなかでその女の子は餓死してしまったのでした。こういう事例は明らかにネグレクトです。それ以外にどういうことがあるかというと、病気になったときに病院に連れていかない、けがの手当をしない、学校に行かせない、清潔の保持をしないなどです。

ネグレクトにも、そういう強烈なものからもっと微妙なものもあるんです。たとえば、子どもが話しかけるときにいつも無視するというのも一種のネグレクトですね。「お母さん、お母さん」と子どもが話しかけても全然知らん顔をして返事をしない。こういう態度はある場合には、子どもにとって強烈な心理的外傷になりますけれど、もちろん法的には暴力とはいえないし、実際の程度がどれほどのものかは当事者にしかわからないものです。それだけに、微妙なネグレクトというのは、餓死するとか、学校に行かせないなど、はっきりと客観的に認められるネグレクトよりも、介入が困難といえます。

どのタイプの虐待も、多くの場合、密室である家庭内で行われ、しかも被害者である子どもはまず自分から他人に助けを求めることはありません。周囲の人も、明らかな虐待があっても、家庭に踏み込むことを躊躇することが少なくありません。誰の目から見ても明らかに虐待で、生死の危険があるような子どもでも、まだまだうまく守られていないのが日本の現状なんです。

虐待者の心性

ところで、身体的虐待というもののだいたい七～八割くらいは実母からのものだということです。性的虐待は違います。性的虐待はほぼ一〇〇％が男です。男から子どもへ、それは養父であれ、実父であれ、父から子どもへです。お母さんが息子や娘に性的虐待を行うことはあまりありません。

では、虐待者は、なぜ子どもを虐待するのでしょうか。虐待する親はしない親とどう違うのでしょう。

虐待者の心の特徴について神奈川県の青少年センターの岩田泰子先生がまとめているんですけれども、ちょっと紹介しておきましょう(3)。

（1）表面的な対人関係はとれるが、人との深い情緒的なかかわりは困難である。
（2）現実認識が一部ゆがんでいて、現実適応能力に障害が認められる。
（3）自分の心的世界を子どもに投影している。
（4）自己イメージが悪く、被害者意識が強い。
（5）子どもとの態度の逆転が見られる。
（6）悲しみや哀しみの気持ちを受け入れられない。

つまり、虐待者である親は、何らかの心理的な問題を抱え、おそらく自分自身も苦悩しているということがいえます。虐待者は、表面的には普通に社会生活を送っているようでも、地域社会から、また、友人や親戚の中で孤立しています。夫婦間の問題を抱えていることも多く、夫への怒りが子どもに向いたり、対立する夫婦の間で子どもを取り合ったりするなかで、子どもの虐待が行われている場合もあります。先ほど、母親が身体的虐待を行うことが多いといいましたが、母親を一方的に責めて、父親は問題なし、というふうにはいかないのです。

虐待は家庭の中で行われ、しばしば配偶者に対しても隠蔽されています。親戚の中でもわからないことがあります。虐待者は、虐待の事実を隠そうとする一方で、虐待を止めたい、虐待する自分を助けてほしいと願っていることもあります。とくに母親は虐待する自分に激しい劣等感をもっていることがあります。母親業を完璧にしようと思う気持ちが極端なかたちで虐待となることもあり、この場合、虐待する自分は母親として失格であるという劣等感にもつながります。

よくいわれている、虐待されて育った人が虐待者になるという虐待のサイクル、これは半分正しいけど、半分正しくない。というのは虐待する親たちの中にはやはりかなり虐待された経験をもっている人は多いです。逆に虐待されて大きくなった人は虐待しない方が多いです。わかりますか。虐待児として大きくなった親が子どもを虐待することは少ない。でも虐待している人の中には虐待されたことのある人が多いということです。

児童虐待を考える場合に、親を非難するだけではなく、親の心理的な問題を解決していくための取り組みが必要です。もちろん、虐待者のなかには、自分の問題を認めない人も多く、そういう人は自発的に治療に訪れることはないでしょう。また、親の治療といっても、それは医学的なものというより、心理学的、教育的なアプローチが中心です。

児童虐待の精神的後遺症

では、虐待を受けた子どもの方には、どういう影響があらわれるのでしょう。本章の前半でお話ししたPTSDが子どもに起こることもあります。PTSDの症状がはっきりとあらわれ、学習や生活に問題を生じる場合もあります。しかし、症状がはっきりしなかったり、一見なんの症状もないように見えて、子どもの内部では覚醒亢進がずっと続いているということもあります。子どもは大人と違って、発達の途上にあります。ですから、児童虐待の体験は、そのときかぎりの反応に留まらず、その後の子どもの人格形成に大きな影響を与えます

虐待体験のある子どもたちの特徴を、先ほど引用した岩田先生はこんなふうにまとめておられます。[3]

（1）人間に対する不信感、被害感が強く、攻撃性が高い。
（2）自分を生まれつきの悪い子と認識している。
（3）満たされない愛情欲求をもっていて、人との距離が適切にとれず、援助を求められない。
（4）自己表現が素直にできず、感情や衝動性のコントロールができない。
（5）親や家族に現実的でない期待をもっている。
（6）親子の間で子どもが加害者、親が被害者としておのおのを認識しているケースが多い。
（7）親と別れていても、常に親からの精神的拘束が続いていたり、または続いていると感じていることが見られる。

それでは、虐待が子どもにどのようにして影響を与えるのか、少し見ていきましょう。人間の

子どもは自力で生活できるようになるまで時間がかかりますね。馬は生まれたらすぐ立って歩いていますが、人間は一年くらいかかります。一人前に働いて生活するということになると、先進国では、二〇年以上でしょうか。その間、子どもは大人に依存しています。とくに幼いほど親に依存しなければ生きていけません。ですから、まず第一に大人は子どもを保護する義務があるんですけど、児童虐待の非常にシビアなケースでは、子どもが殺されてしまうことさえありますね。ときどきニュースで報道されています。

でも、子どもをただ生存させればいいというわけではもちろんなくて、大人は子どもが自立するのに必要な能力を獲得できるように助けてやらなくてはなりません。その自立に必要な能力というのは、その文化や社会によっていろいろ違うわけですけど、すべての時代や文化を超えて共通に必要なのは、自分の情緒をコントロールする能力、そして対人関係の能力だろうと思います。

基本的信頼と愛着

子どもの心の発達の最初の段階をエリクソン（Erikson, E.H.）は基本的信頼（basic trust）と呼んでいますが、幼児期に、子どもは自分が愛されていることを感じ、自分自身を愛し、また養育者に向けた自分の愛着が受け入れられていると感じます。この体験は、人間が自分の情緒をコントロールし、他者と対人関係を結んでいく基本となります。

ところが、養育者から虐待された場合、この基本的信頼の体験がうまくできなくなります。子どもは自分は世界に受け入れられていない、自分で自分が受け入れられないという感情を発達させてしまいます。自分はいらない子だ、自分は悪い子だという信念が育ってしまいます。

このような信念をもった子どもは、自尊心の低い大人になっていきます。ほんとうは親が悪いんでしょうけど、自分が悪いからこういう目にあったと思っている人が多いんです。ですから自分が悪い子だからこういう戒めを受けた、自分が悪かったからこうなった、自分は生まれてこなかった方がよかった、生まれるべきではなかった。そういう自分を否定するような低い自己評価がつねにベースにあります。そういう低い自己評価があると、大人になってからでも、ちょっとしたトラブルや不安に対して、自分が悪いと自分を必要以上に責め、自己破壊的な行為に向かってしまいます。手首を刃物で切る（リストカット）、薬物やアルコールを乱用する、わざと危険な行為をする、性的乱脈にはしる、などです。

分裂（スプリッティング）

その時、しばしば分裂（splitting）ということが起こります。それは、良いお母さんと、悪いお母さん、というように子どもの心のなかでお母さんのイメージが分裂してしまうことです。もちろんお母さんは一人なのですが、お母さんの態度に、子どもを受け入れ保護する面と、子どもを拒絶し攻撃する面があると、子どもは安心してお母さんに依存できないわけです。人間は誰しも複雑で矛盾する面をもっているものですけど、子どもにはそういう複雑な認識はできないので、良いお母さんと悪いお母さんというふうに、別の系列ができてしまうのです。

この分裂の傾向をもったまま成長すると、その後の人生においても、親密な人間関係に対して不安が出てくるようになります。親密になるということは、すでに相手を「良い対象」と見ているわけですが、本当に「良い対象」なのかどうかへの不安が出てくるのです。相手は信頼できる人かどうか、見捨てられるのではないか、いずれは「悪い対象」になるのではないか、それは自分のせいではないか、などです。このような傾向の典型的なパターンは境界性人格障害（borderline personality disorder）と呼ばれています。

解離

それともう一つ、小児期心的外傷によって起こるのは、解離です。解離については次の第3章［本書には収録していない］でくわしく話しますけれど、簡単にいうと、虐待の事実を心の外に出してしまう、ということです。忘れようとするんですね。記憶を自分の横にのけようとする。

解離とよく似た機制に、抑圧というものがあります。抑圧は意識のなかにある葛藤を無意識に押し込めてしまうことです。ですから抑圧が働いて、出来事を思い出せなくなることもあります。解離と抑圧の違いをどう考えるかには諸説あって、ここですべてを説明するわけにはいかないのですが、私の臨床経験では、解離によって思い出せない記憶は、無意識の中に入っているわけではなさそうです。むしろ意識の片隅にあって、思い出そうとすればいつでも目に入るところにあるのだけど、それを思い出さないような力が常にはたらいていると思います。ですから、思い出された記憶は空想によって多少歪められてはいますが、もとの体験をある程度保っているようです。一方、抑圧された記憶の方は、無意識のなかでさまざまな象徴化を被っています。ですから、抑圧された記憶は、声が出なくなる、身体のある場所が痛む、力が入らなくなるなどの身体症状として表現されたり、一見無関係なストーリーの夢に変形したりすることが普通です。

このように、抑圧されて無意識のなかにある葛藤や外傷性記憶が身体症状としてあらわれることを身体化（somatization）といいます。喉がつまって嚥下困難を起こしたりとか、排尿痛があるとか、腹痛があるとか、手がしびれるとか、目が半分見えなくなるとか、とにかくいろんな身体の症状としてでる。それには揺らぎがあって、ひどくなったり、軽くなったりします。これはどちらかといえば抑圧という機制によるものですね。

一方、解離による身体症状はこれよりももう少し直截的です。一つは、解離された外傷性記憶を想起したときに、記憶に付帯しているような身体の不快感です。もう一つは、身体感覚を主とするフラッシュバックです。いずれにしても、そこには抑圧に見られるような複雑な象徴化の過程はあまりはたらいていません。

しかし、実際に小児期心的外傷をもつ人は、抑圧か解離かのどちらかというわけではなくて、抑圧と解離の機制が複雑に入り交じっていて、単純なＰＴＳＤの病像を見せないことが多いのです。それをハーマンは「複雑性ＰＴＳＤ（complex PTSD）」という名前で呼んでいます。先ほど本をお奨めしたハーマンです。

ところで、解離というのは催眠と非常によく似ています。催眠とは人工的に誘発された解離であると定義する専門家もいます。それでは、催眠状態というのはどういう状態だと思いますか？そうですね、ちょっと意識がぼんやりしていて、でも、あることに意識が集中しているような状態です。車の運転や楽器の演奏やスポーツ活動に集中しているときもそうです。これは、ノーマルな解離状態の実例ですね。マウンドのピッチャーは、集中すると場内の喚声がまったく聞こえなくなるそうです。集中していること以外の出来事は頭に入ってこないのです。

心的外傷を被った直後にも、人間はしばしばそういう意識の状態、つまり解離状態になるのです。解離状態がひどい場合には、自分が分離します。これはどういうことかというと、体験している自分とそれを見ている自分とに分かれるのです。たとえば、性的虐待を受けている自分とそれを人ごとのように見ている自分です。この自分の分離がさらに進むと、見ている自分が体験している自分からどんどん遠ざかり、その体験が自分の身に起こったことではないように感じるようになります。さらに進むと、体験したことすら思い出せなくなります。そうなると性的虐待を受けた自分とそれを知らない自分ができてしまいます。それを知らない自分にとっては、虐待された体験は覚えていないということになるし、その記憶は「解離された」ということになります。

このように自分を分離することで苦痛な体験を回避するパターンが身につくと、その後の人生でのさまざまな葛藤を逃れたり、苦痛な環境に適応するために、この方法が駆使されます。それによって、さまざまなタイプの分離した自分ができあがってしまいます。そうすると、人生の体験に一貫性がなくなり、自分がどういう自分なのかがわからなくなってしまいます。自己のアイデンティティが揺らいでしまうのです。

虐待された子どものケア

虐待を受けた子どものケアをするときに一番大切なことは、早期介入です。子どもの安全をできるだけ早く確保することです。ですから皆さんが身近に児童虐待を疑うような出来事があったら、とにかくまずどこかの専門家にアクセスしてください。大阪には児童虐待ホットラインの電話相談があります。それから各地域の児童相談所も相談を受けています。とにかくまず、何かあってからでは遅い。一番大切なのは安全の確保ということです。

そのためには、子どもを家庭から引き離して保護しなくてはならないときがあります。親が同意すれば、児童相談所が一時保護します。長期になれば、児童福祉施設へ子どもを入所させることもあります。しかし、親が虐待をやめようとせず、しかも子どもとの分離を受け入れないときは、強制的な保護が必要です。これは、児童福祉法第二八条に定められています。親権とは、親が子どもを管理する権利のことですが、親の虐待がひどい場合には、家庭裁判所によって親権が喪失させられるわけです。これは、親子、家庭というプライベートな空間に、公権力が介入することです。このような公権力の介入を不愉快に感じる人もいるかもしれませんね。人の家庭に口出しするべきではないという考えは根強くあります。

しかし、児童虐待はある意味で犯罪といってもよいと私は思います。子どもにケガをさせ、子どもと性交することは、やはり犯罪行為ではないでしょうか。自分の子どもだから許されるというのではなく、これに対しては、法的な強制力をもった介入が必要でしょうね。

ただ実際の運用上、親の反対を押し切って、子どもを取り上げて保護するということは、簡単にはやれません。社会的に十分なコンセンサスができているわけでもありません。また、虐待の行われているのは家庭という密室の中です。虐待の客観的な「証拠」が得られにくいことも少なくありません。いきおい児童相談所のほうも慎重にならざるをえません。今までの法律でもある程度の対応は可能なのですが、今よりももう少し簡単な手続きで、一時的に親権を停止して、子どもの保護をしやすくするべきではないかと私は思います。児童虐待に対してもっと多様で柔軟な介入ができるような法律の整備も、これからの課題だと思います。

虐待された子どもは、先ほどお話ししたように、さまざまな感情や行動の障害を示すことがあります。こういう子どもたちには保護するだけでなく、何か治療的な関わりが必要な場合があります。子どもは言葉で自分の感情や考えを表現する能力が十分に発達していません。ですから、基本はプレイセラピー（遊戯療法）です。おもちゃで一緒に遊ぶということです。絵を描いたり、粘土細工をしたり、箱庭を作ったりするのも、子どもの場合はプレイセラピーに含めて考えられます。その中に自分の受けた外傷体験の再現が見られます。たとえば、レイプされた子は人形を使ってその場面や気持ちを再現することがあります。言葉では言わないですけれど、遊びの中で表現するのです。大切なことは子どもに、「あなたが悪いんじゃない」ということを認めて、しっかり安全を保障してやることです。だいたい子どもはさっきいったように、自分が悪かったと感じていますから、そうではないということをきちんと言ってあげなくてはいけません。

このように子どものうちに、適切なケアができればよいのですが、往々にして傷ついたまま大人になってしまう人もたくさんいます。虐待が家庭の中で秘密のままに続いて、大人になってしまう人もいます。そういう人の中には、境界性人格障害、解離性障害、身体化障害などの精神障害を発症する人もいます。また精神障害といえるほどではなくても、内面に苦悩を抱えて生きている人もいます。

ある意味で、大人になってからの治療は大変です。心的外傷を抱えたまま思春期・青年期を生き抜いてきたわけですから、心のありかたにねじれがあります。しかし、ねじれたなりにそれで社会に適応してきているわけです。だから、簡単にその適応のかたちを崩してしまうことはできないし、それはしてはならないことです。ねじれを大切にしつつ、もっとトラウマから自由な自分らしい生き方を探していくことが、児童虐待を経験して大人になった人の治療の目標でしょうか。

大人の場合も、子どもの治療のときにお話ししたことと基本は同じです。どんなにうまく適応しているように見えても、しばしばその底に根強い人間不信があります。また、とても自尊心が低いことが多いのです。

先ほどご紹介したハーマンは、このような人たちの治療には、三つの段階があると述べています。それは何かというと、「安全」「想起と喪の作業」「社会との再結合」です。子どもの治療でも、保護と安全確保が大切だといいましたね。大人の場合にも、まず初期の段階で「安全」がとてもとても大事なんです。それは心理的にも物理的にもね。よくテレビのドラマなんかで、トラウマの治療が描かれるときに、ある種のステレオタイプがあるでしょう。つらいことを思い出して、すごく泣いて、絶叫して、それでほっとして癒されるというストーリーですね。あんなことは実際にはないんです。あれは一つのフィクションというか幻想です。そういう幻想をもっている人が多いですね、実際の患者さんの中にも。

でも、外傷体験について話題にすることは非常に慎重にしなくてはなりません。ただ感情を吐き出せばいいというものではないのです。「安全」は、回復の第一段階ですが、そのために何年もかかることもあります。でも、この安全を確立していく段階を抜きにして、次の段階に進むことはできないのです。心理療法においては「治療同盟」ということがよくいわれますが、治療者とクライエントは回復について共通の目標をもっていなくてはなりません。治療同盟が築かれてはじめて、外傷体験を語っていくという作業が可能になるんです。

それからようやく少しずつトラウマを扱うという作業をはじめていくのが「想起と喪の作業」の段階ですが、この作業はとても苦痛なものです。先ほどちょっと思い出してもらったレベル三くらいの嫌なことでも、結構苦痛だったと思います。外傷体験を思い出すということはレベル一〇くらいの記憶が何十個もあるということです。ですから、地雷撤去の作業にたとえられるかもしれませんね。外傷体験を慎重にようすを見ながらちょっとずつ取り扱っていくのです。慎重にやらないと、外傷体験を語ったことによって、以前よりも日常生活での苦痛がひどくなってしまいます。外傷体験に焦点をあてはじめると、それに関係するいろんなことを思い出す、時間が逆戻りする、また、取り乱すなど、いろいろなことが起こってきてひどく調子が悪くなります。思い出すということは外傷体験と直面することですね。思い出してそれと直面するということは、外傷をもっていない自分というのはもう存在しないんだということに直面するということです。あるいは、虐待するお母さんをいいお母さん、完璧なお母さんだと信じてきた幻想を失うことです。あるいは、自分は愛された子どもだったという幻想を捨てなければならないことです。

ここに大きな喪失があります。この喪失をその人はどのように受け入れていくのでしょうか。それが喪の作業です。それは「乗り越える」という言葉ではいいあらわせないかもしれません。その喪失はけっしてうめられることはないからです。喪失が大きければ大きいほど、人はそれに圧倒され、力を失います。ですから、この喪の作業の過程はとても危険なところでもあるのです。安易に「乗り越える」という言葉は使えないのです。その喪失とともに生きる決意をする、その喪失を抱えて暮らしていくことを選ぶ、そういったほうがまだ正確かもわかりません。

治療者として喪の作業に添っていく上で大切なことは、その人の自発性を損なわないということとです。できるだけその人の選択を大切にします。たとえば、ある話題を扱うかどうかについても、「この話を今日しますか」と尋ね、その人が「今日はその話したくないです」といったら、その話はしない。ある治療法がいいからといって、その人にそれを押しつけないようにする。あくまでその人の自発性というものを損なわないようにするのです。これはどういう意味があるかというと、外傷体験を受けること自体が非常に受け身的な体験ですよね。自分の運命をコントロールできない、できなかったという体験です。ですから、自分のコントロール感を取り戻してもらう、自分にできることがまだたくさんあると気づいてもらうことがとても大事です。そのように力づけることがエンパワメント（empowerment）ということです。これはフェミニストの人たちがよく使う言葉です。それは先ほどいったように、外傷体験を乗り越えるのではなく、抱える強さを取り戻してもらうということでもあります。しかし、外傷性記憶はうまく語られた場合には、以前よりも意識に侵入しなくなり、日常生活での苦痛が少なくなるのです。

そうやってさまざまな外傷体験をその人が自分自身の体験として、消化していき、ある程度、信頼感や自信が回復してくると、最後に、社会との「再結合」の段階に来たことになります。新しい人間関係、新しい自分の目標、新しい自分の生き方というものを模索していく時期になっていきます。

児童虐待を体験して大人になった人の治療には、本当に長い期間がかかります。五年とか一〇年といった長い心理療法が必要な場合もあります。大人の場合は対話による心理療法が多いんですけれど、子どもの治療のところでお話ししたような芸術療法（絵を描く、粘土を造形する、箱庭やコラージュを作る）が役に立つこともあります。同じ体験をもった人を集めて行う集団療法が役に立つ場合もあります。集団療法のいいところは、同じ体験をもった人同士では、体験のない人とは違った共感や連帯感を感じられるということです。治療者と患者の関係は非対称ですから、治療者の示す共感は、同じ体験をもつ人同士の共感とは違っています。もちろんまったく同じ体験の人などいないわけですから、集団療法のなかではかえって他の人との違いばかりが意識されて、共感できないという場合もあるので、誰でも集団療法（ないし自助グループ）がいいというわけではありません。

虐待者の治療

最後に、虐待者の治療についてお話ししておきたいと思います。子どもを虐待するのはなぜかという問いに、単純な答えはありません。虐待する親を異常者と決めつけ批判することは簡単ですが、それではなんの解決にもなりません。虐待する親を理解を超えた怪物であるように考えることをまずやめなければなりません。苦悩しつつ虐待行為をやめられない親も大勢いるのです。

とはいえ、精神科の病名はつけられなくとも、親にもやはり何らかの問題はあるわけです。それを修正するにはどうすればよいのでしょうか。虐待の背後にはさまざまな問題が絡み合っています。虐待者の心の特徴について、先ほどお話ししましたけど、そのような親の心理的な問題だけでなく、経済状況、家族の健康状態、地域社会での人間関係、養育についての無知などです。その一つ一つを解きほぐしていかなくてはならないのです。

しかし、そこにはいくつもの障害があります。まず虐待者は自分が虐待しているということを認めようとしないことがあります。子どものケガについても、階段から落ちたとか、味噌汁がこぼれたとかだいたいいろんな言い訳をします。認めても最後には「二回しかしていない」などというように開き直ったりします。「自分の子どもだから、自分が何をしても勝手やろ」などと逆切れをするような親もいます。また、虐待の事実を認めたとしても、他者からの援助を拒絶してしまう場合もあります。子どものせいにする、あるいは自分を責める、どちらにしてもこの事態は変えられないという虚無感や絶望感がその底にあります。それから、特に性的虐待の虐待者の場合は小児愛（ペドフィリア）といって、大人に性欲を感じず、子どもにしか性的感情を抱けないという性倒錯者もたぶんにおります。

ですから、親に対しては、半ば強制的であっても、介入が必要であると私は思います。なかには親のほうから治療や援助を希望する人もいますが、それはごく一部にすぎません。アメリカでは児童虐待が認知されたら、虐待者は強制的に治療を受けないといけないというペナルティーを科す州もあります。別居を命じられたり、半径何キロ以内に近づけないなどの裁判所の判定が下ることもあるそうです。日本でも虐待者に対しては治療を受ける義務を法的に定める必要があるのではないかと私は思います。親が治療されるということは、虐待された子どもを安心させることです。子どもは親の処罰を願っているわけではないことが多いからです。

〔引用文献〕

（1）ジュディス・L・ハーマン『心的外傷と回復』中井久夫訳、みすず書房、一九九六年

（2）小西聖子『犯罪被害者の心の傷』白水社、一九九六年

（3）岩田泰子「児童虐待」花田雅憲・山崎晃資責任編集『児童青年期精神障害』臨床精神医学講座第11巻、中山書店、一九九八年、三二七～三三八頁

＊『共生の論理を求めて2――精神の病理と私たちの人生』（新宮一成・角谷慶子編、ミネルヴァ書房、二〇〇三年六月）に発表された。京都大学での講義内容をもとにまとめられたもの。原題は「解離と心的外傷」。全三章の構成となっているが、「第3章　多重人格とアイデンティティ」は収録しなかった。

増補第Ⅱ部

安克昌と本書に寄せて

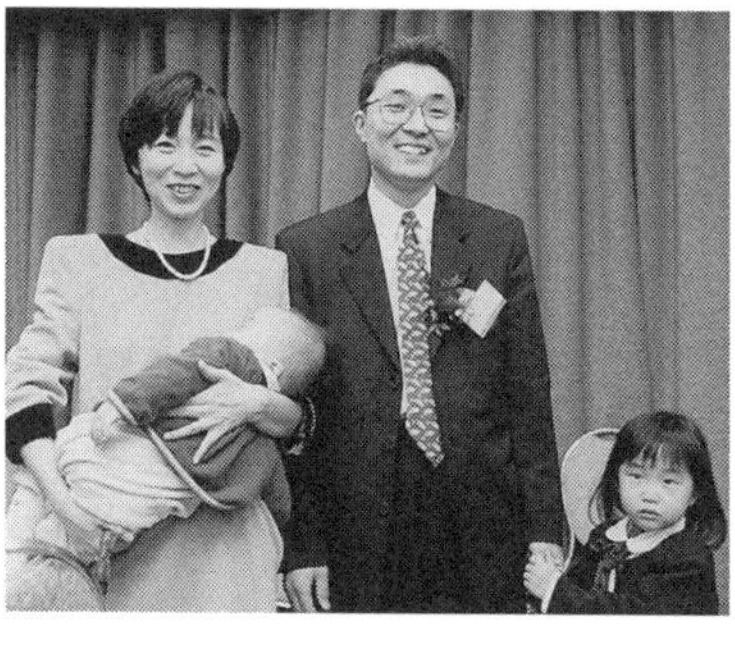

1996年4月、サントリー学芸賞受賞式での安克昌と家族。夫人に抱かれているのは、１月に生まれたばかりの長男。安は、被災地では夫婦関係が親密になる家族が多いため、震災の翌年は出生率が上がると予想していたが、自身にも誕生し、照れていた。

安克昌先生を悼む

中井久夫

安克昌先生は、二〇〇〇年一二月二日、四〇歳に四日を残してその短き生涯を閉じられた。その恨みを恨みとし、その思いを同じくする人々が今ここに集まっておられる。不肖、私、葬儀委員長として、皆様とともに愛惜、追慕の念を、まず、ご遺族にささげたいと申し上げます。

安君と、よばせていただく。

きみは今死にたくなかったはずだ。切に死にたくなかったろうと思う。きみの仕事は花開きつつあったではないか。すでにきみはきみらしい業績を挙げていたけれど、それはさかんな春を予告する序曲だった。あたかも精神医学は二〇年の硬直を脱して新しい進歩と総合とを再開しようとしているではないか。きみは、それを、さらにその先をみとおしていたではないか。きみはそれを私たちに示さずに逝く。

さらにそれにふさわしく、きみは新しい職場に迎えられ、足どり軽く出勤しはじめていたではないか。職場の人たちはきみを心から喜び、きみの医学を理解する人たちであって、わずかな月日をともにすごしたのに、もう何年もいっしょに働いたような気がすると語っている。きみはその人たちに、充実した臨床の時を与えるいとまもなくして逝く。

さらに、多くの患者はきみに支えられ、きみを命として生きていた。真実、多くの患者はきみに会って初めて本当の医者に会ったという。誰にもまして、きみの死を嘆き悲しむのは彼ら彼女らにちがいない。

精神科医の真の栄光は、もとより印刷物や肩書きにあるのではない。その栄光の真の墓碑銘は患者とともに過ごした時間の中にある。それは過ぎゆくものかもしれないが、それは石よりも確実であり、石よりも永続するかもしれず、きみの墓碑銘はまちがいなく、かけがえのない素晴らしい質のものである。

精神医学にもっとも早く捉えられた人で、きみはあった。精神医学にはじめて出会った時をきみは水面に踊る魚のようだと表現している。学生時代、私の講義は、それをもとにした有名な「安ノート」に化けて、次の、次の次の学年にまで及んでいた。そして神戸大学精神科も、きみにただちに新しい希望の星を認めた。そしてきみのまわりにつどう人もはるかに仰ぎみる人もきみの人柄を愛した。そしてきみは若くして多くの知己を国の内外に持った。私は遠方の地できみはどうしていますかとたずねられた。神戸大学精神科は多くをきみの名に負っている。

一九九五年一月、阪神淡路大震災にあたって、いち早く立ち上がり、救援に乗り出し、そのネットワークをつくった、その一人できみはある。それは、この国の精神医学に新しいインパクトを与えた。それはきみが心の傷についてかねて研究し臨床体験を重ねていたからこそであった。

きみの報告『心の傷を癒すということ』にはそれだけでなく、きみの臨床哲学が、きみのやさしさが、もろに現れている。それが一九九六年のサントリー学芸賞に輝いたのも当然であったが、それは最初の前触れであったはずだ。

乞われて序文を書いた私は「安克昌はナイスな青年であり、センスのある精神科医であり、それ以上の何かである」と書き始めた。たしかにきみはナイスであり、センスのよいプロであったけれど、さらにそれ以上の何かだった。

きみと旅行したウィーン、ブダペストをなつかしむ。あれは一九九二年の初夏だった。あの旅にはふしぎな魅力があった。そして夫人へのきみのこまやかないつくしみと心くばりがよくわかった。

ふだん、きみの貴重な家族との時間の多くを奪ったのは私だった。きみは医局長として、私の人事の哲学を知っていたから、一人一人にできるだけチャンスを与え、希望をかなえようとして命をけずる思いをした。それは私の考えに共鳴してくれるところがあったからにちがいない。しかし、きみの肩を異常に凝らせていたのは私の咎である。そして、きみの著書の序文を「若さと果断沈着さとに一抹の羨望を感じる」と終えた私が、その後五年ならずして、老いの身できみを送る言葉を書くということになろうとは。孔子さまではないが、天われをほろぼせりといわずして何といおうか。

きみは切に生きたかったにちがいない。いや敢えて生きようとしていた。私への手紙には、自然治癒率五〇〇分の一だそうですが、それでも医者にいわれたより希望を持たせる数字です、とあった。きみはその五〇〇分の一に賭けた。

それはただ生きのびることではなかった。きみは二カ月前まで日本でももっとも難しい患者を診察していた。おそろしい気力であり、臨床魂である。私はついにきみに及ばない。一カ月前には指定医資格更新のために敢て東京行きをした。それはきみが生きるだけでなく、前進を続けようとする意志であった。

一一月中旬、君は「六カ月の闘病にいささか疲れました」と書いてきた。その時の腹水はすでに六リットルになんなんとしていた。二〇日に二リットルを抜いて、きみはお母様に希望して好物の巻寿司を驚く程たくさん食べた。そして「明日は食べられるとは限らないから」と言った。

しかし、二二日、私が田中究君とともに会った時、きみにはなお生きる意志があった。子どもの名前を考えているところです、ときみは語った。きみの意識は明晰だった。むしろその数日は冴えて困ると言ったと聞く。

専門家は一カ月の意識混濁を予言していた。私が最後の別れと思わなかったのはそのためだった。きみの頭脳は混濁を寄せ付けなかった。だからこそ、きみの秋実さんは二日とはいえ、きみとこの世の時間を共にすることができた。それは何とかけがえのない父親の贈り物であろうか。

きみの死におもむく時、私は、いつになく夜中の二時半にめざめた。五時をすぎて、急に私の身体の力が抜け、死んだように深く眠った。一時間後、田中究君からの電話が鳴って訃報を知らせた。

病院にかけつけてお母様と相擁した。涙を払ったお母様は、開口一番「素敵でしたよ」と仰った。「あんな素敵な死は見たことがありません」と。

二日間の意識混濁ののち、きみは全身体をつっぱらせて全身の力をあつめた。血圧は一七〇に達したという。そして、何かを語ってから、「行くで、行くで、行くで、行くで」と数十回繰り返して、毅然として、再び還らぬブラックホールの中に歩み行った。きみの死に方は素敵だった。きみが好んだことばのようにワンダフルだった。しかし、きみの人生はもっとワンダフルだった。

きみは秋の最後の名残とともに去った。生まれかわりのように生まれた子に秋の美しさを讃える秋実の名を残して。

その国の友なる詩人は私に告げた。この列島の文化は曖昧模糊として春のようであり、かの半島の文化はまさにものの輪郭すべてがくっきりとさだかな、凛烈たる秋〝カウル〟であると。その空は、秋には冴え返って深く青く凛として透明であるという。きみは春風駘蕩たるこの列島の春のふんいきの中に、まさしくかの半島の秋の凛冽たる気を包んでいた。少年の俤を残すきみの軽やかさの中には堅固な意志と非妥協的な誠実があった。

改めてきみをなつかしむ。

きみは青く深い天〝ハヌル〟に去った。しかし、はたして去ったのか。きみは私たちの間にとどまりつづけもする。私たちの生命ある限り、きみの俤も、ことばも何気ないしぐさも、きみの残した希望も恨みも。

精神科医は今、単純に安らかにお休みくださいといえず、おのれも安らかに眠ることができない。精神医学で喪の作業といい、この列島では成仏といい、かの半島では恨（ハン）を解くというのであろう仕事がこれから始まるのを知っている。その時まで、きみにさようならをいうのを待っていてくれたまえ。

二〇〇〇年一二月二日

＊二〇〇〇年一二月四日、安克昌告別式で、葬儀委員長として述べられた追悼の辞。『精神科治療学』（星和書店、第一六巻第五号、二〇〇一年）に掲載され、『時のしずく』（みすず書房、二〇〇四年）に収録された。

中井久夫（なかい・ひさお）

一九三四年、奈良県生まれ。精神科医。神戸大学名誉教授。著書に『中井久夫著作集――精神医学の経験』（全六巻別巻二、岩崎学術出版社）をはじめ、『災害がほんとうに襲った時――阪神淡路大震災五〇日間の記録』（みすず書房）ほか多数。翻訳書に『多重人格性障害――その診断と治療』（フランク・パトナム、安克昌と共訳、岩崎学術出版社）ほか多数がある。

『心の傷を癒すということ』、サントリー学芸賞選定の選評

鷲田清一

安さんは、阪神・淡路大震災後、診療や救援活動で心身もろともへとへとになったその深夜、神経がたかぶり、涙もろくなり、放心しながらも、あるいは「つらくて」指が動かなくなりながらも、ワープロに向かって文章をしぼりだした。「被災地のカルテ」という題で、週一回、産経新聞紙上に一年間連載された文章である。

消火・救援活動に携わりながら市民の罵声に深く傷ついた（自身も被災者である）消防士たち、やはりじぶんの家が全壊しながらも、休みなしに看護活動に当たる看護婦にどう声をかけたらいいかわからないと涙ぐむ婦長、避難所での「まる見えの生活」で極度の緊張を強いられ混乱した心、突然の「震災同居」のなかでじわりじわりひび割れていった結婚生活、そして患者がやっと「重荷を下ろせる」ようになった小さなきっかけ……。これらを描く筆致は、同僚の中井久夫氏の表現のことばを借りれば、「やわらか」であり、ときに「まろやかでさえある」。

震災による生活とその環境の変化がじわじわ身にこたえてくる慢性的なストレス、その見過ごされやすい心の傷の一つ一つにふれ、それらを「社会全体に加わったストレス」との関連へと拡げていく安さんの視線は、災害とケアを論じた数々の文章のなかでもきわだって濃やかで、重かった。

かつて柳田国男は、災害や不幸や貧困に共同で対処する「共同防貧」の構えがわたしたちの社会のなかからしだいに消えていき、それらを「説くに忍びざる孤立感」のなかで耐えるしかなくなった「孤立貧」の蔓延を、社会の深い病理として憂えたことがあったが、阪神・淡路大震災後の復興過程で、まさにそのことが問われたのだった。安さんも、「心的外傷を受けた人は孤立しやすい」と指摘する。「震災後、困惑する老人たちを見て、コミュニティはたんなる概念ではなく実体そのものであることを私は思い知った」、その「コミュニティが震災によって深く傷つけられた」……。これが安さんの答えだ。

安さんは、「心的外傷から回復した人に、私は一種崇高ななにかを感じる」とも書いている。そして、傷ついたそのひとたちを迎え、その回復過程をともにしうる社会こそ、「品格」のある社会だと言う。

重い言葉だとおもう。

＊本書の初版は、一九九六年度のサントリー学芸賞（社会・風俗部門）を受賞した。その際の選評である。

鷲田清一（わしだ・きよかず）

一九四九年、京都市生まれ。哲学者。専攻は、臨床哲学・倫理学。大阪大学大学院文学研究科教授を経て、現在、大阪大学総長。著書に、『モードの迷宮』（ちくま学芸文庫）、『現象学の視線』（講談社学術文庫）ほか多数。

まず社会の品格と社会の正義とを求めよ
――安克昌さんから学び続けたいこと

まづ神の國と神の義とを求めよ（「マタイ傳」六：三三）

川本隆史

安克昌さんの生の語りに触れることができたのは、わずか一時間足らずだったろう。一九九六年六月九日の午前中、神戸大学医学部附属病院の一室においてのことだ。その年の四月からNHK教育テレビで始まった大型教養番組「未来潮流」（土曜夜八時から七四分間の放送枠）への出演を持ちかけられた私は、《いのちのケア》を主題に掲げることを提案した。そして担当ディレクターのHさんと相談を重ねた結果、「こころのケア／記憶のケア／制度のケア」という三部構成とし、それぞれのケアの現場で活躍している三人のゲストとのトークを軸とすることに決定。「記憶のケア」は「全国原爆被爆二世教職員の会」会長（当時）の中谷悦子さん、「制度のケア」は社会保障制度の規範的基礎を探究されてきた塩野谷祐一さんがお相手を務めてくださることになり、第一コーナーの「こころのケア」はぜひとも震災後の神戸を舞台にという念願がかなって、安さんとの対談が実現したのである。

神戸での取材後、郷里の広島に移動して平和公園と平和記念資料館を歩き、中谷さんを大竹市立小方小学校の職場に訪ねる（六月一一日）。「記憶のケア」とは、被爆の記憶を点検しそこに見出された歪み・欠落を正そうとする作業を指している。このぎこちない術語を持ち出した私に対して、ご両親の被爆体験の継承が困難であったこと、外国人被爆者の存在に気づいて支援活動を開始したことなどについて、中谷さんはていねいに説明してくださり、被爆二世の世代は当事者である一世の語りに何がしかを追加していかねばならないと強調された。次いで大学でのゼミの模様とキャロル・ギリガンの「ケアの倫理」（『もうひとつの声——心理学理論と女性の発達』一九八二年刊）から受けた衝撃を激白するシーンの撮影をはさんで、東京・赤坂にあった「社会保障研究所」（当時）を訪問。社会保障制度審議会の勧告を受けて、最初の法制化が進んでいた「公的介護保険」制度をどのように手入れ（ケア）していく必要があるのかを所長の塩野谷さんと論じ合った（六月一七日）。目の前の苦しみを緩和しようとする「ケアの倫理」にも、普遍的な公平さを追求しようとする「正義の倫理」にも、世代間の公正な関係を確立するという観点が欠けている——こうした重要な指摘を塩野谷さんから頂戴している。最後にHさんの手で周到に編集された映像を眺めながら、私のアノレコをスタジオ収録したのが七月三日。番組のオンエアは七月六日だった。

翌日安さんに出した礼状の本文がフロッピーディスクに残っている。インターネットが普及する少し前のことゆえ、パソコン通信（ニフティサーブ経由）のデータである。

安克昌学兄

ＮＨＫテレビの件ではお世話になりました。ご感想はいかがでしたか。こちらは初めての経験で無我夢中、放送が終わってじわじわ虚脱感が湧いてきたところです。〔中略〕学兄の本（＝『心の傷を癒すということ――神戸……３６５日』作品社、一九九六年）にいち早く出会っていなかったら今回のような企画は無理だったと痛感しています（実はＨディレクターからお話があったと思いますが、当初は『へるめす』の延長戦のかたちで中井先生に出演をしていただこうと計画していました。先生に断られた直後、Ｈさんとの相談の場で即座に思いついたのが学兄のお名前だったというわけです）。それにしても一時の「ケア」ブームに終わらせず、日本の社会の「品格」を高める持続的な努力が各方面で巻き起こることを願うばかりです。これからもよろしくお願いします。〔中略〕

一九九六年七月七日　川本隆史

『へるめす』の延長戦云々というのは、同誌第五九号（岩波書店、一九九六年一月）に載った中井久夫先生と私の対話「震災から回復への視界――ケアの倫理をめぐって」の第二ラウンドのつもりで話をうかがいたいと打診したことを指している。先生はテレビに出ないことを原則にしているとの理由で固辞され、代わりに安さんの名前を挙げられたという。『１９９５年1月・神戸――「阪神大震災」下の精神科医たち』（中井久夫編、みすず書房、一九九五年）所収の「被災地のカルテ」および刊行直後の単著『心の傷を癒すということ』を閲読できたおかげで、この私にも安さんの奮闘ぶりが伝わっていた。そこで「この人となら……」と思い定めて、Hさんに出演交渉を頼んだというわけなのだ。

さて同じパソコン通信をいち早く活用しておられた安さんから、その日のうちに返事が届いている。これもフロッピーに保存してあったデータの関連部分を引くとする。故人とはいえ、当人の承諾なく私信を公開することはためらわれるものの、日付と時刻入りのメッセージは《安克昌の臨床世界》の広がりと奥行きをうかがわせる恰好の証拠物件となっている。私への過分の賛辞は割り引くとして、中谷さんおよび塩野谷さんに対するコメントは短いながら含蓄に富む。私人で独り占めせず、心ある読者に供するゆえんである。

安 克昌 96/07/07 18:17

題名：川本先生、お世話になりました。

川本隆史先生

こちらこそお世話になりました。川本先生の声の質と語り口は、まるでベテランの精神療法家のようにソフトで深いものがあり、あらためて先生に尊敬と親しみを感じました。私ごとき者の意見に耳を傾けていただいて、感謝しております。

被爆二世の中谷悦子さんのお仕事にも、頭が下がります。二世にしてやっと、こういう冷静で、視界の開けた活動ができるのかと思うと、原爆の衝撃の大きさ、圧倒的な破壊力がどれほどのものであったのか、恐ろしい気持ちがします。

記憶として伝えることは、今後、阪神淡路大震災においても、大きな課題の一つとなると思います。継続性や歴史の中での位置づけといったことの意味がなんとなく理解できたように思います。

塩野谷祐一先生の制度のお話は、私などの一番苦手なことです。少しでも、「正義」を実現しようとすることは、やはりある意味で、生臭く、批判を受けやすい仕事であるけど、これなくしては、批評家のいいっぱなしに終始してしまいます。制度に目を向けられている川本先生のスタンスに、とても大きな広がりを感じました。

自分の足下だけのことでなく、いろいろ考えるきっかけをいただいたと思います。ありがとうございます。

以上が生前の安さんとの交流の一部始終である。それから約四年半の月日が流れた二〇〇一年二月末のこと、安さんの他界を広島の精神科医Aさんが間接的に報じてくださった。逝去後三ヵ月近く経って告げられた敬愛する人との永訣に、私は驚き悲しんだ。そして加入したての医療社会学関係のメーリングリストにすぐさま投稿して、「ひょっとしてこのMLのメンバーの方で、事情をご存知の方がいらしたら教えてください」と尋ねている。精神科医のMさんから即日着信があり、安さんが肝臓のガンで亡くなったことを教わった。いたたまれない思いをつのらせた私は、彼の本の一節を抜き書きした哀悼の辞をMLに同報する。このやりとりに対して、メーリングリスト上で「個人の死亡情報」を問い合わせたり、冥福を祈る書面を寄せるのはそぐわない……といった異見が寄せられた。確かに、多種多様な背景と関心を有するメンバー全員（後になって考えれば、安克昌という固有名を聞いたことがない登録者も当然含まれていたのだ）に自動配信されるメディアに載せたのは、軽率のそしりを免れえまい。一刻も早く安さんの最期の様子を把握しなければ、彼との大切なつながりが途切れてしまう……という焦燥感に発した愚行ではあった。臨床家の安さんなら、そんな私の「喪の仕事」をどのように分析しサポートしてくれただろうか。

安さんとの出会いと別れの後日譚を続けよう。産経新聞記者・河村直哉さんの解説が付された『心の傷を……』の角川ソフィア文庫版（二〇〇一年）を発売から日を置かず入手している。死のおよそ一ヵ月半前まで診察を続けたこと、三人目のお子さんの名前を考えていたこと、お連れ合いが意識を無くした彼の手を取って産まれたばかりの娘さんの頬や頭をなでさせたこと、そして「頼む」ということばを何十回も繰り返して息を引き取ったこと等々を、河村さんのレポートでようやく知ることができた［本書四一九頁収録＝編集部注］。ついで「ひょうご・こころのネットワーク　安記念企画委員」主催による「第三回つどい」（二〇〇二年一一月二四日、神戸市水道局たちばな職員研修センター）に文化人類学者の上田紀行さんとのペアで招かれ、「《ともにいきる》ことに寄せて――安克昌さんとのつきあいから」と題した報告を行っている（前半三〇分は「未来潮流」の安さん登場シーンのビデオを上映した）。上田さんと私に中井先生も加わった公開「鼎談」の席上でも安さんの思い出話に花が咲いたのだが、残念ながら記録が残っていない。

あの震災の一〇年後、安さんから学んだことを深め、広く社会に告げ知らしめようとして、一冊の編著を世に送った。『ケアの社会倫理学――医療・看護・介護・教育をつなぐ』（有斐閣、二〇〇五年）である。よりよいケアを実践するためにも、それを支える社会のあり方を考えることが欠かせまいし、社会の正義（まともさ）を構想するに当たって、ケアしケアされる人びとをどう結びつけるかは必須の課題となる。そこで、よいケアとまともな社会とのつながり（もしくはつながりにくさ）を丹念に探査する土俵を《ケアの社会倫理学》と名づけ、医療、看護、介護の三部門に「生命倫理教育の反省」というパートを加え、各現場の実践家および参与観察を続けている研究者の論考とを組み合わせる論集を編んだ。同書の編者序論は、《ケアの社会倫理学》という着想をギリガンおよび安さんから得た経緯から書き起こしている。ここまでの叙述と若干重複する事項も含まれているが、安さんに対する遅ればせの追悼文に相当する箇所をそのまま引用させていただこう。

ケアを分かち合う「制度」を探究しようとする問題意識は、現実の日本社会に起こった出来事によってさらに強く動機づけられた。一九九五年一月一七日阪神・淡路大震災およびその後の「心のケア」ブームが、それである。震災後に出版された中井久夫編『1995年1月・神戸』で、「ケアする人へのケア」の大切さを教えられた私は、避難所での救護活動に挺身した精神科医、安克昌のインサイダー・レポート『心の傷を癒すということ』に感銘を受け、テレビ番組の取材を兼ねて彼とのインタビューに及んだ。「心のケア」から社会の「品格」にまで問い進もうとする同書の一節を、私はその場で引き合いに出している。

「心のケアを最大限に拡張すれば、それは住民が尊重される社会を作ることになるのではないか。それは社会の『品格』にかかわる問題だと私は思った。復興の中では補償や財産やローンなど、難しい問題が続出するだろう。ただでさえ、もめやすい事柄である。そこに必ず不公平感が発生してくるだろう。納得のいかない結果に終わった人たちは、自分たちが尊重されていないと感じるにちがいない。〈心のケア〉がたんなるかけ声で終わらないために、具体的な方法論がますます必要とされるのである。」〔単行本［「単行本」とは本書の旧版のことで、ページ数は本書と同じ（以下、単行本のページ数は同様）＝編集部注］六九～七〇ページ／文庫版六五ページ〕。

安のまなざしは被災者一人ひとりの心だけでなく、そうした人びとの「つながり」や「コミュニティ」、そして「日本の社会」にも向けられていく。

「被災地のコミュニティの問題は、日本全体の問題でもある。日本の社会は、人間の『力強さ』や『傷つかない心』を当然のこととしてきた。また、バブル経済の際に、モノやカネだけが幅を利かせる、いささか品のない風潮が全国に蔓延した。人間の心の問題などとは省みられなかった。しかし阪神・淡路大震災によって、人工的な都市がいかに脆いものであるかということと同時に、人間とはいかに傷つきやすいものであるかということを私たちは思い知らされた。今後、日本の社会は、この人間の傷つきやすさをどう受け入れていくのだろうか。傷ついた人が心を癒すことのできる社会を選ぶのか、それとも傷ついた人を切り捨てていくきびしい社会を選ぶのか……。」〔単行本二五八ページ／文庫版二四二ページ〕。

震災から六年も経たない二〇〇〇年一二月二日、安は道半ばにしてこの世を去った。「〝心の傷を癒すということ〟は、精神医学や心理学に任せてすむことではない。それは社会のあり方として、今を生きる私たち全員に問われている」〔単行本二五九ページ／文庫版二四三ページ〕、「専門家の心のケアを超えて、政策の立案という次元から隣人への気遣いという次元まで、さまざまなレベルでの『ケア』を考え、実現することが必要なのだ」〔「多様なケア実現を――四年目の課題」、『朝日新聞』一九九八年五月一一日、大阪版朝刊四面〔「阪神淡路大震災、四年目の課題」と改題して、本書二八九頁収録＝編集部注〕〕――こう訴え続けた彼に応答すべく、《ケアの社会倫理学》は構想された。

テレビカメラと安さんの前で正直に打ち明けたのだが、学部学生の時分から倫理学を勉強してきた私なのに「品格」という熟語をほとんど見聞きすることもなく、彼の本を読むまで忘れかけていた。しかも賛嘆すべきことに、安さんの場合「個人」ではなく「社会」がどれほど望ましいあり方をしているか――その達成目標が「住民が尊重される社会」、より臨床的には「〔心的外傷からの〕回復に向けて懸命に生きる人を、敬意をもって受け入れる社会」〔単行本二四六ページ／文庫版二三一ページ〕である――を評価する尺度として「品格」を用いようとしている。なお改めて注意するまでもないことだろうが、安さんが打ち出した「社会の品格」は、『国家の品格』〔藤原正彦著、新潮新書、二〇〇五年〕を嚆矢とする「品格」本ブームで乱発されたような空語とはその次元（もしくは「品格」）をまったく異にする。ちなみに、安さんと同門の精神科医にして彼の「品格」ということばを深く印象づけられた田中究さんは、「英語のディーセンシーに近い、『人間の普遍的な徳』と受け止めた」という〔「遺言『震災後の社会』へ：上――心のケア　精神科医・安克昌さん」、『朝日新聞』二〇〇七年一月一六日、大阪版朝刊・生活面〕。参考までに「社会の品格」に関連する安さんの発言を「未来潮流」から採録しておこう――「一般の人たちがハンディをもった人たちにどれだけ歩み寄れるか、というのがひとつのコミュニティの質じゃないか」、「老人が住みやすい町、障がい者が住みやすい町、外国人が住みやすい町っていうのは、それぞれの人たちが孤立して住む町ではなくて、そういう人たちをケアし、何かあったらケアしますよ、できますよという雰囲気のある町なのだと思う」。

「社会的弱者といわれる人たちの日々の営みの中にこそ、貴重なものがある」（単行本一六八ページ／文庫版一五八～一五九ページ）との直観を安さんから学び継ぎながら、社会の「品格」と「正義」とを二つながら追い求めていきたい。そのための指南書は一九九六年の単行本だけではない。少なくとも私の手もとには、「臨床の語り――阪神大震災は人々の心をどう変えたか」［本書三〇一頁収録＝編集部注］（栗原彬ほか編『越境する知2　語り：つむぎだす』東京大学出版会、二〇〇〇年所収）と「解離と心的外傷」［「災害精神医学と心的外傷について」と改題して、本書三二七頁収録＝編集部注］（新宮一成・角田慶子編『精神の病理とわたしたちの人生――共生の論理をもとめて②』ミネルヴァ書房、二〇〇三年所収）という非専門家向けの二つの文章がそろっている。もっと困ったときは、一二年前［一九九六年＝編集部注］のテレビ放送のDVDを再生して導師の安さんを呼び出すことにしよう。

＊『治療の聲』（特集《安克昌の臨床世界》、星和書店、第九巻第一号、二〇〇九年二月）二五～二九頁に掲載された寄稿を、縦組みに直し一部表記を改めた。

川本隆史（かわもと・たかし）
一九五一年、広島市生まれ。東京大学大学院教育学研究科教員。専攻は社会倫理学。ロールズとギリガンの著作に触発されて、正義とケアを兼ね備えた社会のあり方を構想するようになった。著書に『現代倫理学の冒険』（創文社）、『ロールズ：正義の原理』（講談社）、『共生から』（岩波書店）、『ケアの社会倫理学』（編著、有斐閣）ほか。翻訳書にジョン・ロールズ著『正義論〔改訂版〕』（共訳、紀伊國屋書店）などがある。

角川ソフィア文庫版『心の傷を癒すということ』への解説

河村直哉

安克昌医師は二〇〇〇年十二月二日、肝細胞がんのため、神戸市長田区の市立西市民病院で生涯を閉じた。三十九歳だった。

最期の日々について報告させていただく。

その年の春、安医師は助手、講師として九年間勤務した神戸大学医学部精神神経科をひとまず去り、西市民病院の精神神経科医長として赴任した。おなじころ妻が三人目の子供を身ごもっていることがわかった。公私とも希望にはなやいだ春のはずだった。だがかすかな体調不良を訴えていた安医師の体に五月、がんは見つかった。すでに末期の段階に進行していた。

医師として自分の体の状態は客観的にわかっていた。安医師は入院や化学療法をなるべく控え、代替療法によりながら極力、家族とふつうの日々をすごそうとした。身ごもった妻をいたわってのことであったろうが、安医師自身も家族と、そして生まれてくるわが子とすごすことを何よりの支えと感じていたのだろうと思う。さらりと妻に自分ががんであることを告げ、笑顔で励ました。同時に西市民病院の医師として診察を続けた。

しかし夏が終わったころ、安医師の体調は急速に悪化しはじめた。疲労感は極度に募り、十月二十日、精神科医として最後の診察をして休職する。死の約一か月半前まで医師として診察を続けたのは驚くべきことである。十一月になると腹水がたまりはじめ、足元がふらつくことも多くなった。それでも安医師は入院しようとしなかった。妻は臨月に入っていた。安医師は漢和辞典を手に生まれてくる娘の名前を考えた。

中旬、十二日の日曜日には長男の七五三のおまいりのため一家で生田神社に出かけている。写真に残る安医師はやせて白髪に染まっているけれども、目に深いいつくしみをたたえて両脇の二人の子供に手を添えている。

三十日、陣痛の始まった妻を自宅から産院へ送りだし、自らもタクシーで西市民病院へ赴いた。夜、赤ちゃんは無事に生まれた。十二月一日。赤ちゃんを抱いて妻が病院に駆けつけたとき、すでに安医師の意識はなかった。妻は安医師の枕元にわが子を寝かせ、父親の手をとって小さい頬や頭をなでさせた。二日未明、かすかな祈りのように「頼む」という言葉を何十回も繰り返して、安医師は息を引き取った。

本書は安医師が生前に残した唯一の単著となった。本書で安医師は一九九六年のサントリー学芸賞を受賞し、阪神・淡路大震災の被災地を象徴する精神科医として、また広く心的外傷（トラウマ）の若き研究家・臨床家として知られることになった。実際、安医師のもとには災害下の精神保健に関する講演や原稿依頼が後を絶たなくなったし、ＰＴＳＤに苦しむ患者が遠方からやってくるようになった。

専門家としては安医師はむしろ、幼児期の虐待など心的外傷に由来する多重人格の臨床と研究に日本で最も早くから取り組んでいた一人として知られる。トラウマへの地道な理解の蓄積が、阪神・淡路大震災という事態に遭遇して安医師の目をおのずと被災者の膨大な心の傷つきへと向かわせることになった。大震災後も困難な多重人格の患者の治療に取り組み、それに加えて震災関係の仕事も行っていったのだった。アルコールも控えめな安医師が肝細胞がんに倒れたのは、過労によるところが大きいと言わざるを得まい。

その大震災から七年近くが過ぎた。安医師が本書でキーワードとした「心の傷」は日本で着実に認知され、人的にも制度的にも震災前に比べてその対応に格段の充実を見せた。大阪教育大学附属池田小学校の児童殺傷事件でも端的に示されたように、事件、事故、災害の場ですぐさま専門家やボランティア、行政などが連動して精神的なケア体制が形作られるようになった。警察では犯罪被害者へのメンタルリポートを充実させる体制が全国で整えられてきたし、犯罪被害者保護法、児童虐待防止法など心的外傷に配慮した法整備も進んだ。ＰＴＳＤが賠償の対象として司法の場で認められることも増えた。こうした機運が高まったのは阪神・淡路大震災がきっかけである。

本書でも触れられている「こころのケアセンター」は五年間の限定事業の期間を終えて「こころのケア研究所」という研究部門となったが、台湾大地震に専門家を派遣するなど海外にも神戸の知恵を伝えた。「あしなが育英会」が震災遺児の精神的なケアセンターとして神戸市東灘区に建設を進めてきたレインボーハウスは一九九九年に完成し、交通遺児らのため東京にも同様の施設の準備が進められていると聞く。神戸から芽生えた芽が、あちこちで実を結ぼうとしている。

　しかし一方で心寒からしめるできごとが相次いで起こっているのも、震災後の日本なのだ。一九九七年の少年Aによる児童殺傷事件も今回の附属池田小の事件も、かつて「被災地」と呼ばれた地域を舞台に起こったできごとなのである。被災地に限らず現在の日本に見られるまがまがしい兆候は、関東大震災後の日本のニヒリスティックな状況に酷似している。安医師は震災後、制度やマンパワーの面での「心のケア」の重要性を訴えた。けれども本書でも触れられているように、制度や専門家だけが心の傷を癒すのではないということを本能的に知っていた。別のところに安医師が書いた文章を引く。

「心の傷や心のケアという言葉が一人歩きすることによって、『被災者の苦しみ＝カウンセリング』という短絡的な図式がマスコミで見られるようにもなったと私は思う。その図式だけが残るとしたら、この大災害からわれわれが学んだものはあまりに貧しい。（略）……苦しみを癒すことよりも、それを理解することよりも前に、苦しみがそこにある、ということに、われわれは気づかなくてはならない。だが、この問いには声がない。それは発する場をもたない。それは隣人としてその人の傍らに佇んだとき、はじめて感じられるものなのだ」（「臨床の語り」［「阪神大震災は人々の心をどう変えたか」と改題し、本書三〇一頁に収録＝編集部注］＝『越境する知2　語り：つむぎだす』所収）。

　自らの死と新しい命の誕生に臨んで安医師は、ただ家族とともにいようとした。やがて別れざるを得ない家族のもとに、ただ佇もうとした。沈黙のなかにすら人と人の、なにものにも換えがたいつながりがあったことと思う。安医師の最期の日々を思うとき、ほんとうの「心の傷と癒し」について厳粛な沈思を強いられる。

「あとがき」で安医師が書いている通り、本書のもとになった新聞連載「被災地のカルテ」は大震災直後から一年間、続いた。廃墟となった被災地で、医師としての激務に追われながらの執筆だった。原稿が届くのは未明、ときには朝のこともあった。本書はさまざまな心の傷つきを悲劇の地の内側から、自らも当事者として瓦礫のなかを歩きながらリアルタイムに言葉としていった希有な仕事であり、この当事者性と同時性は今後も世界の各地で起こる悲劇に通じていくだろう。安医師が大震災のさなかに模索し、戸惑いながらつかみとっていった「心の傷を癒すということ」へのまなざしは、いまも遠い地で起こり、今後も起こるだろうあらゆる悲劇の渦中にある人にも向けられている。

希有な仕事だった。この仕事にかかわることができたことをぼくは生涯の誇りとする。だがいまとなっては同時に、それが招いた結末の悲しさを思わざるを得ない。いまもこの結末に自らを咎なしとできない。「相手が河村さんだからぼくは書いているんです」。九五年の二月ごろであったか、安医師は神戸・三宮の廃墟のなかでそんなふうに言ってくれた。生涯の誇りであるとともに生涯の咎めである。

安さん。あなたが名づけた小さい子は、すくすくと育っている。透き通った真珠のような歯がのぞき、つたい歩きもできるようになった。この文庫本が出るころには一人歩きもしているかもしれない。新聞連載のときから勝手なお願いばかり続けてきた。だが、どうか安さん。見守っていてほしい。

二〇〇一年秋

＊角川ソフィア文庫版『心の傷を癒すということ』（角川書店、二〇〇一年一二月）に収録された。

河村直哉（かわむら・なおや）

一九六一年愛媛県生まれ。産経新聞記者。著書に、『地中の廃墟から——「大阪砲兵工廠」に見る日本人の二〇世紀』（作品社）、『百合——亡き人の居場所、希望のありか』（共著、国際通信社）など。

『心の傷を癒すということ』増補改訂版に寄せて

田中　究

災害はやってきた。阪神淡路大震災がおこった一九九五年一月一七日から一六年たった二〇一一年三月一一日に、私たちが経験したことのない大規模・広域・複合的な災害が、東北・関東地方を襲った。

こうした災害が襲った時、それまで普通の暮らしを営んでいた人のこころが縮み上がり、揺さぶられ、時には深刻な後遺症をもたらすことがあることが広く知られるようになった。とくに阪神淡路大震災以後、そうした人たちへの精神的・心理的な支援の重要性がいわれ「こころのケア」として実践されるようになった。

阪神淡路大震災が残したものは多い。救援そして復興への過程にさまざまな人々がボランティアとして支援活動に入ることがみられるようになった。それまで災害や救急医療にあまり出番のなかった精神科医や心理職にとっても、被災地に出向いて支援活動をボランティアでおこなうことが珍しいことではなくなった。

その中で、支援される側と支援する側の実際的な側面も、また感情的な側面も、少しずつ摺り合わされて、支援の原則が作り上げられていった。移動手段、食料、宿泊、そして何よりも安全は、支援者自身が責任をもつこと。個人的にではなく、組織的・継続的におこなうこと。被災者側の指揮系統に従うこと。さらに、現実的支援が、心理的な安定に何より必要であること。何かをしなくてはならないのではなく、そばにいることも支援であること。被災者の回復力を支援することが重要であること。こうしたことが、支援者の原則として次第に定着してきたのである。

こうした原則は、阪神淡路大震災で出現したさまざまな混乱や矛盾の中にあった被災者のさまざまな感情、悲嘆や喪失感、不安や怒り、あるいは喜びや感謝が少しずつ表明される中で形成されたが、被災者であり支援者であった安克昌が残した「被災地からのレポート」(のちに、本書『心の傷を癒すということ』でまとめられた)という発信は、大きな影響を与えた。診療していた人たちが避難している避難所に足を運びはじめ、避難所回りが始まり、そこに避難している多くの被災者のこころの傷付きを丹念に聞き、心理的支援の重要性を自らの体験に重ねていった。被災した診療所に通院していた人たちの、病状の悪化を懸念して精神科救護所の必要性を提唱し、診療を開始した精神科医を支援した。被災者であり支援者であるさまざまな職種の人たち、被災者を救護する医師・看護師などの医療職、被災者を回るケースワーカーなどの福祉職、避難所を管理し被災者を支援した教育職、消防士や警察官といった防災職の苦労をこころに抱えた。そうしたことの発信を安克昌はおこない、被災地・神戸で起こっている精神的な被災が、被災地外の遠方の人たちに伝わっていったのである。

被災地にいて、みずからも被災者でありながらも、支援者という立場で行動し、そして考え、そのことを発信していくことは、とても骨の折れることである。安克昌は、被災地にあって、身近なところ、あるいは自分自身の観察を通して、人々の中の感覚や感情をともにしつつ対応を思考し、そして支援に携わっていった。そして、「心的外傷から回復した人に一種崇高な何かを感じる」と述べるのである。また同時に、人々の感情を苛立たせる要因となる、人の社会の中にあるさまざまな矛盾を見つめ、「傷ついたその人たちを迎え、その回復をともにしうる社会こそ『品格』のある社会」と言い切るのである。

「こころのケア」は用語として、また、被災地支援活動の一つとして定着したようにみえる。しかしながら、東日本大震災にともなう津波被害、原子力発電所の破壊による放射線被曝被災などの複合的な災害によって人々にもたらしたさまざまな災禍の中で心傷ついた人々に私たちはどのように向き合っていけるだろうか。あらためて私たちの社会は「品格」が問われている。

田中 究（たなか・きわむ）
精神科医。神戸大学医学部附属病院医師。一九五六年、神戸市に生まれ。精神科医。神戸大学医学部附属病院医師。著書に『心的トラウマの理解とケア』（共著、じほう社）など。翻訳書に、『分裂病は人間的過程である』（H・S・サリヴァン、共訳、みすず書房）。『最新心理療法――EMDR・催眠・イメージ法・TFTの臨床例』（M・マギー、監訳、春秋社）ほか。

一九九五年から、二〇一一年への伝言
――『心の傷を癒すということ』の再刊にむけて

宮地尚子

「復興」と〈心のケア〉

二〇一一年三月一一日からはじまった東日本大震災。四月一一日現在、まだ原発事故についでは収束さえしておらず、大きな余震も予想され、この先どのようなことになるのか、みんなわからずにいる。

それでも復興のかけ声は、力強く響く。当たり前の日常を取り戻したいと、ただ願う被災者たち。おそろしい記憶や、たくさんの喪失にどう向き合えばいいかわからないまま、とにかく前に進むよう、励まされる。

これから〈心のケア〉が叫ばれるだろう。それはとても大切なことだ。

けれども、〈心のケア〉はそれほど簡単なものではない。被災者の受けた心の傷のあらわれ方は単純なものではないし、時期によってもどんどん変わっていく。外から来た者が（たとえ専門家であったとしても)、丁寧にカウンセリングをしたからといって、心の傷が癒され、元気になって明日からまたがんばれるようになるといったものでもない。そんな安易な回復を、被災者に期待しないでほしい。

今後、復興に向けて、さまざまな潜在的問題が表に出、格差があらわになり、補償やローンや住宅や就労や、生活支援のあり方をめぐって、被災者と支援者の間で多くのトラブルがおきてくるだろう。

この本は、そういった現実的な時間の流れの中でとまどう人たちに、たくさんの智慧を授けてくれる本である。

本書に書かれているとおり、「必要とされるのは個々の被災者に対する〈心のケア〉のテクニックだけではなくて、復興事業の中にどうやって〈心のケア・サービス〉を位置づけていくか」(二三九頁)である。私も精神科医でありトラウマ治療者であるが、〈心のケア〉が、狭い意味での精神医学や心理学にとどめられてはならないと強く感じる。

被災地の問題は、時間が経てばたつほど、「持続的に、個別的に、より複雑多彩になって」(一六三頁)いく。被災者の「自立」へのプレッシャーがだんだん強くなり、支援者は、自分の計画どおりに動かない被災者に苛立ちを隠さなくなるだろう。しかし自立に時間のかかる人もいる。「がんばれ」という言葉は負担にもなる。援助を受け続けることは被災者にとって「屈辱」でもある(一六一頁)。一方、被災者の傷つきを癒すのは、家族のいたわり、避難所の人たちと苦楽を分かち合うこと、新しい家を見つけること、安らぎを与えてくれる自然と出会うことなど、ひとつひとつは小さな「治療」や「ケア」という言葉で語れないものである(一〇三頁)。支援者はそういった知識を身体感覚で身につけていく必要がある。

皮肉なことに、本書のあとがきの日付は「一九九六年三月一一日」。東日本大震災のはじまりの、ちょうど一五年前である。そう、三月一一日は、ただのはじまりでしかないのだ。

安さんとこの本について

著者の安克昌さんは精神科医で、神戸大学医学部精神医学教室の医局長だった時に、阪神大震災を経験した。当時三五歳。自らも被災しながら、精神科の入院・外来診療のほか、ボランティアとして全国からやってくる精神科医たちをコーディネートし、かつ避難所をまわって〈心のケア〉活動を行ない、潜在的なニーズを拾ってまわった。まだ日本ではトラウマやPTSDの概念がほとんど知られていなかった頃である。とはいっても、彼はすでに児童虐待などの既往をもつ「解離性障害」の患者さんたちを多く診ており、災害心理学については詳しくなくても、トラウマについての知見は多く手に入れていたに違いない。

彼は、自分の経験を文章に残した。新聞での連載を依頼され、「被災地のことを文章にする」ということを不謹慎に感じつつも、「異常な体験」の記録を被災地の内側から残すことに意義を感じ（二六二頁）、また書くことで自分の気持ちを整理できたようである。

阪神大震災という過去から学べることは多い。被災地の内側から書かれた証言の意義は大きい。もちろん、阪神と東北や東日本では文化が違う。阪神の時より東日本大震災の方が、外部からの「早く復興を」という勢いと現場との齟齬は、いっそう大きくなるかもしれない。阪神は都市化され、外部との人の行き来は活発であり、外部への人の移動も活発だった。それでも、被災地の中と外ではリアリティ感覚に大きなギャップがあり、被災者が外に出て行くことは精神的に苦痛をともなった。

だから、本書を復興事業担当者や外から入っていく支援者たちに、まず読んでもらいたい。それだけで、勘違いの支援策や復興案や、現地との無用な感情的行き違いやトラブルが少しは避けられるだろう。

被災をしながら自ら現場で支援をしている人たちにもぜひ読んでもらいたい。本書の中に、あなたは自分の姿を見るだろう。

被災者の方々にも、また読んでもらいたい。このように柔らかで温かな〈心のケア〉を行なってきた専門家がいることを知ってほしい。そして彼の仲間が今も、それを発展させ、広めようとしていることも。

安克昌さんは、残念ながら二〇〇〇年一二月に病気で亡くなった。二〇〇〇年の初夏に病気が判明し、あっという間だった。最愛のパートナーと幼い子ども三人を遺し、どれほど悔しかっただろうと思う。本書には、死別反応についても詳しく書かれている。安さんのご遺族がまさに経験しなければならなくなったことだと思うと、その部分を読むのはとてもつらい。

安さんは、阪神大震災以前も以降もかなりたいへんな臨床業務を抱えていたが、安さんの死に至る遠因に、震災時の過労、気苦労があったことは間違いないと思う。本書には淡々と書かれているので、気づかれにくいかもしれないが、安さん自身にどれほどの心身の負荷がかかっていたことだろう。今、東日本大震災で、当時の安さんと同じような立場におかれている人たちに対しては、「なるべく無理をしないで」と、無理だとはわかっているけれど、繰り返し伝えたい。

安さんのなした仕事が、生前報われたとは言いがたい。けれども、彼が身を削って書いた文章はこうやって甦り、東日本大震災という未曾有の試練に立ち向かわなければいけない人たちのための、かけがえのない糧になる。彼の文章は、多くの人に指針を与え、多くの人が「わかってもらえた」と感じ、救われるだろう。そのことほど、安さんにとって名誉なことはないだろう。たくさんの人に読んでほしいと思う。

私たちが安さんから学んだこと

私は実は、阪神大震災当時の安さんのことを知らない。一九九五年一月一七日、私は京都に住んでいて、大きく突き上げるような地震の揺れと恐怖とともに、目を覚ました。直接の被害はなく、大阪に仕事に行こうとしたが、電車が止まっていたため、家に戻ってテレビをつけた。へちゃげた高速道路。燃え上がる炎。私の生まれ育った神戸の街が破壊されていく様子に呆然とした。私は、本書にも出てくるＡＭＤＡという医療支援団体に所属していたので、地震当日の夜、被災地に行くことを要請された（当時はまだ身体のプライマリケア診療ならできた）。その要請を受けていれば、どこかの避難所で安さんと知り合い、言葉を交わしていたかもしれない。けれども私は初めての子どもを妊娠中で、しかもまだ安定期に入る前だった。けっこう無鉄砲な私も、さすがに現地で迷惑をかけるだろうし、何かあった時に後悔してもしきれないと思って、現地入りを諦めた。大阪で後方支援に携わり、被災地に入ったのは三月になってからだった。そのことは、後々まで私に罪悪感と悔しさをもたらした。頭ではしかたないとわかっていても、そういった感情は拭いがたいものがある。

　私が安さんと知り合ったのは、一九九八年。安さんが主宰する、トラウマや解離性障害の臨床家たちのメーリングリスト「デルタ」に参加させてもらうことになった。初めて安さんと会ったとき、私はその話をしたような気がする。安さんがそれにどう答えたのかは記憶にないが、お互い近い年齢の子どもをもっていることもあって、家族同士の交流がはじまった。

　私は安さんと一緒に臨床の仕事をしてきたわけではない。けれども、安さんからはたくさんのことを学んだ。トラウマや解離性障害の臨床についてはもちろんのこと、精神医療と文化や社会との関わり、文学やアート、マイノリティ問題についても話をした記憶がある。安さんの教養は広く深く、ある時地下の部屋いっぱいになった蔵書をほとんど売り放ったという話には驚かされた。

　そして安さんから一番学んだのは、治療者としての姿勢、そして人間としてのあり方のようなものだった。情熱を秘めたおだやかさ、絶妙の距離感、自信と謙虚さ、鋭いけれども相手を傷つけないアドバイス、教えることを厭わず、同時に学ぶことに大きな喜びを得る姿勢、そしてユーモア。安さんは、本書の中でも「社会の品格」ということについて書いているが、彼自身が人間としての品格のある人、英語で言えば decent な人だった。

　また、安さんはリーダーとしての資質に優れていたが、それは控えめなかたちでのものだった。なんどか、デルタのメンバーで、解離についての本を書こうという話が持ちあがったことを思い出す。けれども安さんは首を縦に振らなかった。本をまとめてみたいという気持ちもあるけれど、そういうことをすることでデルタという場が変質してしまうのではないか、というのが安さんの危惧だった。

なによりも安さんが大切にしていたのは、私たちが安心して語り合える場所、泣き言を言ったり、悩みを相談しあったりできる場所だった。トラウマや解離を抱えたクライアントの臨床は、治療者側にも混乱や恐怖、トラウマや孤独をもたらしがちだということはよく知られている。だからこそ、治療者同士のつながりが「命綱」として必要になる。

二〇〇〇年に安さんが闘病生活に入ってからも、彼の適切なリーダーシップが途絶えることはなかった。私たちはできることなら、文字通りの「命綱」になりたかったが、力及ばなかった。安さんより前から闘病中だったデルタのメンバーの一人、高崎吉徳さんも一ヶ月後に亡くなった。あの冬のことを思い出すと、今でも胸のどこかが苦しくなる（デルタのメンバーで、安さんの著作アーカイブを作ってくれた島雅彦さんも、二〇〇五年一〇月一六日に病気で亡くなられた）。

ただ、安さんが亡くなってからも、安さんを通して知り合った仲間たちは、ともに学び続けている。喪失感は大きいものの、安さんがそこにいるという臨在感をも私たちは感じ続けている。それは例えば、「安克昌の臨床世界」という特集を組んだ雑誌（『治療の聲』星和書房、二〇〇九年二月号）の発行や、『精神科臨床の星影――安克昌、樽味伸、中井久夫、神田橋條治、宮澤賢治をめぐる時間』（杉林稔著、星和書店、二〇一〇年）といった書籍の刊行といったかたちにもまとまっている。私も安さんの直接の声を聴くことはできないが、心の中で、安さんに相談したらどんな答えが返ってくるだろうと思いながら、対話を紡いでいる。

私は、関西から二〇〇一年に初めて東京に居を移し、現在の職場に勤めはじめた。そこでは、安さんとのやりとりから受けた刺激をもとに、トラウマを社会や文化の側面から再考する講義を行なっている。ときどきコンピュータの中をひっくり返しては、安さんが書いた文章を読み返す。そうして、その頃すでに安さんが到達していたレベルに驚かされる。いつになったら、そのレベルにまで自分は追いつけるのだろうと思う。生きていたら、安さんはこれらの思考をどのように発展させただろうと思う。デルタの仲間の誰かが、「安さんが亡くなることで、日本のトラウマ・解離研究の進歩は一〇年遅れた」と言ったが、確かにそうだ。彼が治療者として成熟し続けながら生みだす文章を、現在進行形で読み続けたかった。安さんの死はやはりあまりに早かった。でも、「そんなないものねだりしたら、あかんで。欲ばりやなあ」と笑う安さんの顔が見える気もする。私たちが安さんに追いつくことは一生ないだろう。それでも、安さんは残された人たちの中で、成長し、成熟し続けていくのだろう。守備範囲の広い安さんはたくさんのバトンをもっていた。それぞれの人が自分に渡されたバトンを大事にひきつぎ、それぞれ思い思いの方向に向かって走っていけばいい。

一九九五年から二〇一一年への伝言としての本書

そんなことを考えながら過ごしてきた東京での一〇年。私は三月一一日、東京の自宅にいて、地震にあった。激しい横揺れ、とにかく長い。阪神大震災の時の、どんと突き上げてくるような衝撃とはまったく違っていた。震源地は少し離れたところだろう、そこはたいへんなことになっているだろう、神戸の長田の街のように火事が起きないといいけれど、そんな思いが真っ先に頭に浮かんだ。余震が続くなか、リアルタイムで大津波の映像をＴＶで見た。そこに人がいないことを願いながら、あまりの広範囲さにその願いが通じないだろうこともうっすら感じていた。そして原発事故が追い討ちをかけた。

大津波や原発事故については思いもよらなかったし、阪神大震災より東日本大震災の方が被害は甚大である。けれど、被災地や周辺でおきているだろうこと、この後起きるだろうことについて予測するには、阪神大震災の経験は大いに役立った。東京の人たちの、のんびりした反応とパニック気味のセンセーショナルな反応という両極端にはもどかしさを感じた。

三月後半に、関西に戻る機会があった。関西ではみんな普通の生活をしていた。今日と同じように明日がくるのだろうと思っていた。余震や放射線の心配も、停電や交通機関の乱れのおそれもなく、落ち着いていた。今日と同じように明日がくると、関西では感じられた。けれども、関西の人たちが東日本大震災のことを他人事だと思っているわけではない。テレビも新聞も、関西発のニュースの方が、被災地の人たちに寄り添っており、実質的に役に立つ情報が流されているように感じられた。阪神大震災時の自分たちの被災経験を元に、ちょうどいい感じの距離で、被災地に向き合っている。地に足がついていて、すべきことをわかっている。兵庫県はいち早く被災者の県外避難受け入れを表明し、きめ細やかな準備をおこなっている。また宮城県に心のケア支援班を送り、安さんの知己である田中究医師らが三月中に派遣された。

安さんの師匠であった中井久夫先生の、阪神大震災の五〇日間の記録、『災害がほんとうに襲ったとき』は、最相葉月さんの鋭いセンスと素早い行動力のおかげで、東日本大震災の直後三月二〇日から、ネットで無料で読むことができるようになった（http://homepage2.nifty.com/jyuseiran/

shin/shin00.html　さらに再編集のうえ、みすず書房より再刊された）。私にとっては、それと合わせて自分でも読み返し、みんなに参考にしてほしいと切に思ったのが安さんのこの本だった。

メディアで活躍している精神科医の斎藤環氏も、震災直後の三月二〇日の朝日新聞で本書を紹介しており、また大月書店のメールマガジン（三月二九日）でも、本書からの引用があった。みんな目をつけるのは同じだなと、うれしく思った。よいものは人々の心の中にきちんと残されていくのだ。その後、震災後に読む推奨本を選ぶ依頼が私のところにもあったので、この本を挙げた（『日経アソシエ』二〇一一年五月三／一七日合併号）。ところが、初版本も文庫化された版も品切れで、古本サイトなどにもほとんど在庫がなく、アマゾンで数万円で取引されているということを教えられた。そして、手に入らないものは推奨本に挙げられないからと、リストから落とされそうになった。そこで作品社の本書担当編集者・内田眞人さんに直接連絡し、内田さんもさっそく社内で動いてくれて、迅速な再刊につながったというのが、本書の経緯である。

ちなみに内田さんとは、安さんのお通夜のときに初めてお会いした。その後、安さんが手がけていた『多重人格者の心の内側の世界』（バリー・M・コーエン著、安克昌ほか訳、作品社、二〇〇三年）の翻訳を引き継ぐことになり、親しく仕事をさせてもらった（この翻訳書も、トラウマを内側から描くという意味では、本書と共通点がある）。震災後、多くの人が「なにかしたいけど、なにもできない」という無力感に苛まれている。私も例外ではない。だから、こういうかたちで安さんの本の再刊に自分が少しでも役に立てたということは、大きな喜びである。

阪神大震災から学ぶという意味では、本書で紹介されている『黒い虹　阪神大震災遺児たちの一年』や『阪神大震災　消防隊員死闘の記』なども、ぜひ手に入れやすいかたちで復活させてほしいと思う。

　本書の内容についてだが、三五歳という若さを感じさせながらも、これほどの臨場感と情熱、冷静さ、洞察の深さを合わせもつ災害の手記はなかなかない。当時はまだ知られていなかった災害心理学や、PTSD、回復プロセスなど啓発的な内容についても、過不足なく盛り込まれている。日本においてもトラウマ研究はこの一五年で大きく進展したが、本書に書かれている内容で今否定されているものはほとんどない。むしろ、生活支援を重視した本書の内容は、ますます重要性を増していると思う。

　ただ、デブリーフィング（二三七頁）については、最近の研究では必ずしもPTSDの予防などに有効ではなく、むしろ有害なこともあるとされているようである。いつ、どこまで話を引き出すかは、専門家でも判断が難しい。そのときすっきりしたような気がして、後で調子が悪くなることもあれば、逆にその時はつらかったけれど、後で気持ちに整理がついて楽になることもある。おそらく、語ることは重要であるが、参加者の安全が確保されていることや、話し相手が安心できる人であること、その人の望むタイミングに合わせ、無理やり話を引き出さないこと、話し終わった後に適切なサポートがなされることなど、基本的な条件が守られることが重要なのだろう。

　安さんも別の箇所で、「被災者の心のケアを行なうさいには、この『安全な環境』『安全な相手』『時間をかけること』がとても大切だ」（七四頁）と書いている。これはデブリーフィングだけでなくデフュージングにも当てはまる。

安さんとの別れ、そして新たな対話のはじまり

この文章を書きながら、私は安さんが亡くなる一年前に行った、冬の神戸のルミナリエを思い出す。ルミナリエは、今は観光化されているが、もともとは阪神大震災の犠牲者を悼むためにはじまった。光のトンネルを歩きながら、亡くなった人たち、深い喪失を経験した人たちに思いを馳せる行事なのである。

その日、デルタのメンバーが何人か家族で神戸を訪れるので、集まってルミナリエに行くことになり、待ち合わせ場所のインド料理屋に行ってみたら、安さんも家族で待ってくれていた。子どもたちを交えた食事は、にぎやかで楽しかった。その後のルミナリエはおそろしく混雑していて、しっかり手をつないでいないと、人の波に流され、もまれて、どんどんバラバラになっていく。交通整理のおじさんがマイクで「家族は、手を握ったら最後までぜったいに離さないようにしてください。家に無事に帰り着くまでが、ルミナリエです」と繰り返していたのが、ユーモラスだった。結局、安さんと息子さんがはぐれてしまい、挨拶をしないまま解散になった。

その時は、まさか一年後に、本当の別れがくるとは誰も想像していなかった。今考えると、妙に象徴的に思えてならないが、同時に、思い出すたび、微笑みたくなるようなできごとでもあった。安さんが照れ笑いをしながら、今もどこかで私たちを見ていてくれる気がするからだ。

本書を通して、安さんとの対話が、読者の人たちの心の中でもはじまることを心から願う。

二〇一一年四月一一日　満開の桜に降るにわか雨を肌で感じつつ

新増補

神戸・淡路大震災から二十五年を経て

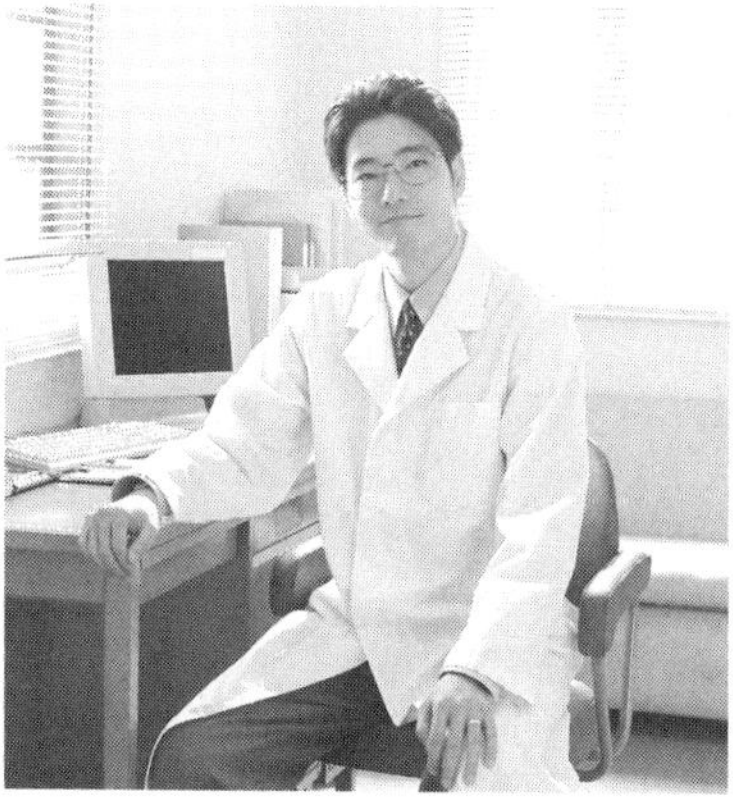

NHKドラマ『心の傷を癒すということ』より
写真提供：NHK　撮影：平野愛
安克昌がモデルの主人公・安和隆を演じる柄本佑さん。
「（撮影の初日には）安克昌さんの妻・末美さんも駆けつけてくれた。（……）柄本佑さんが演じる和隆の顔が見えた瞬間、末美さんの目から涙が溢れ出した。『寄せすぎやん』と思わず声を上げる末美さん。シルバーのメガネにオールバック気味の少しウエイブがかかった髪型、細目で優しくも、力強い眼差し、末美さんを泣かすつもりはないが、スタッフは克昌さんを思って準備した」（本書452頁）。

「このドラマは、安さんのご家族への贈り物だと思って作りたい」

――『心の傷を癒すということ』がＮＨＫ土曜ドラマになるまで

京田光広

安克昌さんをモデルにした一人の精神科医と家族の物語、ＮＨＫ土曜ドラマ『心の傷を癒すということ』は、阪神・淡路大震災二五年となる二〇二〇年一月からＮＨＫ総合テレビで、四回シリーズで放送。

「安克昌さんに会いたいから……」。

このドラマを制作した理由を問われた時、こう答える。

きっかけは、二〇一一年三月一一日の東日本大震災の後に、増補改訂版として再出版された『心の傷を癒すということ』である。当時、ＮＨＫ大阪放送局に勤務し、災害ボランティアや遺族の方々を中心に、阪神・淡路大震災関連の番組を数多く制作していた。その経験を生かし、東北の被災地のために自分に何が出来るのかと考えた時に思い浮かんだのが、安さんが神戸で手探りの中で実践してきた「心の傷を癒すということ」の番組を作ることだった。一〇〇〇年に一度の未曽有の災害と呼ばれた東日本大震災、同じように何もわからない中で、やるべきことを見い出した安さんの姿は、東北の力になると考えたからだ。

ＮＨＫスペシャル「心の傷を癒すということ」というドキュメンタリー番組として企画を立ち上げたが、取材を始めると安克昌という人は「被災地の心のケアのパイオニア」というストレートな番組に収まりきらない人物であった。ジャズは玄人肌、シニカルなユーモアに溢れ、妻と子どもをこよなく愛し、最高の夫であり父親と呼ばれる男。そして在日韓国人という出自と向き合い、苦悩しながら、「品格」という言葉を使い、日本社会の在り方まで思索を深めた生きざま。「安さんに会いたかったなあ」と心から思った。男が男に惚れるという感情だったような気もするし、酒でも酌み交わしながら震災の話をしてみたいという極私的な思いもあった。その願いが一〇年近い歳月を経て、実現したのが今回のドラマである。その出発点は、あの日までさかのぼる。

私と震災

一九九五年一月一七日午前五時四六分、震度七の大地震が故郷・神戸を襲った。朝七時過ぎ、東京の自室で大阪の知人から電話で起こされ、テレビをつけると倒壊した阪神高速の映像が飛び込んできた。

祖母が一人で暮らす西宮市甲子園の生家の近くだった。神戸の両親に電話をするが、もちろんつながらず。午後になり死者が千人単位になった頃、事態を冷静に受け止めなければならないと、親の死を覚悟した、というより覚悟することに決めた。

夕方近くになって、避難所となった小学校の体育館の混乱した状況に耐えきれず、半壊状態のマンションに戻っていた親と連絡がついた。幸い親戚もふくめ周囲で亡くなった人はいなかった。死から生への転換は大きな安心につながり、東京で朝の情報番組のディレクターを務めていた私は、土地勘もあるということで、自ら志願して大阪に飛び、三日三晩、熱に浮かされたように避難所からの中継、被災地の取材に奔走した。しかし、その後は一切の震災関連の番組に携わるのをやめた。あの揺れを体験もせず、〝生き残った〟側にいる自分に、遺族やたいへんな思いをしている被災者の取材はできなかった。勇気がなかった。心底、自分たちが生きていてよかったと思ったから。震災からわずか一ヶ月、〝神戸株式会社〟と称された都市経営の是非や防災計画の甘さを問う検証番組が放送された。外側からの視点で制作されるテレビ番組は、神戸の人間として見るに耐えず、テレビディレクターとして、ますます被災地から身も心も遠のいていった。

同じ頃、安さんは瓦礫と焼け野原の街をひたすら歩き、被災者の言葉に耳を傾け、寄り添い、そして内側から被災地の状況を発信し続けていたのだ。もし、あの時、自分が外側にとどまらず、故郷に飛び込む勇気があれば、きっと安さんに出会えていた気がする。避難所をともに回り、その眼差しと静かな声音に触れることができたはずだ。しかし、私が逃げ続けている間に、震災から六年、安さんは三九歳の若さで亡くなった。その無念と悔しさが「安克昌さんに会いたい」という思いをより強いものにした。

〝寄り添う〟——安さんの世界との出会い

時計の針を一気に進め、ドラマが生まれるまでをたどりたい。震災から距離を置いてきた私だが、二〇〇六年に東京から大阪局に転勤、これも運命かと直後のあの三日間以来、一一年ぶりに震災の取材を始めた。

テーマは災害ボランティア、国内外の被災地で活躍する神戸の災害ボランティア団体を取材した。ボランティア元年と呼ばれた阪神・淡路大震災で神戸が育んだボランティアの心が〝寄り添う〟ということだった。被災者一人一人に向き合い、見捨てないという〝最後の一人まで救う〟という言葉も生まれた。

当時、安さんの存在や著書も知らなかった私だが、〝被災者一人一人に寄り添う〟という安さんの世界に引き寄せられるように近づいていたのだ。

そして、被災した人たちに〝寄り添う〟という考え方は、ずっと心の中にあった壁を取り払ってくれたように思う。カメラクルーを引き連れ、傷ついた人たちにカメラやマイクを向ける。やっている行為は同じかもしれないが、〝取材する〟〝番組をつくる〟のではなく〝寄り添う〟のだと思うことで、向き合うことが出来るようになった。

その後は、一〇年あまりの空白を埋めるように精力的に、毎年一月一七日にあわせて特集番組の制作を続けた。東日本大震災以降も相次ぐ自然災害、ネパール大地震（二〇一五年）、常総水害（二〇一五年）、熊本地震（二〇一六年）、西日本豪雨水害（二〇一八年）、災害が起きると真っ先に被災地に向かう神戸の災害ボランティアとともにカメラを携え、同行するのが常になった。彼らと一緒に雑魚寝しながら、被災地を歩き、被災者の声に耳を傾け、そっと記録した。震災直後の安さんの姿を追い求めるように。

震災一五年目には、初めてドラマにも挑戦した。特集ドラマ「その街のこども」、主人公は実際に子供のころに神戸市で震災を体験した森山未來さんと佐藤江梨子さん。佐藤さんは中学校の同級生を一人、震災で亡くしている。大人になった二人が震災の日を迎える夜、神戸の街を歩き続ける。〝寄り添う〟ことで幼い心に刻まれた傷が癒されてゆくというロードムービーである。

その翌年、東日本大震災が起き、安さんのこの本に出会い、番組の企画を立ち上げた。ドキュメンタリーではあるが、すでに安さんが亡くなっているということで、再現ドラマも交えたシノプシスまで準備していたが、冒頭に書いたように、一つの番組では収まりきらないほど安さんは大きかった。「心の傷を癒やすということ」の企画書は、デスクの引き出しに眠ったままになっていた。

一人のディレクターとの出会い——安達もじり

時は流れ、企画書の紙の色も変わり始めた頃、企画に光を当ててくれたのは一人のディレクターとの出会いだった。今回のこのドラマの監督、NHK大阪放送局ドラマ部の安達もじりである。大阪局で同じ時間を過ごしていたが、ドラマとドキュメンタリー・情報番組と所属が異なるため面識はあるが、話まではしないという仲だった。「その街のこども」と同じ年に、安達が監督を務めた在日三世とミャンマーからの難民のラブストーリーを通じて、この国を見つめた特集ドラマ「大阪ラブ&ソウル　この国で生きること」はテレビ界の重鎮が集まった「放送人の会」のグランプリを受賞した。作品は人間を見つめる優しい眼差しと時代や社会を問う鋭い視線を併せ持ち、ユニークな名前とともに気になる存在であった。震災当時、まだ京都の高校生だった安達が、父親に連れられ被災地をひたすら歩いたという話も聞いていた。その父親とは哲学者の鷲田清一さんで、書籍『心の傷を癒すということ』が、広く世の中に知られることのきっかけになった「サントリー学芸賞」の審査委員長である。◆父と子が四半世紀を経て、同じ人物に向き合う。このことは決して偶然ではないと思う。人々を惹きつけてやまない安克昌という人間の凄さの証だ。

◆編集部注　鷲田清一さんの選評は、本書四〇五ページに掲載されています。

二年前、その安達もじりと一緒に仕事をする機会が訪れた。当時、私が勤務していた神戸局で制作する地域発ドラマの応援に来てくれたのだ。この機会を逃すまじと大切にしまっていた企画書を安達に託した。

朝の連続テレビ小説、朝ドラの『カーネーション』『べっぴんさん』『まんぷく』で実在の人物をモデルにしたドラマを作って来た安達は、安克昌さんをモデルにしたフィクション、震災二五年の特集企画として「土曜ドラマ」という総合テレビの四回シリーズという大きな枠を提案した。フィクションではあるが、大切な部分、根幹の部分はちゃんと伝わるようにしなければならないと、安達と二人で、ひたすらご家族をはじめ関係者にお話をうかがう日々が続いた。その丁寧さはドキュメンタリーの取材を超える内容と密度だった。目の前に安達が手作りした「安克昌さん年表」という冊子がある。ご家族の協力で集めた幼い頃からの写真なども入れた力作だ。そして膨大な量の取材メモ。これだけで一冊の本になるほどだ。

「誰も独りぼっちにさせへん、てことや」――安さんが書かせて下さったセリフ

安さんの本とこの資料をもとに物語を作り上げたのが、脚本家の桑原亮子さん。桑原さんは中

学二年生の時、西宮で被災した。大きな被害を受けた街が少しずつ立ち直っていくのを、通学路からつぶさに眺めた。桑原さんは、私たちとの最初の打ち合わせの日のことを鮮明に覚えている。

「初めての打合せの日、安達さんがふとお尋ねになりました。『このドラマは何についての物語でしょうか？』。私は考えるより先に答えていました。『愛情の物語だと思います』——安さんが遺された言葉や示された行動からまず私が感じ取ったのは、深い愛情でした。ご家族に対する愛情、そして広く人間に対する愛情を感じました。

それを表現できれば、震災後の状況や精神科医としての厳しい日常を描きながらも、救いを感じられるドラマになるのではないかと思ったのです」

安さんをモデルした主人公「安和隆」を演じるのは、柄本佑さん。妻の終子を演じるのは、尾野真千子さん。柄本さんは、監督の安達がずっと一緒にやりたいと願ってやまない役者だった。尾野さんはドラマの準備が始まった時、安さんのご家族から一番最初に上がった名前だ。

第一話「神戸、青春の街」は、安和隆の少年時代から始まる。小学生の時、母から在日韓国人であることを告げられた時の衝撃、精神科医になるまでの道のり、父とのぶつかり合い、そして妻・終子との出会い。

第二話「僕たちの仕事」では、阪神・淡路大震災の混乱の中、被災者に寄り添おうとする安和隆の姿が描かれる。

第三話「見えない命綱」は、被災地に蔓延するストレスや、解離性同一性障害の患者との関わりを取り上げ、そして安和隆は父の死を経験する。

そして第四話「残された光」。新天地で希望に燃えていた安和隆は、突然、癌を宣告される。苦悩を乗り越えた安和隆が最後に選んだ生き方は、家族に寄り添うということ……。

二〇一九年一一月初め、震災直後の避難所の撮影が行われた。小学校の体育館に集まった三〇〇人近いエキストラの多くが震災を体験していた。娘の同級生が亡くなったという女性、家が全焼したという当時、小学生だった人は唯一、焼け跡で見つかったという大切な人形を手に参加してくれた。一方で家は半壊で、避難所に行かなかったという人は、水もガスもない過酷な日々を強いられながらも、被災者だと言えず、炊き出しにも並べなかったつらさを語ってくれた。

避難所の撮影を終えた主演の柄本佑さんに、このドラマから学んだことはありますかと尋ねた。柄本さんは、脚本のセリフ一行一行をたどるように、しばらく黙って、こう答えてくれた。

「誰も独りぼっちにさせへん、てことや」

それは、安和隆が「心のケアって何か、わかった」から語り始める柄本さん自身のセリフだった。

ドラマの撮影が始まった二〇一九年一〇月、巨大な台風一九号が関東・東北を襲った。相次ぐ台風と大雨で一〇〇人を超える方が犠牲になり、寒さが厳しくなる中で避難所生活が続いていた。神戸では小学校の教師同士のいじめ事件が明らかになった。安さんが指摘したように、今も世の中は心的外傷に満ちている。セリフの意味を、柄本さんはこう受け止めたと言う。

「たとえば避難所に一〇〇人の人がいて、ある方法で九九人がポジティブになったけど、一人はうまくいかないとする。そのとき、その一人を無理やり九九人に引っ張ってくるのではなくて、その一人に寄り添う。今の時代だからこそ、大切にしたい言葉だ」。

脚本家の桑原さんは、セリフに込めた思いをこう語る。

「『心のケアって何か、わかった』と書いた直後、手が止まりました。安さんが人生をかけて摑み取った答えを、私が書かなければいけないのです。重圧に負けそうになりながら、言葉が浮かぶのをひたすら待ちました。まるで、安さんのそばにじっとたたずんで、口を開かれるのを待っているようでした。やがて『誰も独りぼっちにさせへん、てことや』という言葉が浮かんだ時、これは安さんが書かせて下さったセリフだと思いました」

こうして紡ぎ出された物語を演出・制作・技術・美術などのスタッフ、俳優、そしてエキストラとして参加してくれた神戸の人たち、総勢数百人に及ぶ人間の力を結集して映像作品へと昇華させる。このドラマが人々の心に刻み込まれ、安克昌さんのメッセージを未来につないでゆくものになることを願う。

撮影が始まって――現場にいた特別な人

二〇一九年一〇月七日、撮影初日。現場には、ある特別な人がいた。安秋実さん、安さんが亡くなる二日前に生まれた次女である。一八歳になった秋実さん、父親譲りの映画好きで、撮影の期間だけアルバイトでスタッフに加わった。フットワークも軽く、明るく現場を駆け回る秋実さんは貴重な戦力だ。

秋実さんには父親の記憶はない。生まれたばかりで告別式にも参列できなかった。母の末美さんは克昌さんの話をよくするが、精神科医としてどんなに立派だったか、どんな素敵な男性かはわかっても、どんな人だったのか、父親としてのイメージが思い描けずにいた。どんな声だったのか、どんな字を書くのだろう、幼い頃からそんなことを考えていたという。「安克昌さんに会いたい……」、それは娘の秋実さんの思いでもあった。

その秋実さんが制作スタッフの一員として、父親に向き合うことになった。大学時代、恩師の中井久夫さんの講義を克明に記した「安ノート」、几帳面に綴られた父親の字を初めて見た。著書『心の傷を癒すということ』の元になった古びた震災直後の新聞の連載記事からは、被災地で格闘を続ける父親の姿が浮かび上がってきた。ドラマの小道具として克昌さんが九歳の頃の宿題のプリント作りをまかされた。在日という出自に向き合う幼い頃の父親にも思いを馳せた。日々、秋実さんの中で克昌さんの存在が確かなものになっていった。

初日のラストシーン、JR元町駅近くの小高い公園の坂道を、神戸大学病院の精神科医となった安和隆が一人、歩く。設定は震災前日の夜、朝になれば一瞬にして失われるとは思いもせず、愛する神戸の夜景を眺めるシーンだ。

現場に仕事を終えた妻の安末美さんも駆けつけてくれた。坂道を登ってくる柄本佑さんが演じる和隆の顔が見えた瞬間、末美さんの目から涙が溢れ出した。『(克昌さんに)寄せすぎやん』と思わず声を上げる末美さん。シルバーのメガネにオールバック気味の少しウエイブがかかった髪型、細目で優しくも、力強い眼差し、末美さんを泣かすつもりはないが、スタッフは克昌さんを思って準備した。

末美さんのかたわらに宮地尚子さんの姿があった。精神科医療の考証など、ドラマをずっと陰から支えてくれたのが宮地さんだった。克昌さんが末美さんの誕生日には必ず花束を贈ることを知っていた宮地さんは、安さんが亡くなった後の最初の誕生日、安さんの代わりにと花束を末美さんに贈ったという。

あれから二〇年近く、この日も、宮地さんは末美さんに寄り添い、小さな背中にそっと手を置いて、優しくさすり続けていた。すると撮影中にもかかわらず、カメラの近くにいた秋実さんが母親の元に駆け寄ってきた。手を握り、つとめて明るく声をかけた。「お母さん、なんで泣いてるかは、聞かへんで」。

末美さんは泣きながら、思わず噴き出すように笑った。素敵な笑顔だった。

この二日前、私、安達、柄本佑さん、脚本家の桑原亮子さんはじめメインスタッフは、末美さん、長女の恭子さん、秋実さんと一緒に、ドラマ制作の報告に克昌さんの墓参りに行った。一〇月というのに汗ばむ陽気だった。一人一人、拝ませていただいた後、最後に秋実さんが静かに手を合わせた。いつものように父親に近況報告を済ませた後、最後に「ありがとう」と声をかけたという。

「父親に会いたい」と願っていた自分に、その機会を作ってくれたのも克昌さんだったから。

「このドラマは、安さんのご家族への贈り物だと思って作りたい」と、監督の安達は、撮影の前、スタッフ全員を集めて語っていた。お墓参りを終えて帰る時、私は一番後ろから、安さん一家を囲むようにして歩くみんなの背中を見つめていた。すると、高台にある墓地の向こうに広がる住宅街の風景が目に飛び込んできた。何気ない日常の風景が心に沁みた。

阪神・淡路大震災から二五年、「誰も独りぼっちにさせへん、てことや」という言葉が寄り添っていた。

＊書き下ろし

京田光広（きょうた・みつひろ）
一九六二年生まれ。NHK大阪放送局や神戸放送局で、阪神・淡路大震災をテーマにした数々のドキュメンタリー・ドラマを手がける。神戸の災害ボランティアに密着したETV特集『最後の一人まで救う』、原発事故のため福島から神戸に避難した女子高生が主人公のドラマ『LIVE! LOVE! SING! 生きて愛して歌うこと』など。二〇一〇年に制作した『その街のこども』は、放送文化基金賞本賞を受賞し、劇場公開もされた。

「安先生」のこと

名越康文

　この書籍は、どちらかというと精神科医が科学的な専門性に則って、あの震災からの人々の心の軌跡を記述することを旨とするものだろう。であるから、以下の私の書き出しに多くの方が違和感を持つのでは無いか、そう思う。読み出される前に、予《あらかじ》めそうお断りする無礼をどうかお許し願いたい。

　長年意識せず生きてきたことだが、認めざるを得ないことがある。それは私が宗教的な人間だということだ。爪から先も模範的な人間ではないし、哲学的な人間だと言うつもりもないのだが、宗教的な人間であることは否定のしようがない。それを思い知ったことがある。安先生（我々は大学時代からなぜか互いを先生と呼び合っていたので、書き出しは我々の慣例に従いたいと思う）が亡くなって直ぐの年明けのある朝、当時教壇に立っていた柔道整復師養成の専門学校に向かう単線列車に乗って、麦が刈られた後の畑が何キロも続く冬の野辺をぼんやり車窓から眺めていた。突然、視野の光度が全体的にクワッと上がり、その視野の中の全てに人の気配がしたのだった。私はそれが誰なのか即座に理解した。今から考えると実に奇妙な経験だったが、なぜかその中で私は落ち着いており、車窓から風景を固まったように見ている自分の身体の中で深く寛《くつろ》いでいた。そしてその柔らかな衝撃が一分ほど続いた後で、ごくしぜんに感謝のような感情が溢れ出し、全身に鳥肌が立ったのだった。人が死ぬとはこういうことなのだ、と思った。

「安先生」との出会い

彼と出会ったのは中学二年だったと記憶している。私は田舎の小学校から大阪の中高一貫私学に入学して、たった一年半の間に絶望的なほどクラスメートから学力を引き離されてしまっていた。表面的には明るく振る舞っていたが、自意識自体は地に落ちて潰れた果実のようになっていた頃だったと思う。秋の初め、学園祭（スクール・フェア）である展示を見ていた時に、私の友人と連れだって立ち寄った見知らぬ生徒がいた。少し前屈みの自分よりは幾分小柄で、瘦せてはいるが筋肉質の、そしてそれ以上に何かが鋭利に削ぎ落とされているような静かな殺気に満ちた生徒だった。にこやかで控え目なそぶりの後ろ側に、ピリピリとしたやり過ごせない気配があったことを覚えている。

その見知らぬ同級生はおもむろに、他校の不良学生はどのような喧嘩の仕方をするのかを身振りを交えて説明し始めた。そうして自らの学生服を袖を通さずに両肩だけで引っ掛けるように着て、そのまま上半身を勢いをつけてブンと回旋させたのだった。次の瞬間、両袖がまるで鞭のようにしなって弧を描き、袖の金ボタンが私のこめかみにバチッとぶち当たった。あまりの衝撃に目から火が出たのを覚えている。痛さでしゃがみ込んだ私を見下ろした彼はニヤリと不敵な笑みを浮かべて、「痛いやろ」と呟いたのだった。その後、自分がどのように振る舞ったのかは、未だに思い出せない。しかしなぜか彼、安克昌と私はその日から友人になった。たぶんその孤立した雰囲気が私のそれと同質の何かだったのだと思う。

学生時代の語らいは、もっぱら漫画と音楽だった

彼と私が実際に同じクラスであったことは、中・高で二回ほどだったのではないかと思う。クラスというものは今も昔も集団に馴染《なじ》まぬものにとっては無用の長物だが、私はクラスの空間的な隔たりはあまり気にならず、とにかく彼と様々なことを語らい続けていた。彼は成績がいつも上位であったが、いわゆる落ちこぼれだった私を憐憫の目で見ることは無かった。中高一貫進学校のヒエラルキーの中では典型的な上位と下位の二人はなぜかとてもウマがあった。彼は中学の頃から読書もよくして、小説も多く読んでいたようだが、私は小学校の頃、親に無理に小説を読まされたことの反動もあってそちらは疎かった。私はプロレスにのめり込んでいたが、彼は決してそれには足を踏み込まなかった。私も彼のジャズ好きには敬意を払いつつも踏み込まなかった。彼が広範囲な読書を日常としていた事は知っていた（大学の時には食費を削って本を買っていたらしい）。大学に入ってから彼の新築なった巨大な自宅の個室の横に併設されていた専用書庫に入ったとき、二〇歳にして既にかなりの書籍が並んでいたこと覚えている。

ともかくも私との語らいはもっぱら漫画と音楽だった。二人とも水木しげると石ノ森章太郎、そして手塚治虫を愛した。その中でも水木しげるの『河童の三平』と石ノ森の『サイボーグ

009』『幻魔大戦』のことを語り出したら飽きることがなかった。『河童の三平』については物語の登場人物たちの、物悲しい粗忽《そこつ》さのようなものを特別気に入っていたように思う。私の中での彼の名言の一つに「通俗である位なら低俗である方が遥かによい」というものがある。河童の三平はもちろん低俗でも通俗でもない名作だが、そうならしめている作品の品格は何かといえば、それは独特の間の抜けたような台詞回しや素朴なストーリー展開があると、私は思う。そういう幼児のような表現の率直さが水木の作品の背景に流れる魅力であり(それはもしかしたら紙芝居作家であった経歴も影響しているのかも知れない)、これはテクニックで真似をしようとしても し切れるものではない。この一見稚拙なほど無防備で素朴な表現を、彼は深く愛した。水木の作品は社会の中で上手く立ち回れない人々、取り入ったりおこぼれを頂戴できない無器用な奴らに満ちている。しかし私はそういった社会の中でどうしても損をしない事には生きていけない人々に対する共感、という風に道徳と結びつけて、彼の感受性や人となりを評することには正直幻滅を感じる。日本人は兎角《とかく》道徳を持ち出して人や物事を後味良く総括しようとするが、それは一つの根源的な無関心の表れである。安先生は少なくともそのような単純明快で、平坦な人格とは無縁の人物であった。敢えて言えば彼は人間の矛盾に満ちた営みそのものを愛したのである。

『河童の三平』の気に入ったシーンを話しながら、可笑《おか》しくて堪《たま》らないという態で笑う時の彼の表情が私も好きであった。特に彼が何度も語ったシーンは、物語のエンディング辺りの一コマだった。それは意外なほど小さなコマで、主人公・三平の天敵だった化け狸の顔だけが描かれていた。三平のことを散々からかってひどい目に合わせていた化け狸だが、その後いろいろあって優しい三平の世話になり心を通わせる。物語の終局で三平が死神に連れられてあの世に旅立って行くとき、最後までそのあとを追いかけて涙を一筋流す。その狸の情けないほどしょぼくれた表情が、堪らぬほど琴線に触れている様子だった。

一方、石ノ森の作品を語り合う時の我々は、真剣なところがあった。石ノ森の終生のテーマは「神と人間」だった。しかも神が人間を滅ぼそうとするという圧倒的に人類に不利な物語をどう完結するか、というテーマに後半の人生をかけた作家である。当然ながら天才といえど一筋縄ではいかない。このテーマに初めて挑んだ「天使篇」で『００９』は中断する。我々はちょうどその頃に、秋田書店刊行の『００９』に出会ったのだった。突如の断筆に、当時中学生だった我々は大きなショックを受けた。決して作品に落胆したのではない。石ノ森でさえ描けないテーマがこの世界にあるということに打ちのめされたのだった。漫画家こそが我々の知的な万能感の砦であった。漫画はあらゆるものをこの世に、目前に、具現化してくれる。親から咎められようが周囲から無視されようが、漫画は裏切らなかった。その圧倒的な想像力に拍手を送っていたわれわれは、その覇者である石ノ森の断筆に絶句したのである。石ノ森の爆発的な想像力でさえも届かないこの世界。何という矛盾を抱えた世界に私たちは生まれたのだろうか。しかし時を置かず、二人はもう一つの輝く鉱脈を発見した。それが『幻魔大戦』（平井和正／石ノ森章太郎）だった。しかしこの未来のＳＦを先取りしたような野心作も中断した。余りにも続きが読みたくて、「いつ再開されるんやろなあ」と独語気味に語った時、彼はやにわに「いやこれは無理やと思うで」と言ったことを今も憶えている。石ノ森の実力をみくびったのでは決してない。人間の想像力にも限界があり、その極みまで石ノ森は行ったのだというのが彼の見解であった。ある種一神教的な世界観を柱としているこの二作において、彼の洞察は当を得ているように今も私は思う。

二人のスティービー・ワンダー熱

音楽についていては、彼はクラシックも聴いていたが、ジャズに関する思い入れが強く、特にジャズ・ピアノに関する造詣が深かった。それに比すれば歌への関心はそれほどでも無かった。歌が好きで父のステレオに毎日かじりついていた私は、これなら、と満を持して彼に『キー・オブ・ライフ』（スティービー・ワンダー、一九七六年）を貸した。彼はフンという感じで、まあ名越がそこまでいうなら、と持って帰ったが、翌日には評価は一変していた。彼はそれこそ天を仰ぐような表情を浮かべて、スティービーの楽曲について情熱的に語り始めていたのだった。この物事を鋭角的に斜めからえぐるような油断の無さと、少年のように真っ直ぐで誠実な気質の両極性こそ、彼の真骨頂であり、我々が親しい中にも緊張を保ち続けられた一因だったように思う。当たり障りのない通俗的なものには歯に絹を着せぬ彼だったが、二枚半組五〇〇〇円もするアルバム『キー・オブ・ライフ』は即座に購入した。その後、二人のスティービー・ワンダー熱は、彼がこの世を去るまで冷めることは無かった。

彼は神戸大学の医学部に、私は近畿大学に入学したのだが、大学時代も交流は続いた。というより大学時代の方がより多面的な付き合いが始まったと言えるだろう。彼はますます本の虫で、三度の飯より優先して本を買っていたが、そんな彼を私は難波にあったジャズ・スクールに誘った。ジャズ・ピアニスト川村隆賢氏の開いたジャズ・スクール「ビッグジム」には多くの音楽好きが通っていた。私はボーカル科、彼はピアノ科に通い、見る間に彼のピアノの腕は上達していった。高校時代のつらい勉学合宿の合間に、彼が気晴らしに『レディ・マドンナ』や『ザ・ロング・

アンド・ワインディング・ロード』を合宿所のオルガンでよく弾いてくれたので素地はあったのだろうが、スクールでの理論の咀嚼力はさすがであった。一緒にライブを開いたこともあったと記憶している。ビッグジムにおける数々の思い出は、数え上げればキリがない。

ともかくも大学が違えど、毎週のように彼と会えることは無上の幸せであった。彼の新築なった実家の豪邸にも何度か泊まりに行った。泊まりに行けば必ず深夜まで語り合い、お母様に朝ご飯まで作っていただいたこともある。ある時などは夜二〇時ぐらいにどちらからともなく電話をして、その当時のお互いの悩みや、人間とは、意識とは、というやや専門的な興味に対する見解について話し続け、気づけば明け方四時を回っていた。

互いに申し合わせたように精神科医になった後も交流は続いた。そこで本書の舞台になる震災があった。直後に彼に連絡を取ったが、自分のマンションの周りはかなりの惨状であることを、意外なほど冷静に電話の向こうで彼は話した。それから後の彼の活躍は本書の通りである。

彼と私との人生は、まだ続いているような気がしてならない

一九九六年、本書で彼は「リントリー学芸賞」を受賞した。心から素晴らしいことだと思ったが、なぜかどうしても連絡を取ることが出来なかった。数ヶ月経って彼が当時開業したばかりの私のクリニックに遊びに来た時、連絡を取らなかった理由を説明した。まったくの個人的なこだわりなのだが、彼が絵に描いたような模範的医師として世間にパッケージされることが、とても残念だったのだ。それは当時のまだ青臭い私にとっては、彼に対する過小評価としか映らなかったのである。もちろんこれは私の浅薄な邪推に過ぎない。私からみれば彼は一人の素晴らしい精神科

医であり社会人であるが、それと同時に、まさに彼の大恩師、中井久夫先生が書かれておられる通り、「それ以上の何か」なのであった。その何かを私なりに一言で言えば、アーティストであった。

綺羅星のような皆さんが次々に祝辞を述べられていることだろう。一人くらい敢えて述べない奴がいても良い。そう勝手に思っていた。私の弁明を聞いて彼は「ああ、だから連絡してくれへんかったんか。やっと分かった」と言った。彼に無駄な気を遣わせたことを私は詫びた。

その後の彼の活躍はますますめざましかった。その業績は日本精神医学史に残るものがあると確信するが、私からみれば明かに過労であった。私は何度か開業を勧めた。地元の病院が復旧するまで、あと二年待ってくれというのが彼の答えだった。その一年後に癌が発見された。自身がエコーで偶然腫瘍を発見した過程も、彼は冷静に私に話してくれた。

その後ももちろん彼とは会い続けていたのだが、時系列的な記憶は混乱している。まだ私の中できちんと向き合えていないのかも知れないし、向き合う必要も無いのかも知れない。ただ神戸のライブハウス「チキン・ジョージ」でのカルメン・マキさんのライブに、彼を誘った日の夜のことは比較的鮮明に憶えている。ライブに来ておられた宗教人類学の権威、植島啓司先生との話の中で、いま何がつらいかという話題になった時、こんな治療をしてみたらと言われるのがつらい、と語ったことだけは憶えている。希望が苦痛だというのだ。「僕はもう向こう側の人間なので」と微笑しながら言った。彼は波打たない心を求めていた。

コンサートは最高だったが、流石《さすが》に終盤になって疲れて目まいを起こし、私は彼をタクシーで自宅まで送った。奥様が迅速に玄関まで出てこられたので、申し訳ない気持ちで彼を託した。無理をさせたことを後悔したが、もう彼の病状は如何《いかん》ともし難いところに達しているのだと、今さらながら思った。

二〇〇〇年一二月二日、彼は息を引き取った。私は通夜に駆けつけた。法事が終わった後も、どうしても席から立つ力が出ずに蹲《うずくま》るようにしている私をみつけて、お母様が声をかけてくださり、私の肩をひしと抱きしめてくださったことを、今も昨日のように憶えている。

彼と出会えたこと、思春期以降を共に過ごせたことを、今も奇跡のように感じることがある。そして彼と私との人生は、まだ続いているような気がしてならない。私にかけがえないものを与えてくれた彼に感謝している。

＊書き下ろし

名越康文（なこし・やすふみ）
一九六〇年、奈良県生まれ。精神科医。相愛大学、高野山大学客員教授。近畿大学医学部卒業後、大阪府立中宮病院（現・大阪府立精神医療センター）にて、精神科救急病棟を設立し、責任者を経て、一九九九年に同院を退職。臨床に携わる一方で、テレビ・ラジオでコメンテーター、映画評論、漫画分析などさまざまな分野で活躍中。

二人の兄と二つの大震災

安 成洋

二人の兄について——次兄・安克昌と長兄・安俊弘

私には、二人の兄がいる。一人は、本書の執筆者であり、阪神・淡路大震災に自らも被災しながら、精神科医として震災を原因とする心の問題に関わり続けた、次兄の安克昌。もう一人は、東日本大震災が引き起こした福島事故の報を遠く離れたアメリカで聞きながら、その日のうちに、原子力工学の専門家（カリフォルニア大学バークレー校工学部原子力工学科教授）として、事故後の対策と「脱原発」に向けた「出口戦略」について提言をし続けた、長兄の安俊弘である。

二人とも、奇しくも、二つの大震災に関わる自身の仕事に全身全霊を傾け、そしてこれらの活動をしていた時期が、結果的に、二人の人生の晩年となり、帰らぬ人となってしまった。

俊弘が亡くなった後しばらくして、「二人の兄と二つの大震災」という視点で、私は二人の兄に想いを致すようになった。学者でも医師でも技術者でもない門外漢の私だが、二人の兄が何をやろうとしていたのか、大震災に直面してどのような考え方を持つようになったのか、少しずつでも追いかけてみよう、と思ったのだ。そして二人の兄が行なった大震災に関わる活動で、二人をつなぐものは何かを探究してみよう、と考えた。これは、二人の兄が私に遺した「ライフワーク」と思っているが、その途中報告をさせていただきたい。

『心の傷を癒すということ』を読んで、亡き次兄・克昌に会いにいく

二〇〇〇年一二月四日。克昌の葬儀の喪主を、俊弘が務めた。

長い焼香が続き、喪主の俊弘があいさつに立った。弟の経歴、発病して死にいたるまでの経過を紹介したうえで、安医師が自分で治療の方針を決め、家族とすごしながらそれを貫いたこと、その弟をとても尊敬していること、そんなことを語った。そして少し声を震わせて、弟の最期を紹介した。

「弟は最期に「頼む」と語ったと聞きました。なにを頼まれたのか、私もずっと考えていきたい」

(河村直哉『精神科医・安克昌さんが遺したもの』より)

克昌の死後一〇年ほど経ったある日、『心の傷を癒すということ』を、俊弘と私は、二人とも繰り返し読んでいることを、何気ない会話の中で、お互い知ることとなった。「なぜ繰り返し読むのか」という理由を、俊弘と語り合ったことはない。ただ、私にとってのその理由とは、「この著作から克昌の『息遣い』を感じることができるから」であった。私は『心の傷を癒すという

こと』を読むことによって、克昌に会いにいっていた。そして、それは今も続いている。

『心の傷を癒すということ』の中には〝生きた克昌〟がいる。

被災地のさまざまな場所・場面で心の傷を負った人たちに接して、自分も深く心を痛めて涙ぐみながらも自分を鼓舞して仕事をやりぬこうとする姿。自分自身の不手際や不明を深く恥じている姿。被災した人たちが見せた気遣いや優しさに人間の素晴らしさを垣間見て、心から感動で揺さぶられている姿。大震災で失われたものの大きさに思いを致して呆然と立ち尽くしている姿。被災地や被災した人々やその家族に対する、無理解や配慮のなさ、想像力の欠如に対して、怒り苛立っている姿。被災地の混乱の中で、懸命に自らの仕事を行なう人たちの姿に打たれて、首を垂れんばかりに深い敬意を表わしている姿。問題点を並べてみて、これから解決すべき課題を一人まんじりともせず考えている姿……。幼少の時から、克昌が見せてきたさまざまな表情の動き、口調、話してきた言葉そのものの中身、立ち居振る舞いとオーバーラップさせながら、『心の傷を癒すということ』を私は繰り返し読んだ。読むたびに、克昌が私に見せてきた姿の記憶が呼び覚まされた。その感覚は、克昌がいない喪失感からくる、こみ上げてくるせつなさと、生の克昌の声を聴き、姿を見ているような懐かしさと嬉しさがないまぜになっていた。そしてそれは今も変わらない。

また、これは回を重ねるにつれて、私自身が置かれている状況の変化に応じて、さまざまな示唆や道しるべを与えてくれるようになっていた。仕事や人生の大きな岐路に立たされ、立ち止まっていたとき、再び読み返すことで憑き物が落ちたように決心できたこともあった。克昌の仕事の進め方を追体験しながら自分に当てはめてみたら、スッと目の前の視界が開けてきたことも一再ではなかった。

そして、俊弘もまた、この本を繰り返して読むことで「克昌に会いにいっていた」のではないか、と思うのだ。

長兄・安俊弘と「福島原発事故」

安俊弘のプロフィールを簡単にご紹介しておきたい。

東京大学・カリフォルニア大学バークレー校の両校で原子力工学の博士号を取得後、東京大学講師・東海大学助教授を経て、カリフォルニア大学バークレー校へ移り、二〇〇七年に終身教授（テニュア）となる。二〇〇九年、東京大学工学部フェロー就任。原子力工学における自身の専門分野については、インタビューで次のように答えている。

「原子力化学工学、とくに核燃料サイクルの放射性廃棄物管理と安全評価です。（核廃棄物処理・処分は、具体的にどのような方法を取るのか？との質問に対して）『地層処分』というアプローチです」（集英社『ｋｏｔｏｂａコトバ』二〇一一年秋号より）。

二〇一一年三月一一日、東日本大震災が起こり、福島原発事故が発生した直後から、俊弘はアメリカにいながら、その対応で多忙をきわめた様子が、以下から読み取れる。

米国西海岸の今年3月10日、木曜日の夜、日本時間では11日の午後になりますが、私はＮＨＫ国際放送のテレビ・ニュースを見ていました。そこに地震発生の速報が入りました。

（……）各地の原子力発電所は緊急停止と伝えられましたが、福島第一原子力発電所では容易ならざる状態であることを示す続報がその後伝えられ始めました。ほとんど夜通し情報を追って過ごし、翌朝（3月11日金曜日）大学に出勤してみると、すでに留守番電話にはメッセージがオーバーフローしており、ほどなく地元のテレビ局が押し寄せてきました。その後の4週間はおよそ名前を知っている世界中のメディアが、日本のメディアを除いて、接触してきました。

（安俊弘「公益と工学」、GoNERI（東京大学グローバルCOEプログラム「世界を先導する原子力教育研究イニシアチブ」）シンポジウム2011「東京電力福島第一原子力発電所事故を踏まえ原子力教育研究を再考する」特別講演より）

「3・11」以降、約五年間で、日米往復回数は五〇回を超える。俊弘は、原子力工学の専門家としてどのような活動をしたのか。「脱原発を求める声が日本の国民の8割近くに上る。それを具体化するのが専門家の役割だ」（「地球人間模様　164」より）として、いわゆる「原発出口戦略」を唱え、発言し執筆し行動した。いわゆる「原子力ムラ」出身の研究者としては異例のことだった。少し長くなるが、論文の一部を引用したい（「原子力発電〝出口戦略〟構築のすすめ」、『科学』誌、二〇一二年六月号、岩波書店）。

そもそも工学とは、人々の暮らしをより良くゆたかにすることを目標としている。社会の一歩先を見て、まだ見ぬものに形を与え、人々に選択肢を用意する。（……）現代の日本のような民主主義社会において国民の支持しないものは淘汰される。もし、国民の求めることに抗ってでもやらねばならないことがあるとしたら、その必要性を訴えて結果責任を背負って決断するのは政治家の仕事であって、エンジニアの仕事ではない。しかし、日本においては、少なくとも現在の再稼働問題が起きるまでは政治家がそれを行うことはほとんどなく、エンジニアが主体の原子力コミュニティが引き受けてきた。

国民の望むことを実現する方法はひとつではないので、エンジニアは複数の選択肢を提案し、普通そこから技術開発競争がおきる。（……）しかし、再処理・高速炉路線という原子力の中でもひとつの選択肢にすぎないものが、国策となった後は、ほとんど唯一のものとして扱われ、その他の技術の可能性と公平に比較されることはなくなった。政治家が役割を果たさない中で、原子力コミュニティは自分でその自由度と競争を制限し、煮詰まってしまっていった。

（……）

これまでの原子力開発では、国民の過半数が支持しているという統計はあったものの、国民の積極的な支持ではなかった。しかし、事故後の状況において刮目すべき変化が現れている。すなわち、80％もの国民がいわゆる「脱原発」を望んでいる。このような高い率で国民の意見が一致している状況は、原子力に限らず稀有なことである。さらに、上述のように事故後の国民の真剣な模索と議論から出てきた強い意思表示であると見るべきである。もし、これまでの原子力開発の失敗の根本原因が国民の意思からの乖離にあったとするならば、国民の求めることを実現するための方策を開発することを中心においてみたらどうなるかと考えるのが、教訓に学ぶということであろうし、それはエンジニアの自然な行動である。これはいわば原子力開発の従来の「公理系」から新たな「公理系」への移行である。新たな公理系における基本公理は、「国民の求めていることを実現すべく技術を構築する」ということである。

（……）

従来の公理系の基本公理は何だったのだろうと改めて考える。（……）問題の把握から定式化、「最適」な解決策の導出に至るまでを原子力コミュニティ内部で行い、最適解の策定後はそれを説明し理解・受容させる対象として国民を捉えていることを示している。そこで、従来の基本公理を新たな基本公理と対応する形で書くとすれば、「原子力コミュニティが策定した最適解を実現すべく技術を構築する」ということになる。これにもとづけば、国民の示す方向性が最適解に沿わないものである場合、それは「間違っている」とされ「国民の誤解」を解くための教育あるいは広報が展開される、というこれまでの原子力コミュニティの行動がよく理解できる。新公理系に対してよく聞かれる「国民の望むことを実現すると言っても国民が間違っていたらどうするのか」という反問は、反問者が従来の公理系の枠内で考えていることを如実に示している。（……）新たな公理系にもとづけば「脱原発」実現の方策を構築することになる。

大学生の時から数えれば、三〇年以上も苦楽をともにした仲間であり、ある意味、家族以上の存在でもある「原子力コミュニティ」を批判の俎上に載せる苦渋の思い。しかし同時に「どうしても科学技術者として言っておかなければならない」という使命感。この二つが滲み出ている文章になっている。おそらく「身を削るような思いで」この論文を上梓したのだろう。俊弘の覚悟のほどが伝わる。

また、香川県の高松第一高等学校が主催した「第3回自然科学講演会」（二〇一二年三月二日）では、「核の時代を読み解く――核分裂・原子炉・福島のこと」と題し、俊弘は聴衆の高校生に向かって、ひと言ひと言、噛みしめるように、次のように語りかけている。

「エンジニアは解決策を求めます。解決の方策を求めるのがエンジニアの仕事です。問題が見えてくれれば、どう対応すればいいのかを考える。それがエンジニアの行動パターンです」。

国民の意思は、明らかに「脱原発」にある。とすれば、その分野のエンジニアとして、「脱原発」に向けた解決策・対応法を練り上げ、脱原発のさまざまなオプションを提示し、国民的なオープンな議論に供していく。それこそがエンジニア本来の仕事ではないのかと高校生に語りかけ、質疑応答をしながら、自分の考えを「話す」ことによって、俊弘は科学技術者としての原点と福島事故後の「自分がやるべきこと」を再確認していたのだろうか。この講演の三か月後に発表した、前出の「原子力発電〝出口戦略〟構築のすすめ」では「出口戦略構築」を次のように定義している。

ある人は、原発の運転を止めればそれで達成したと考えるかもしれない。また、別の人は、原発のあった場所が更地に戻るまでを含めるかもしれない。実際、そのどちらも脱原発と呼べるだろう。もっと精密に考えれば、これら2つの他にも多くの異なる状態を「脱原発」状態とすることが可能である。したがって、専門家チームには、いまの原子力発電を主要電源のひとつとしている状況からどうすれば脱することができるのか、そこに至るまでのコストとリスクはどれほどか、それらを整理していくつかの比較可能な具体的な戦略プランを作成し、国民の議論に供することが求められている。また、その過程では、国民の要望、特に負の影響を受けると思われる利害関係者の声を注意深く聞き取る作業も必要であり、これらは繰り返して行われなければならない。そこでこれらの一連の作業を「出口戦略」と称することにする。

この論文は「すすめ」というよりも、むしろ「宣言」である。俊弘はその「宣言」通り、「出口戦略構築」に着手し始める。その内容について、俊弘にとって最も近しい研究者が、次のように紹介している。

安先生は1F事故以後「レジリエンス」を口にされ、議論のテーマとされていた。（……）安先生のレジリエンス工学における貢献は福島の事故から我が国の原子力政策をどう立て直すかという問題を多様な観点から分析したことである。この問題は、福島の廃炉の問題のみならず、使用済み燃料の扱いに関わる安全性、核不拡散、エネルギー安全保障、国民経済、社会的受容性などの観点から評価・検討する必要があり、さらに、短期的／長期的視点、国内的／国際的視点からの議論も必要である。安先生は完全再処理から原子力早期撤退までの5つの政策オプションを提示し、各々に対する6つの基準からの準定量評価を行った。その結果、早期撤退オプションは決して良い選択ではないものの、その他のオプションには一長一短があり、一律には結論が得られないことを示した。そして、ステークホルダーによる参加型意思決定を行う際には、こうした多様な基準による評価を行い、その結果を示した上での熟議が必要であると提言している

（「特集・シンポジウム『核燃料サイクル・バックエンドの科学――その研究教育の在り方』と故安俊弘教授の足跡より」、『原子力バックエンド研究』二〇一六年一二月。https://nuce.aesj.or.jp/jnuce/vol23/Jnuce-Vol23-2-p131-148.pdf）

二〇一二年六月の「宣言」の中で、俊弘が記していた通り、専門家チームの一人として、その後、分析・提言を行なっていたことが紹介されている。福島事故以降の活動については、研究者仲間は次のようにも記している。

2011年に1F事故という破局的大事故が発生してからの、先生の奮闘ぶりは目を見張るものがあります。事故前から継続していた、東大との協同プログラムの一環として、その年の夏には、バークレーで「事故の教訓」に関する夏季学校を開き、多くの科学者、研究者が日本から駆けつけています。その成果はSpringerから出版されています。翌12年には、バークレー国立研究所とIAEAとの間を取り持ち、汚染環境の修復に関する科学的協同研究シンポジウムがバークレーで開かれました。その一部は今も継続しています。その外、何回も太平洋を往復し、事故後の原子力研究、就中、バックエンド科学に関する方向付けを行っておられます。（同書）

俊弘が、福島事故以降、科学技術研究者として、どのように発言し、行動してきたか、その一部をご紹介した。福島事故後に大阪へ帰省している時の俊弘の様子は、話しかけるのがはばかられるほど、真剣な眼差しでパソコンに向かって仕事と向き合っている時間が、以前よりも増えていた。

帰省して家族が集まるとリラックスして、よくジョークを飛ばしていた俊弘だったが、その回数もめっきり減り、厳しい目線で何かを考えていることが増えた。それは、阪神淡路大震災後の克昌の姿と重なるものだった。

俊弘は、二〇一五年の春にガンが発覚するまで全力疾走した。東日本大震災の、いかなる形容も跳ね付けるような惨状を胸に刻みながら、専門家として冷徹に現状を見きわめ、一歩でも事態が好転するための方策を示さなければならない。同時に、このような事故が二度と起こらないように、中長期的な展望も専門家として示していかなければならない。きわめて精神的な強靭さを要求される仕事であることは、想像に難くない。俊弘はこれらの課題に真正面から誠実に、そして精力的に向かい合っていた。おそらく精魂尽き果てたような、消耗した状態になってしまうようなことも一再ならずあっただろう。そんな時に、俊弘は「克昌に会う」ために、「克昌の声を聴く」ために、『心の傷を癒すということ』を読んでいたに違いない、という確信が私にはある。

前述した高松での高校生への講演をはじめ、いくつもの高校・大学で原子力のあり方や福島事故についての講演を行なっている。講演後のフリーディスカッションや懇親会の席で機会があると、俊弘は「弟の安克昌が書いた本です」と『心の傷を癒すということ』を紹介し、その内容について説明していたという。東日本大震災・福島事故後の俊弘にとって、以前にも増して「精神的な支え」となっていたのだ。

長兄・俊弘の死

俊弘は、二〇一六年六月一九日、五七歳で肝細胞ガンで死去した。

その一年前の二〇一五午五月七日、米国から私宛てに一通の電子メールが届いている。「・右肝臓に7センチ大の腫瘍がある。・左右の肺に複数の腫瘍がある。・生検の結果、肺の腫瘍は肝臓からの転移である」という自身の病状に関する報告とともに、米国の医師が示した治療方針と神戸大学附属病院肝胆膵外科に勤務する、義弟のK医師のアドバイス内容を簡潔に比較し、自分自身で感じている身体状況から考えると、K医師が提示した治療方針のほうが、よりマッチしていること。よって五月一三日に来日し、一四日に神戸大学医学部附属病院に入院し手術を受ける予定であることなど、経緯説明が書かれていた。

そしてメールの最後には、こう記されていた。

　君のお義姉さん(俊弘の妻)は救急に行った時からいつも一緒に付いてきてくれます。泰宇(俊弘の長男)と智世(俊弘の長女)も医師との話し合いの時には同席してくれています。家族の結束とサポートに改めて深く感謝しています。このような家族がいてくれて私は本当に幸せです。と同時に、このような形で家族に突然の大津波のような状況をもたらしてしまったことを心から申し訳なく思います。自分の弟を同じ病気で失っているにもかかわらず十分な注意を怠っていたことを考えると、私自身が病で斃れるのは自業自得であり、ある種諦観のようなものがありますが、科学者のはしくれとして、このまま何も手を施さないということもあり得ないと考えています。幸い、手術が出来そうなので、そこに希望をかけてできる限り頑張るつもりです。

肝細胞癌の肺転移、克昌ときわめてよく似た病状だった。五月一四日、約八時間におよぶ手術を終え、日本で術後の療養をした後に米国へ戻り、八月一日から大学での仕事を再開している。二〇一五年九月三〇日〜一〇月一日には、日米両国一八名の研究者・ジャーナリストが参加して行なわれた、カリフォルニア大学バークレー校日本研究センター主催のシンポジウム「Perspectives on 70 Years of the Nuclear Age: From Berkeley, a Birthplace of the Atomic Bomb」(「核の時代七〇年のパースペクティブ——原子力爆弾生誕の地、バークレーから」)の、カンファレンス・オーガナイザーとしてすべてのセッションに出席し、ラップアップを務めている。

そして、その翌年の二〇一六年六月九日。私は九州出張からの帰途、夕方に新神戸駅に到着し、そのままタクシーに乗って、俊弘が入院する神戸大学医学部附属病院へと急いだ。

一年前の手術とその後の化学療法、徹底した食事管理やウォーキングなど日々の養生が奏功し、相当程度まで体力は回復していた。だが、腫瘍悪化の程度ははなはだしく、二〇一六年五月二四日、神戸大学附属病院に、肝細胞癌発病以来通算八度目となる入院をしていた。

胸部と右肋骨に腫瘍は転移し、肺の腫瘍も急速に拡大しており、きわめて厳しい病状になっていた。入院の目的であった化学療法も体に対する負担を考慮して、中止になっている。

五月二八日、入院四日目の俊弘からのメールには、次のように書かれていた。

「今回の入院では、6月6日から開始を予定されている分子標的治療薬の投与を最優先として、治療などは行わず体調をできるだけ温存してオークランドに予定通り戻ることにしました。いよいよトラファルガー海戦ですね。とても細い綱渡りですが、必ず渡り切りたいと思います」。

アメリカで新型の分子標的治療薬の投与を受ける機会が出てきていた。何とかこの治療を受けさせてあげたい。大好きだったアメリカの自宅があるオークランドに戻してあげたい。私はそう願った。だが、体力の衰弱が激しく、米国へ戻ることはかなわず、六月六日の投薬は見送られていた。ただアメリカでの投薬の機会は失われたものの、日本で同じ治療薬の治験に参加できる可能性が出てきていて、「とても魅力的で、また希望の光が一条さしてきました」と、六月三日にメールで連絡が入っていた。また同時に、

「もう、モノは何も持ってこないように。特に食べ物は固く謝絶。今は、食べること自体が、最大のストレス源のひとつなので。みんなの顔を見るのが何よりです」

とも付け加えてあった。


私が病室に入ると、俊弘はベッドに身を横たえて、目を瞑って寝ているようだったが、私の気配に気づいて目を開ける。いつも横に付き添っている義姉が私と入れ替わりで病室の外に出て、私と二人きりになった。

「どう、体調は?」と私が尋ねると、俊弘は少し口元に笑いを浮かべながら「ええわけないやろ」

と応える。

「新型の分子標的治療薬の治験受けるために、体力回復せんとな」と私が話しかけると、「そやな」とうなずく。少し間があって、俊弘が言う。

「ワシの人生、どうやったやろ。やれること、やれたかな」。

目は私の方を見ず、天井を見つめている。「ワシ」という「一人称」は、俊弘や克昌が少年時代に兄弟間でふざけて使い始めたのだが、なぜか定着してしまい、兄弟しかいない時は、大人になっても自分のことを「ワシ」と称し続けていた。

「兄ちゃんは、いろんなこと、いっぱいやったな。ほんまに。もっとやりたいことあるんやろ」と問いかけると、私の目を見て「そやな」と返事をした後、また目を天井に向ける。そして天井に目を向けたまま、話し始めた。

「この病室にいて、神戸の景色を見ていると、克昌のこと思い出して、胸が締め付けられるように痛くなることが、しょっちゅうあるんや」。

私がどのように応えていいかわからず、黙っていると、目線を私の方に向けて
「自分なりに、がんばって仕事してきたけど、克昌に少しは近づけたかな」

と言って、また目線を天井に戻した。

私は感極まって声を発することができず、無言で深く「うん」とうなずいた。うなずいた様子が俊弘の視界に入ったのか、俊弘の顔に笑顔が広がった。

その一〇日後、俊弘は帰らぬ人となった。

兄二人をつなぐもの

この度、著書『心の傷を癒すということ』をもとにし、克昌をモデルとした、NHKドラマ「心の傷を癒すということ」の制作が始まった。また著書『心の傷を癒すということ』の新版も再刊行されることになり、私がこの原稿を寄せることとなった。素直にうれしさで心が震えたが、同時に自分にとっての「ことの重さ」に立ちすくんだ。

二人の兄、俊弘と克昌をつなぐものは何か。私は、克昌と俊弘の、次に掲げる〝社会との関わり〟について語った言葉の中に、同じ旋律を感じている。ともに具体性の重要性を唱え、実際にそれぞれの専門領域で、具体的な取組みを実践した。同時に「ひとりひとりの人間の尊重」「社会の品格」(克昌)、『『良きこと』『正しきこと』の追求」「公益」(俊弘)という原理原則を、自分の営為の中心に置いた。重層的で複雑に絡み合い、また日々刻々変化していく社会関係の中で、この原理原則を見失わないように、自身の仕事のあり方自体を、ときどき立ち止まりながら検証していたのではないだろうか。

それは、俊弘と克昌が『在日コリアン三世」という出自であったことと無縁ではない。在日コリアンに限らず、マイノリティは、自分自身の存在そのものと自分自身が身を置く社会との関係性を、幼少の頃から否が応でも意識せざるを得ない場合が多い。マイノリティであるがゆえの、幼少時からの「葛藤、思索、決意、諦観」といった、さまざまな「精神的活動」がたどり着いた先の「結晶」として、兄二人の言葉は、とても尊く、そしてせつなく、私の心に響く。最後に二人の言葉を掲げて、結びとしたい。

私たちの経験しているのは、大規模な都市機能の崩壊に巻き込まれた〈心の傷つき〉なのである。

その意味で〈心のケア〉の問題は、たんに精神医療や精神保健の専門機関にのみ任された役割ではない。（……）心のケアは被災者全体に必要なのであり、そのためには被災者と接する業務を行っているあらゆる機関が、心のケアについて自覚的であるべきだろう。

大げさだが、心のケアを最大限に拡張すれば、それは住民が尊重される社会を作ることになるのではないか。それは社会の『品格』にかかわる問題だと私は思った。復興の中では補償や財産やローンなど、難しい問題が続出するだろう。ただでさえ、もめやすい事柄である。そこに必ず不公平感が発生してくるだろう。納得のいかない結果に終わった人たちは、自分が尊重されていないと感じるに違いない。

〈心のケア〉がたんなるかけ声で終わらないために、具体的な方法論が今後ますます必要とされるのである。（安克昌、本書六九頁）

我々工学者は「良きこと」とは何かという工学の伝統的な問いかけを考えるだけでなく、「正しきこと」は何かという問いもまた、同じように視野に入れておかねばならないということではないでしょうか。そして、何がよきことで何が正しきことかは決して自明のことではなく、刻一刻と状況を変える流動的な国際情勢や社会情勢の境界条件・制約条件のもとで、いくつもの衝突する価値観や選択肢の中から選択しなくてはいけないのです。また、影響が世代、地域を越えて不可逆に起きる21世紀的Complexな技術社会において、エンジニアが独断で選択するということも不公正なことというべきでしょう。しかし、エンジニアは多くの利害関係者と対話をしながら解決策をともに探索しなければなりませんが、いったんその方向性が明らかになったときはそれを具現化するのもエンジニア、という要の位置にいます。その社会への影響力の大きさに思いをいたし、基礎科学に立ち返りながら、エンジニアとしての専門分野に対する理解を深め能力を高める努力をつねに続ける謙虚な姿勢が、「公益」を実現するための工学の根底になければならないことを、今回の事故で改めて肝に銘じたいと思います。

（安俊弘「公益と工学」、GoNERIシンポジウム2011「東京電力福島第一——原子力発電所事故を踏まえ原子力教育研究を再考する」特別講演より）

二〇一九年一〇月二一日

＊書き下ろし

安 成洋（あん・せいよう）
長兄・安俊弘、次兄・安克昌の弟にあたる。三人兄弟の末弟。一九六四年生まれ。会社役員。

「失われた身体——身体症状と解離」、『ら・るな』第1巻36-43、1995年。

「被災者に対する精神的ケアのポイント」、『救急医療ジャーナル』第3巻74-76、1995年。

「解離からみた憑依現象：川谷論文へのコメント」、『文化とこころ』第1巻219-222、1996年。

「交代人格との出会い——解離性同一性障害の診断について」、『アルコール依存とアディクション』第14巻1号、1997年。

「解離性障害の人格変換現象に関する精神病理学的考察」、『神戸大学医学部紀要』第57巻3-4号、1997年。

「解離性同一性障害の成因——解離と心的外傷」、『精神科治療学』第12巻9号、1997年。

「解離性同一性障害の薬物療法」、『精神科治療学』第13巻5号、1998年。

「多重人格」、『日本医師会雑誌』第119巻9号1412、1998年。

「シンポジウムを終えて」（大森健一と）、『臨床精神病理』 第19巻168-170、1998年。

「『多重人格』 障害について」、『平成9年度 順天堂精神医学研究所紀要』1～19、1998年。

"Dissociative identity disorder and childhood trauma in Japan", An K, Kobayashi S, Kaneda H, Sugibayashi M, Okazaki J, *Psychiatry and Clinical Neurosciences*, 52(supple.), S111-S11, 1998.

「解離性障害に対するENDRの使用」、『こころの臨床号 a·la·carte』第18巻1号、1999年。

「解離性同一性障害と人格障害」（小林俊三・井上浩一と）、『精神科治療学』 第14巻7号、1999年。

「阪神大震災の心理社会的影響」、『都市政策』第96号、1999年。

「解離性同一性障害の入院治療」（福島春子・胡桃沢伸と）、『精神科治療学』 第29巻3号、2000年。

「総合病院精神科における精神療法の工夫」、『精神療法』第26巻4号、2000年。

「多重人格とは何か」、『ユリイカ（特集：多重人格と文学)』第32巻5号、2000年。

「臨床の語り——阪神大震災は人々の心をどう変えたか」、栗原彬ほか編『越境する知2　語り：つむぎだす』(東京大学出版会、2000年)。
精神医学の名著
「F・W・パトナム『多重人格性障害』」、福本修・斎藤環編『精神医学の名著50』平凡社、2003年。
「解離と心的外傷」、新宮一成・角谷慶子編『共生の論理を求めて2——精神の病理と私たちの人生』(ミネルヴァ書房、2003年)

[論文（筆頭筆者）]

「分裂病者の孤独と再発」(三田達雄・山口直彦・中井久夫と)、『精神科治療学』第3巻3号、1988年。

「精神保健法見直しに向けての論点　精神保健法関連文献リスト（法施行から1年間）」(杉林稔と)『精神医療』第19巻1号、1990年。

「第13回　日本精神病理学会（学会印象記）」、『臨床精神病理』第12巻88-91、1991年。

「MRIパニック（原著論文)」(三田達雄・井上吉樹・山口直彦と)、『精神科治療学』第6巻1号、1991年。

「フェントン　マクグレイシャン精神病像をともなう強迫症」(金光洙・杉林稔・山口直彦と)『精神科治療学』第6巻621-629、1991年。

「恐慌発作」(三田達雄・小川恵・山口直彦と)、『精神科治療学』第6巻7号、1991年。

「ロス　恐怖性不安——離人症候群」(松井律子・山口直彦と)、『精神科治療学』第7巻302-311、1992年。

「身体病に伴ううつ状態——心因を中心に」(関渉・中井隆・三田達雄と)、『精神科治療学』第7巻5号、1992年。

「サミュエル・ベケットの病跡」(山口直彦と)、『日本病跡学雑誌』第43号、1992年。

「憑依症候群の一症例」(渡辺朋子・塩山晃彦ほかと)『精神科治療学』第8巻3号、1993年。

「ダイエット論」、『精神医療』第3巻21-26、1993年。

「うつ状態——もっともポピュラーな精神症状」、『治療』第76巻3号、1994年。

「多重人格性障害の診断について」(金田弘幸と)、『精神科治療学』第10巻1号、1995年。

「多重人格障害　ストレス関連障害および身体表現性障害」、『精神科治療学』第10巻（臨時増)、1995年。

安克昌・著作一覧

[単著]

『心の傷を癒すということ』(第18回サントリー学芸賞受賞) 作品社、1996年。

[翻訳書]

K・コンラート『分裂病のはじまり』(山口直彦・中井久夫と共訳) 岩崎学術出版、1994年。

H・S・リリヴァン『分裂病は人間的過程である』(中井久夫・田中究ほかと共訳) みすず書房、1995年。

ヴァン・デア・コークほか「侵入する過去——記憶の柔軟性とトラウマの刻印」(細澤仁と共訳)、『トラウマへの探究——証言の不可能性と可能性』(キャシー・カルース編、下河辺美知子監訳) 作品社、2000年。

フランク・W・パトナム『多重人格性障害——その診断と治療』(中井久夫と共訳) 岩崎学術出版社、2000年。

バリー・M・コーエンほか編『多重人格者の心の内側の世界——154人の当事者の手記』(安克昌翻訳代表・宮地尚子監訳) 作品社、2003年。

[共著書]

「分裂病発病後に出現した強迫症状について」(山口直彦と共同執筆)、中井久夫編『分裂病の精神病理と治療3』星和書店、1991年。

「被災地のカルテ」、中井久夫編『1995年1月・神戸』みすず書房、1995年。

「死別体験の分かち合いの集い『さゆり会』から教わったこと」、兵庫・生と死を考える会編『生きる——大震災を体験しあらためて生と死を考える』兵庫・生と死を考える会、1996年。

「解離性(転換性)障害——診断と治療」、田代信維・越野好文編『臨床精神医学講座　第5巻　神経症性障害・ストレス関連障害』中山書店、1997年。

「『「私」が、私でない人たち』解説」、ラルフ・アリソン／テッド・シュワルツ『「私」が、私でない人たち——「多重人格」専門医の診察室から』藤田真利子訳、作品社、1997年。

「児童虐待と多重人格性障害」、斎藤学編『児童虐待(臨床編)』金剛出版、1998年。

「ヒステリー」、多賀須幸男・尾形悦郎編集『今日の治療指針 1999年版』医学書院、1999年。

[略歴]

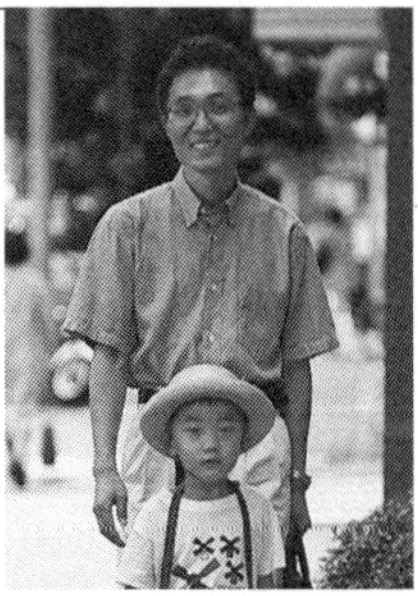

安 克昌（あん・かつまさ）

1960年12月6日、大阪市に生まれる。

1973年、東大阪市立縄手小学校卒業。

1976年、私立星光学院中学校卒業。

1979年、私立星光学院高等学校卒業。

1985年、神戸大学医学部卒業。

1985年4月1日～6月30日、神戸大学医学部精神神経科学講座において研究に従事。

同年7月1日～86年5月31日、神戸大学医学部附属病院精神神経科研修医（1986年1～5月：県立淡路病院精神科）

1986年6月1日～87年6月30日、県立尼崎病院神経科研修医。

1987年7月1日～90年5月31日、尚生会湊川病院（1987年7月～89年6月：加茂病院兼務）

1990年6月1日、神戸大学医学部附属病院精神科神経科医員となる。

1991年5月1日、神戸大学医学部附属病院精神科神経科助手となる。

同年6月30日、結婚。

1993年2月8日、長女が誕生。

1995年1月17日、阪神・淡路大震災が発生。自らも被災しながら、全国から集まった精神科ボランティアをコーディネイトし、精神科救護所・避難所などでカウンセリング・診療などの救護活動を行なった。

1996年1月8日、長男が誕生。

同年4月、著書『心の傷を癒すということ』を刊行（作品社）。

同年12月、同書が「サントリー学芸賞」を受賞。

1997年、神戸大学医学部附属病院精神科神経科講師となる。

2000年、神戸市立西市民病院精神神経科医長となる。

同年5月、肝細胞ガンが発覚。

同年10月20日、神戸市立西市民病院精神神経科で最後の診察をして休職。

同年11月30日、次女が誕生。

同年12月2日、神戸市立西市民病院で死去、享年39歳。

[資格]
1985年、医師免許証（294295）
1990年、精神保健指定医（8392）
1997年、博士（医学）（神戸大学）

[新増補版]
心の傷を癒すということ
――大災害と心のケア

2020年 1 月17日 第 1 刷発行
2024年12月10日 第10刷発行

著者――安 克昌

発行者――福田隆雄
発行所――株式会社作品社
102 - 0072 東京都千代田区飯田橋 2 - 7 - 4
Tel 03 - 3262 - 9753　Fax 03 - 3262 - 9757
振替口座 00160 - 3 - 27183
https://www.sakuhinsha.com

編集担当――内田眞人
装丁――伊勢功治
本文組版（増補）――編集工房あずる・藤森雅弘＋ことふね企画
印刷・製本――中央精版印刷(株)

ISBN978–4–86182–785–3 C0011